Springer-Lehrbuch

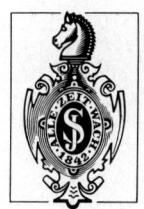

Wolfgang Kruse
Thorsten Nikolaus

Geriatrie

Unter Mitarbeit von
P. Oster G. Schlierf und W. Tand

Mit einem Geleitwort von H. B. Stähelin

31 Abbildungen in 59 Einzeldarstellungen,
39 Tabellen und 19 Fallbeispiele

Springer-Verlag
Berlin Heidelberg New York
London Paris Tokyo
Hong Kong Barcelona
Budapest

Dr. med. Wolfgang Kruse
Geriatrisches Zentrum Bethanien
am Klinikum der Universität Heidelberg
Rohrbacher Str. 149, W-6900 Heidelberg

Dr. med. Thorsten Nikolaus
Geriatrisches Zentrum Bethanien
am Klinikum der Universität Heidelberg
Rohrbacher Str. 149, W-6900 Heidelberg

ISBN 3-540-54694-4 Springer-Verlag Berlin Heidelberg New York

Die Deutsche Bibliothek – CIP-Einheitsaufnahme
Geriatrie: 39 Tabellen/Wolfgang Kruse; Thorsten Nikolaus. Unter Mitarb. von P. Oster ... Mit einem Geleitw von H. B. Stähelin. – Berlin; Heidelberg; New York; London; Paris; Tokyo; Hong Kong; Barcelona; Budapest: Springer, 1992
(Springer-Lehrbuch)
ISBN 3-540-54694-4
NE: Kruse, Wolfgang

Dieses Werk ist urheberrechtlich geschützt. Die dadurch begründeten Rechte, insbesondere die der Übersetzung, des Nachdrucks, des Vortrags, der Entnahme von Abbildungen und Tabellen, der Funksendung, der Mikroverfilmung oder der Vervielfältigung auf anderen Wegen und der Speicherung in Datenverarbeitungsanlagen, bleiben, auch bei nur auszugsweiser Verwertung, vorbehalten. Eine Vervielfältigung dieses Werkes oder von Teilen dieses Werkes ist auch im Einzelfall nur in den Grenzen der gesetzlichen Bestimmungen des Urheberrechtsgesetzes der Bundesrepublik Deutschland vom 9. September 1965 in der jeweils geltenden Fassung zulässig. Sie ist grundsätzlich vergütungspflichtig. Zuwiderhandlungen unterliegen den Strafbestimmungen des Urheberrechtsgesetzes.

© Springer-Verlag Berlin Heidelberg 1992
Printed in Germany

Die Wiedergabe von Gebrauchsnamen, Handelsnamen, Warenbezeichnungen usw. in diesem Werk berechtigt auch ohne besondere Kennzeichnung nicht zu der Annahme, daß solche Namen im Sinne der Warenzeichen- und Markenschutz-Gesetzgebung als frei zu betrachten wären und daher von jedermann benutzt werden dürften.
Produkthaftung: Für Angaben über Dosierungsanweisungen und Applikationsformen kann vom Verlag keine Gewähr übernommen werden. Derartige Angaben müssen vom jeweiligen Anwender im Einzelfall anhand anderer Literaturstellen auf ihre Richtigkeit überprüft werden.

Umschlagentwurf: Struve & Partner, Heidelberg
Satz: Appl, Wemding
Druck- und Bindearbeiten: Clausen & Bosse, Leck
15/3145 – 5 4 3 2 1 0 – Gedruckt auf säurefreiem Papier

Geleitwort

Die Geriatrie widersetzt sich hartnäckig einer knappen, konzisen Definition, woraus gewisse Kreise der Medizin auf ihre Nichtexistenz schließen. Die Geriatrie rechtfertigt sich aber von der unübersehbaren praktischen Existenz her. Die Geriatrie befaßt sich mit den alten Menschen als Ganzes und untersteht ebenso stark empirischen Regeln wie theoretischen Gesetzen. Die ärztliche Erfahrung zählt oft mehr als ein stringentes wissenschaftliches Denken. Über diese ärztliche Erfahrung berichtet dieses Buch, das Ärztinnen und Ärzten eine Anleitung zum Umgang mit ihren betagten Klienten gibt.

Nicht zuletzt die Entwicklung der Medizin – und wer möchte auf ihre Resultate im Einzelfall verzichten – hat wesentlich zur Transformation der Gesellschaft beigetragen, aber dabei die Medizin, wie in einem Zeitungsessay vor einigen Jahren formuliert wurde, in eine Fortschrittsfalle gelockt. Der Anspruch des heutigen Menschen, dank der Medizin seine Autonomie und Selbständigkeit zu bewahren, resultiert in zwei nicht einfach zu lösenden Problemen: Einerseits bewirkt die Betonung der Autonomie und Selbständigkeit auch ein neues Verständnis der Verantwortung und Entscheidungsbefugnisse des alten Menschen. Er wird vom Patienten zum Klienten. Andererseits erfordert das Altern vom Individuum unvermeidliche, schmerzhafte Anpassungen und Verluste im Physischen, Psychischen und Sozialen. Die heute so hoch gehandelte Lebensqualität ist so besehen etwas sehr Individuelles und Relatives.

Eine wichtige Voraussetzung des psychosozialen Wohlbefindens ist in allen Lebensaltern die körperliche Integrität und Funktion, die im Alter weniger durch das Altern selbst als durch Krankheiten in Frage gestellt ist. Die Multimorbidität führt mit zunehmendem Lebensalter zu einem exponentiellen Anstieg der Behandlungs- und Pflegebedürftigkeit.

Ärztliches Handeln basiert auf dem Wissen um die Krankheit und deren Ursachen und Folgen. Ärztliches Handeln ist auch beim alten Menschen nicht ohne sorgfältige Krankheitsdiagnose denkbar. Chronizität und das Fehlen einer wirksamen Therapie fordern gerade beim alten Menschen heraus. Die Krankheit verweigert sich dem Arzt, und als Antwort verweigert sich nicht selten der Arzt dem Patienten; er scheut Terminalkranke und Sterbende. Der geriatrisch tätige Arzt muß um diese Problematik wissen. Gerade in der Geriatrie gilt weiter das Ambroise Paré (1509–1590) zugeschriebene Wort: „Wir können immer trösten, oft lindern, selten heilen". Über wirksame palliative Maßnahmen erfährt man viel im vorliegenden Buch. Wichtig ist auch, daß moderne technische Möglichkeiten gerade durch ihre geringe Invasivität besonders betagtenfreundlich sind.

Das über die Aufgabe des Arztes Gesagte führt mich zu einem weiteren Anliegen. Palliative und rehabilitative Maßnahmen zielen auf eine Erhaltung der Funktion, und damit der Autonomie des Kranken ab. Die Funktionserhaltung geht aufgrund ihrer Methodik rasch über den unmittelbaren medizinischen Ansatz hinaus und bedarf eines therapeutischen Teams mit klar verteilten Rollen und Kompetenzen. Daraus resultiert eine flachere, weniger stark vertikal-hierarchische Struktur. Auch diese Rollenverteilung müssen geriatrisch tätige Ärztinnen und Ärzte kennen und damit umgehen können.

Das Buch trägt die Handschrift einer Klinik und ist von vorwiegend internistisch ausgebildeten Geriatern verfaßt. Dies zeigt, daß die Geriatrie wohl schwergewichtig in der Inneren Medizin anzusiedeln ist. Durch die Multimorbidität der Betagten hat sie neben spezifisch gerontologischen auch neurologische und psychiatrische Inhalte, die deutlich über die heutige Definition der Inneren Medizin hinausgehen. Diese Tatsache rechtfertigt meiner Meinung nach die Zusatzbezeichnung „Geriatrie" zum Facharzttitel Innere Medizin. Es ist für die Innere Medizin zu hoffen, daß sie erkennt, daß die Geriatrie eine ihrer wichtigen und vornehmen Aufgaben ist.

Das Buch von Kruse und Nikolaus trägt dazu bei, das Verständnis für betagte Menschen zu fördern und die Position der Geriatrie in der Medizin zu festigen. Ihm ist eine weite Verbreitung zu wünschen.

Basel, Mai 1992   Prof. Dr. H. B. Stähelin

Vorwort

Die Idee zu diesem Buch entwickelte sich aus der praktischen Arbeit und dem Bedürfnis, betagte und hochbetagte Kranke bestmöglich zu betreuen und ihnen gerecht zu werden. Auf die Herausforderungen in der Versorgung alter, multimorbider Patienten sind junge Ärzte und Ärztinnen jedoch nur unzureichend vorbereitet, da entsprechende Lehrinhalte im Studium bisher weitgehend fehlen. Angesichts der demographischen Entwicklung – und nicht nur deshalb – ist es wünschenswert, daß diese Situation verbessert wird. Unser Buch soll hierzu beitragen.

Ein Taschenbuch kann kein umfassendes Standardlehrbuch ersetzen. Der Wissenszuwachs erfolgt auch in der Geriatrie rasch und hat bereits Formen einer Subspezialität angenommen. Wir haben uns bewußt darauf beschränkt, typisch geriatrische Probleme (Teil II) darzustellen sowie nur organspezifische Krankheiten abzuhandeln, die im Alter häufig sind oder Besonderheiten aufweisen (Teil III).

Der Umgang mit alten Kranken erfordert solide und umfassende Kenntnisse diagnostischer und therapeutischer Möglichkeiten, um für den individuellen Patienten den sichersten und effektivsten Weg der Hilfe zu finden. Die Bedeutung der elementaren ärztlichen Tätigkeiten, Gespräch und Untersuchung, kann dabei nicht hoch genug veranschlagt werden.

Mehr noch als in anderen Disziplinen der Medizin muß die Frage nach dem Nutzen für den Patienten ärztliches Handeln leiten. Innerhalb dieses Rahmens sind nicht selten alternative Wege möglich. Einfallsreichtum, systematisches Denken in komplexen Zusammenhängen, Flexibilität sowie die Fähigkeit zur Teamarbeit sind gefragt.

Vorrangiges Maß aller Bemühungen ist die verbleibende Lebensqualität und Aufrechterhaltung der Selbsthilfefähigkeit des Betagten. Daraus leitet sich die Notwendigkeit ab, individuelle Patientenmerkmale und Lebensumstände zu erfassen, die im geriatrischen Assessment berücksichtigt werden. Um den komplexen Aufgaben gerecht zu werden, stellt die Teambehandlung eine weitere Besonderheit geriatrischer Medizin dar. Zum flexiblen Therapieangebot gehört auch das Aufbrechen der relativ starren Grenzen zwischen stationärer und ambulanter Behandlung – durch Tageskliniken und Übergangsbetreuung.

Große Aufmerksamkeit und Sorgfalt verdient die Behandlung mit Medikamenten. Die „maßgeschneiderte" Individualisierung ist eines der Prinzipien rationaler Arzneimittelbehandlung. Die Variabilität der Patienten nimmt mit dem Lebensalter zu. Wir haben deshalb sehr bewußt – von Anhaltsrichtlinien abgesehen – auf Dosierungsangaben verzichtet. Neben der Nennung von Generika sind im Text teilweise auch Handelsnamen aufgeführt. Diese stellen eine subjektive Auswahl dar. Jeder wird selbstverständlich mit der Zeit auf Präparate „seines Arzneimittelschatzes" zurückgreifen, die er aufgrund praktischer Erfahrung gut beherrscht und sicher anzuwenden weiß. Kenntnisse über die eingesetzten Medikamente und deren spezifischen Eigenschaften sind als selbstverständlich vorausgesetzt.

Frau Prof. Dr. med. E. Weber, Direktorin der Abteilung für Klinische Pharmakologie an der Medizinischen Universitätsklinik Heidelberg und Herrn Priv.-Doz. Dr. med V. Helmstädter, Heidelberg, danken wir für ihre hilfreichen, kritischen Kommentare. Herrn William Micol möchten wir danksagen für die freundliche Überlassung mehrerer Fotografien. Die Autoren danken Frau H. Detterbeck und K. Hirschbrunn für die Hilfe beim Schreiben des Manuskripts sowie dem Springer-Verlag Heidelberg, namentlich Frau A. C. Repnow, Frau M. C. Wolf und Frau E. T. Blum für das bereitwillige Entgegenkommen und ihre engagierte Unterstützung, die eine Verwirklichung des Buches möglich machten.

Heidelberg, Juni 1992 WOLFGANG KRUSE
THORSTEN NIKOLAUS

Inhaltsverzeichnis

I Allgemeine Grundlagen

1 Demographische Entwicklung 3
(Th. Nikolaus)

2 Altern und Krankheit im Alter 7
(W. Kruse)

2.1 Altern 7
2.2 Konsequenzen für die Medizin im Alter 8
2.3 Krankheit im Alter 9
2.4 Labile Homöostase 10

3 Der geriatrische Patient 14
(Th. Nikolaus)

3.1 Allgemeines 14
3.2 Assessment 15
3.3 Therapeutisches Team 20
3.4 Flexible Behandlungsstrukturen 27
Fallbeispiel 31

4 Medikamentöse Therapie im Alter 33
(W. Kruse)

4.1 Allgemeines 33
4.2 Altersveränderungen und Pharmakokinetik 33
4.3 Pharmakodynamik 36
4.4 Unerwünschte Arzneimittelwirkungen 38
4.5 Arzneimittelinteraktionen 39
4.6 Hinweise zur Verschreibung von Arzneimitteln im Alter. 40

5 Geriatrische Rehabilitation 42
(W. Kruse)

5.1 Allgemeines 42
5.2 Rehabilitationsbedürftigkeit 42

5.3 Rehabilitationsmöglichkeiten	43
5.4 Indikationen für Rehabilitationsbehandlung	44
5.5 Institutionsformen geriatrischer Rehabilitation	44

6 Ethische Gesichtspunkte bei Diagnostik und Therapie im Alter 46
(G. Schlierf)

6.1 Allgemeines	46
6.2 Kompetenz und Geschäftsfähigkeit	47
6.3 Patiententestament (Patientenverfügung)	47
6.4 Entscheidung anstelle des Patienten	48
6.5 Künstliche Ernährung bei schweren zerebralen Abbauprozessen	48
Fallbeispiele	50

7 Wichtige rechtliche Bestimmungen 51
(Th. Nikolaus)

7.1 Betreuungsrecht	51
7.2 Leistungen bei Schwerpflegebedürftigkeit	52
7.3 Leistungen der häuslichen Krankenpflege	53

8 Erfolgreiches, gesundes Altern 54
(G. Schlierf)

8.1 Allgemeines	54
8.2 Primäre Prävention	54
8.3 Sekundäre Prävention	57
8.4 Ziele der Prävention	59

II Geriatrische Syndrome und häufige Symptome im Alter

9 Harninkontinenz 63
(Th. Nikolaus)

9.1 Allgemeines	63
9.2 Evaluierung und Diagnostik	65
9.3 Drang(Urge)-Inkontinenz	68
9.4 Überlauf(Overflow)-Inkontinenz	71
9.5 Streßinkontinenz	72
9.6 Funktionelle Inkontinenz	73
Fallbeispiel	74

10 Stuhlinkontinenz 75
(Th. Nikolaus)

10.1 Allgemeines 75
10.2 Überlauf(Overflow)-Inkontinenz 76
10.3 Anorektale Inkontinenz 76
10.4 Neurogene Inkontinenz 76
10.5 Symptomatische Inkontinenz 77
Fallbeispiel 77

11 Stürze 78
(W. Kruse)

11.1 Allgemeines 78
11.2 Sturzabklärung 78
11.3 Sturzursachen 80
11.4 Gangstörungen 81
11.5 Abklärung von Gangstörungen 82
11.6 Prävention und therapeutische Ansätze bei Stürzen
     und Gangstörungen 82
Fallbeispiel 87

12 Immobilität 89
(Th. Nikolaus)

12.1 Allgemeines 89
12.2 Phlebothrombose 90
12.3 Lungenembolie 91
12.4 Dekubitus 92
Fallbeispiel 96

**13 Mangelernährung und Störungen
im Salz- und Wasserhaushalt** 98
(P. Oster)

13.1 Allgemeines 98
13.2 Malnutrition 98
13.3 Dehydratation – Störungen im Natrium-
     und Wasserhaushalt 102
13.4 Störungen des Kaliumstoffwechsels 105

14 Akute Verwirrtheitszustände 107
(W. Kruse)

14.1 Allgemeines 107
14.2 Symptome 107

14.3 Ursachen 108
14.4 Abklärung und Differentialdiagnose 108
14.5 Behandlung 110
Fallbeispiel 111

15 Iatrogene Störungen 113
(W. Kruse)

15.1 Allgemeines..................................... 113
15.2 Ursachen 113
15.3 Maßnahmen zur Prävention vermeidbarer Ursachen... 115
Fallbeispiel 116

16 Schlafstörungen 117
(W. Kruse)

16.1 Allgemeines..................................... 117
16.2 Schlaf im Alter................................... 117
16.3 Schlafstörungen.................................. 118
16.4 Schlafassoziierte Syndrome 122
16.5 Medikamentöse Behandlung von Schlafstörungen..... 123
Fallbeispiel 126

17 Chronischer Schmerz............................. 128
(Th. Nikolaus)

17.1 Allgemeines..................................... 128
17.2 Degenerative Gelenkerkrankungen................. 128
17.3 Postzosterneuralgie.............................. 130
17.4 Trigeminusneuralgie............................. 130
17.5 Polyneuropathie 131
17.6 Phantom- und Stumpfschmerzen 131
17.7 Karzinomschmerzen.............................. 132
17.8 Medikamentöse Therapie 132
17.9 Therapeutische Lokal- und Leitungsanästhesie (TLA) 135
17.10 Stimulationstherapie.............................. 136
17.11 Physikalische Therapie............................ 136
17.12 Andere Behandlungsformen 137
Fallbeispiel 137

III Besonderheiten wichtiger Erkrankungen im Alter

18 Kardiovaskuläre Erkrankungen ... 141
(Th. Nikolaus)

18.1 Allgemeines ... 141
18.2 Koronare Herzkrankheit ... 141
18.3 Arterielle Hypertonie ... 143
18.4 Herzklappenfehler ... 144
18.5 Herzinsuffizienz ... 145
18.6 Herzrhythmusstörungen ... 145
18.7 Arterielle Verschlußkrankheit ... 146
Fallbeispiel ... 147

19 Pulmonale Erkrankungen ... 148
(Th. Nikolaus)

19.1 Allgemeines ... 148
19.2 Chronisch-obstruktive Lungenerkrankungen ... 148
19.3 Pneumonien ... 149
19.4 Tuberkulose ... 150
19.5 Bronchialkarzinom ... 151
Fallbeispiel ... 151

20 Gastroinstestinale Erkrankungen ... 153
(W. Kruse)

20.1 Allgemeines ... 153
20.2 Gallensteinleiden ... 153
20.3 Schluckstörungen ... 154
20.4 Gastrointestinale Blutungen ... 155
20.5 Divertikulitis ... 156
20.6 Ischämische Kolitis ... 157
20.7 Chronisch-entzündliche Dickdarmerkrankungen ... 158
20.8 Obstipation ... 158
20.9 Kolorektales Karzinom ... 159
Fallbeispiel ... 160

21 Erkrankungen der Niere und ableitenden Harnwege ... 161
(Th. Nikolaus)

21.1 Nierenfunktion im Alter ... 161
21.2 Chronische Niereninsuffizienz ... 161
21.3 Harnwegsinfekt ... 162

21.4 Prostatahyperplasie 163
21.5 Prostatakarzinom 163
Fallbeispiel 164

22 Hämatologische Erkrankungen 166
(W. Kruse)

22.1 Allgemeines.................................... 166
22.2 Anämien....................................... 168
22.3 Erkrankungen des myeloischen und lymphatischen Systems.. 171
22.4 Monoklonale Gammopathien 171

23 Muskuloskeletale Erkrankungen 173
(W. Kruse)

23.1 Allgemeines.................................... 173
23.2 Osteoporose.................................... 174
23.3 Andere Knochenerkrankungen im Alter 177
23.4 Osteoarthrosen 179
23.5 Chronische Polyarthritis.......................... 181
23.6 Polymyalgia rheumatica.......................... 182

24 Metabolische und endokrinologische Erkrankungen 185
(W. Kruse)

24.1 Diabetes mellitus................................ 185
24.2 Schilddrüsenerkrankungen 191
24.3 Primärer Hyperparathyreoidismus.................. 193
Fallbeispiel 194

25 Neurologische Erkrankungen........................ 196
(Th. Nikolaus)

25.1 Zerebrale Ischämien............................. 196
25.2 Parkinson-Syndrom 201
25.3 Hydrocephalus communicans 204
25.4 Mono- und Polyneuropathien 204
Fallbeispiel 205

26 Psychiatrische Erkrankungen ... 206
(P. Oster)

26.1 Allgemeines ... 206
26.2 Akuter Verwirrtheitszustand (Delir) ... 207
26.3 Demenz ... 207
26.4 Depression ... 210
26.5 Manie ... 211
26.6 Paranoide Zustände ... 211
26.7 Neurosen ... 212
26.8 Persönlichkeits- und Verhaltenskrankheiten ... 212
Fallbeispiel ... 213

27 Dermatologische Erkrankungen ... 214
(W. Taud)

27.1 Präkanzerosen ... 214
27.2 Maligne Tumoren ... 215
27.3 Pruritus ... 216
27.4 Ulzera ... 217

28 Augenerkrankungen ... 218
(Th. Nikolaus)

28.1 Allgemeines ... 218
28.2 Katarakt ... 218
28.3 Glaukom ... 219
28.4 Diabetische Retinopathie ... 220

29 Ohrenkrankheiten ... 221
(Th. Nikolaus)

29.1 Allgemeines ... 221
29.2 Presbyakusis ... 221
Fallbeispiel ... 222

30 Anhang ... 225
(zu Kap. 4): Pharmakokinetische Grundbegriffe

31 Literaturverzeichnis ... 227

32 Sachverzeichnis ... 241

I Allgemeine Grundlagen

1 Demographische Entwicklung

(Th. Nikolaus)

In den letzten hundert Jahren hat sich die Lebenserwartung Neugeborener verdoppelt. In Deutschland lag sie für Frauen 1890 bei etwa 39 Jahren, 1990 bei 78 Jahren, entsprechend für Männer bei 36 Jahren im Vergleich zu 72 Jahren heute. Die Lebenserwartung in den neuen Bundesländern liegt bei beiden Geschlechtern um 3 Jahre darunter, nicht zuletzt aufgrund der erheblichen Altlasten an Umweltverschmutzung. Die Lebenserwartung wird sich durch die verbesserten sozialen, ökonomischen und medizinischen Verhältnisse weiter erhöhen und an die biologisch vorgegebene Grenze menschlichen Lebens von etwa 110 Jahren annähern (Abb. 1.1). Ziel der Medizin sollte nicht eine Verlängerung der Lebensspanne darüber hinaus sein, sondern ein Erreichen dieser Grenze in größtmöglicher Gesundheit. Dies hätte eine zunehmende Rektangularisierung der Überlebenskurve zur Folge (Abb. 1.2).

In Deutschland kommt es aufgrund eines Rückgangs der Sterblichkeit bei den mittleren und älteren Altersgruppen zu einer überproportionalen

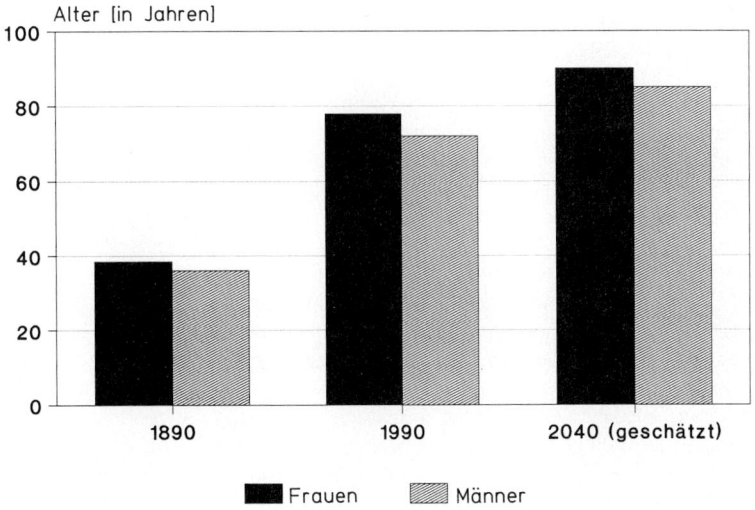

Abb. 1.1. Lebenserwartung in Deutschland

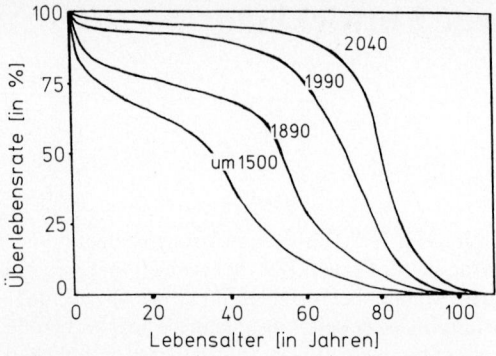

Abb. 1.2. Lebenserwartung in Deutschland. Die Verbesserung der medizinischen, sozialen und ökonomischen Verhältnisse hat in den letzten Jahrhunderten in Deutschland dazu geführt, daß die Überlebensrate bis ins höhere Alter nur langsam abnimmt. Die biologisch determinierte maximale Lebenserwartung erklärt den nachfolgenden steilen Abfall der Überlebenskurve im sehr hohen Lebensalter

Zunahme der über 65jährigen und hier besonders der über 75jährigen. Weltkriegsbedingt macht der Anteil an Frauen bei dieser Bevölkerungsgruppe etwa 75 % aus. Ein weiteres Anwachsen der Älteren wird prognostiziert. Vorsichtige Schätzungen gehen von einem Anteil von 28 % über 65jähriger im Jahre 2040 aus, verglichen mit 15 % zum gegenwärtigen Zeitpunkt. Andere Berechnungen kommen noch zu weit höheren Zahlen, berücksichtigen aber nicht die Zuwanderungsgewinne jüngerer Menschen, vor allem aus dem Osten und Südosten Europas, die diese Bevölkerungsentwicklung abschwächen. Die demographischen Veränderungen in Deutschland führen dazu, daß sich der sog. Bevölkerungsbaum von der Idealform der Pyramide immer mehr zum Pilz wandelt (Abb. 1.3).

Die Überalterung der Bevölkerung bringt eine Reihe von volkswirtschaftlichen, sozialen und medizinischen Problemen mit sich. Ein immer geringer werdender Anteil von Erwerbstätigen muß für einen größer werdenden Teil der Bevölkerung die Altersversorgung erwirtschaften. Durch die gesetzlichen Rentenzahlungen sind keinesfalls alle älteren Mitbürger ausreichend abgesichert, insbesondere in den neuen Bundesländern lebt ein Teil der Rentner *unterhalb der Armutsgrenze*. Nur für die alte Bundesrepublik liegen Zahlen vor: 18 % der Ehepaare zwischen 85 und 90 Jahren gaben 1982 an, weniger als 1200 DM monatlich zur Verfügung zu haben, 43 % weniger als 1800 DM. Die entsprechenden Zahlen für 50- bis 55jährige lagen bei 3 % bzw. 19 %. Auch der Anteil der *Sozialhilfeempfänger* liegt bei Senioren deutlich höher als bei Erwerbsfähigen, vor allem bei Frauen (Abb. 1.4).

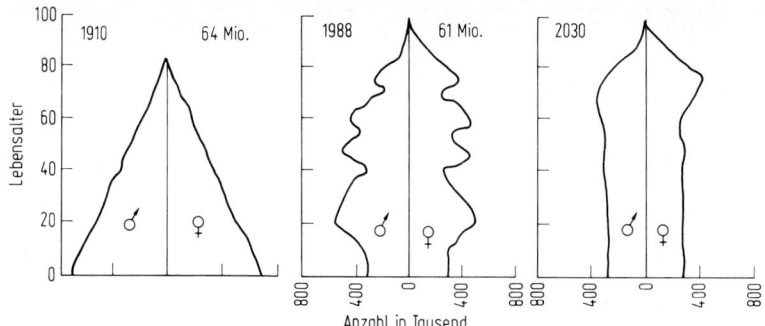

Abb. 1.3. Graphiken für „Lebensbäume" nach Altersklassen im Deutschen Reich und seinen Nachfolgestaaten 1910, 1988 und 2030. (Aus Fischer GC (Hrsg) (1991) Geriatrie für die hausärztliche Praxis. Springer, Berlin Heidelberg New York Tokyo; nach Statistischen Jahrbüchern des Deutschen Reiches und der Bundesrepublik Deutschland sowie Lexikon der Gegenwart, Chronik, Dortmund 1984)

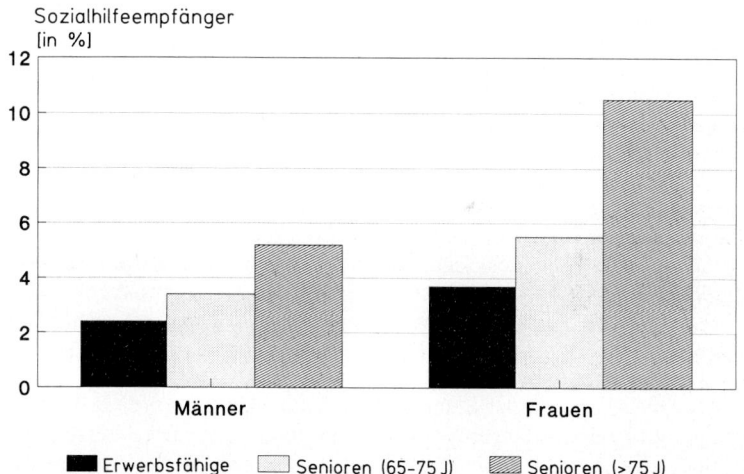

Abb. 1.4. Sozialhilfeempfänger 1982. Anteil d. Erwerbsfähigen bzw. Senioren. (Statistisches Bundesamt 1984)

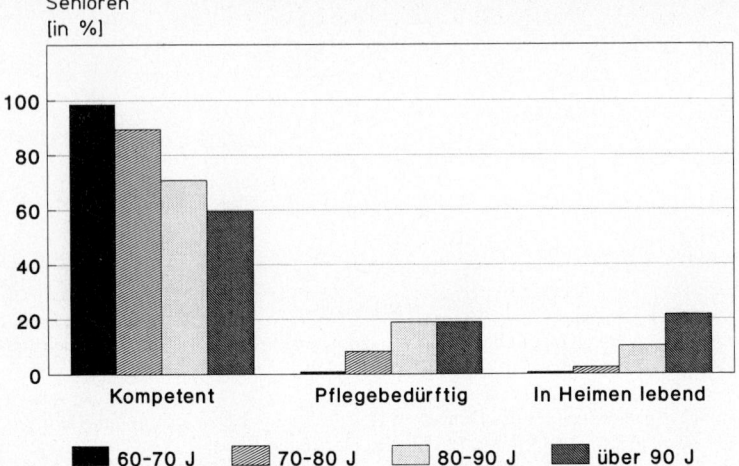

Abb. 1.5. Aktivitäten des täglichen Lebens. Kompetenz, Hilfs- u. Pflegebedürftigkeit. (Nach Lehr 1987)

Im höheren Alter nimmt die Zahl der Gebrechen und Krankheiten zu. Sind es in der Lebensspanne zwischen 65 und 69 Jahren 9% der Bevölkerung, die 7 oder mehr körperliche Beeinträchtigungen aufweisen, so steigt der Anteil bei den über 80jährigen auf über 30% (Welz et al. 1989). Parallel dazu wächst der Anteil von Menschen, die nicht mehr in der Lage sind, ihr Leben eigenverantwortlich zu gestalten (Verlust an Kompetenz), auf fremde Hilfe angewiesen sind, mit zunehmendem Alter pflegebedürftig werden und in Heimen leben (Abb. 1.5). Schätzungen gehen von *über 1 Million Schwerpflegebedürftiger* aus, von denen etwa $1/3$ in Heimen versorgt wird. Dies heißt aber auch gleichzeitig, daß $2/3$ der Schwerpflegebedürftigen von Angehörigen zu Hause betreut werden, die bisher die seelischen und finanziellen Belastungen allein getragen haben!

Die bei einem Teil der Betagten bestehende **Multimorbidität** führt zu häufigen und teilweise langen Krankenhausaufenthalten. „Die Altersgruppe der über 65jährigen verzeichnet den höchsten Pro-Kopf-Verbrauch an Ressourcen des Gesundheitswesens" (Sachverständigenrat für die konzertierte Aktion im Gesundheitswesen, Jahresgutachten 1988).

Aufgrund der demographischen Entwicklung werden daher in der Zukunft große Anforderungen an unser Sozial- und Gesundheitssystem gestellt werden. Die Probleme im medizinischen Bereich lassen sich nur durch flexible Therapie- und Strukturkonzepte bewältigen.

2 Altern und Krankheit im Alter

(W. Kruse)

2.1 Altern

Definition. Es ist nicht möglich, alle Dimensionen des Alterns in einer einzigen Definition zusammenzufassen. Ebenso schwierig ist es, die Betagten als Bevölkerungsgruppe umfassend zu beschreiben. Biologisch gesehen beginnt Altern bereits in der Pubertät und endet mit dem Tod. Gesellschaftlich betrachtet ist das Alter u. a. die Zeit nach der Pensionierung. Beides hat relativ wenig miteinander zu tun. Eine Altersgrenze, z. B. 65 Jahre, ist für eine Definition nicht hilfreich. Der Beginn des Rentenalters ist in verschiedenen Ländern unterschiedlich festgelegt. Bekanntlich können kalendarisches und biologisches Alter erheblich voneinander abweichen. Nach einem Vorschlag der Weltgesundheitsorganisation (WHO) zählen Personen ab dem 60. Lebensjahr zum älteren Teil einer Bevölkerung und ab dem 80. Lebensjahr zu den „alten" Alten. Es sind gerade die sehr alten Menschen, deren Zahl erheblich zunimmt (s. Kap. 1).

Gerontologie. Zur Erfassung der verschiedenen Dimensionen des Alterns, somatisch, psychisch, sozial – bedarf die *Wissenschaft vom Altern* eines mehrdimensionalen Arbeitsansatzes. Die Gerontologie ist also ein ***interdisziplinärer Wissenschaftszweig***. Während früheste Abhandlungen über das Alter fast ausschließlich Symptome oder Leiden des alten Menschen beschrieben haben, konzentriert sich die moderne biologische Alternsforschung systematisch auf unterschiedliche Ebenen: molekulare Ebene, Zelle, Gewebe, Organe etc. Zentrale Fragen betreffen die Ursachen und Mechanismen des Alterungsprozesses und die Unterscheidung zwischen physiologischem Altern und Krankheit. Die psychosozialen Aspekte des Älterwerdens sind Forschungsgegenstand der Psychologie und Sozialwissenschaften.

Ursachen des Alterns. Als Erklärungsversuche des Alternsprozesses existieren zahlreiche Theorien, ohne daß eine Theorie generelle Gültigkeit beanspruchen kann. Unterschieden werden können zwei *Hypothesen zum Altern*. Die eine geht davon aus, daß die *maximale Lebensdauer* einer Spezies *genetisch programmiert* ist. Der allmähliche Verlust von Zellfunktionen und schließlich der Zelltod sind danach genetisch determiniert. Die zweite Hypothese besagt, daß im Lauf der Zeit mehr oder weniger *zufällige Fehler akkumulieren* und so zu Funktionsstörungen innerhalb von Zellen und Organen führen. Übereinstimmung besteht darüber, daß es wahrscheinlich eine einzelne Ursache des Alterns nicht gibt. Der Alternsprozeß wird vielmehr angesehen als das Resultat von Interaktionen zwischen *intrinsischen* und *extrinsischen Faktoren*. Zu den intrinsischen Faktoren zählen genetische „Mitgift" (alt gewordene Eltern und Großeltern, angeborene Stoffwechselerkrankungen etc.), zu extrinsischen Faktoren gehören Umweltfaktoren im weitesten Sinn und die Art der Lebensführung.

Altern und Krankheit. Es ist schwierig, Altern und Krankheit exakt zu differenzieren. Feststellungen über „alterstypische" Gegebenheiten stammen z. T. aus Vergleichen zwischen jungen (gesunden) mit alten (mehr oder weniger kranken) Probanden. Insbesondere Ergebnisse aus epidemiologischen Langzeitstudien – im Vergleich zu Querschnittsuntersuchungen – haben Befunde relativiert, die auf das Alter an sich zurückgeführt wurden.

Als weitere Schwierigkeit sind zusätzlich nicht alterungsabhängige Komponenten in Betracht zu ziehen. Zu nennen sind *selektives Überleben* und *Kohorteneffekte*. Es ist davon auszugehen, daß Menschen eines Geburtsjahrgangs, die ein sehr hohes Alter erreichen, im Vergleich zu anderen desselben Jahrgangs, die früher sterben, andere Merkmale aufweisen (selektives Überleben). In Querschnittsuntersuchungen gefundene Veränderungen psychologischer Funktionen beruhen z. T. auf unterschiedlichen soziokulturellen Einflüssen in unterschiedlichen Kohorten (z. B. unterschiedliche Herausforderungen während Kriegszeiten, sich verändernder Standard schulischer Ausbildung). Andere Beispiele sind Gesundheitsbewußtsein und Ernährungsgewohnheiten, die soziokulturellen Einflüssen unterliegen. Unterschiede zwischen Alten und Jüngeren sind auch durchaus denkbar durch unterschiedlich intensive (medizinische) Betreuung und Zuwendung aufgrund vermeintlich geringerer Erfolgsaussichten bei den Älteren. Auch der „Medizinbetrieb", besser die in ihm Tätigen, werden ohne Zweifel vom Altenbild in der Gesellschaft beeinflußt.

- **Altern wird multifaktoriell verursacht.**
- **Alternsprozesse verlaufen nicht synchron und nicht uniform.**
- **Altern bedeutet Zunahme der intra- und interindividuellen Variabilität.**

2.2 Konsequenzen für die Medizin im Alter

Das oben genannte Modell vom Altern eröffnet Möglichkeiten der Einflußnahme. Wahrscheinlich nicht erfolgversprechend, ist eine kurzfristige Beeinflussung intrinsischer (genetischer) Faktoren (Evolution) etwa mit dem Ziel, die maximale Lebensdauer zu verlängern. Extrinsische Faktoren können jedoch verändert werden, um die vorgegebene Lebensspanne möglichst lange bei guter Gesundheit zu erleben („erfolgreiches Altern"). Hier liegt die Domäne der *medizinischen Prävention* und *Intervention* (s. Kap. 8). Von einer – theoretisch attraktiven – optimalen Rektangularisierung der Überlebenskurve sind wir allerdings noch ein gutes Stück entfernt, wie die Realität zeigt (s. Kap. 1).

2.3 Krankheit im Alter

In der Praxis haben wir zu tun mit alten Kranken oder – wie man es ansehen möchte – mit kranken Alten. So notwendig die wissenschaftliche Beschäftigung mit Problemen der Unterscheidung zwischen Altern und Krankheit ist, so wichtig ist es, auch auf alternsbedingte Beschwerden adäquat zu reagieren. Auf der einen Seite dürfen Alternserscheinungen nicht in den Status des Pathologischen erhoben werden (Beispiel: Veränderungen des Schlafs, s. Kap. 16). Andererseits resultieren Alternsprozesse und Krankheiten – individuell unterschiedlich ausgeprägt – in *funktioneller Beeinträchtigung* im Alltag.

„Der geriatrische Arbeitsansatz beruht auf einer krankheits- und funktionsorientierten Betrachtungsweise" (Stähelin 1991).

Die Selbständigkeit und das Selbsthilfepotential eines Patienten werden wesentlich stärker von funktionellen Fähigkeiten bestimmt als von medizinischen Diagnosen. Multimorbide Patienten können trotz 5 oder mehr medizinischer Diagnosen im Leben relativ gut zurechtkommen. Betagte mit „nur" zwei Diagnosen und Beeinträchtigungen der Mobilität können dagegen im Hinblick auf Abhängigkeit und Pflegebedürftigkeit erheblich gefährdet sein.

Der funktionelle Status von Alterspatienten ist für die Behandlungsbedürftigkeit und die Prognose von entscheidender Bedeutung. Daraus leitet sich die Notwendigkeit für das *geriatrische Assessment* ab. Assessment (= Bestandsaufnahme) ist der Oberbegriff für das diagnostische Instrumentarium in der Geriatrie (s. Kap. 3). Diagnostizierte Krankheiten bestimmen die therapeutischen Möglichkeiten. Eine Synopsis der Zusammenhänge zwischen Altern und Krankheiten als Grundlage für die Geriatrie zeigt Abb. 2.1.

Eine ausschließlich an Diagnosen orientierte Arbeitsweise ohne Berücksichtigung funktioneller Aspekte wird den Problemen betagter Patienten in der Regel nicht gerecht und kann nur bedingt erfolgreich sein. Zahlreiche Studien zeigen, daß auch bei sorgfältiger „konventioneller" Diagnostik entscheidende Behinderungen alter Patienten unterschätzt, verkannt oder einfach übersehen werden. In diesem Zusammenhang ist die Bedeutung der

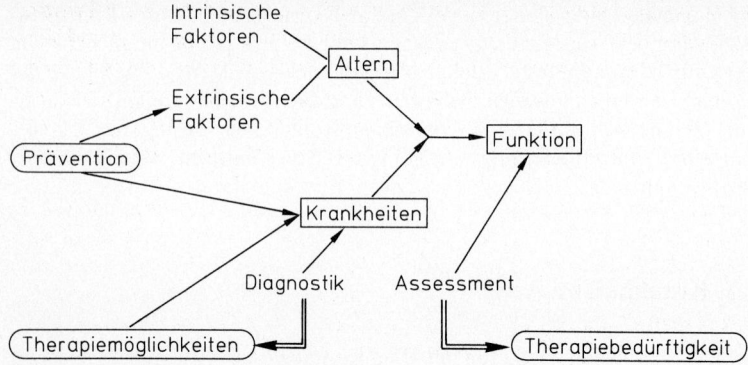

Abb. 2.1. Synopsis Altern und Krankheit. Schematische Darstellung von Ansatzpunkten der Prävention und medizinisch-geriatrischen Intervention

Krankenbeobachtung durch Pflegepersonal, Angehörige und professionelle Helfer hervorzuheben. Die Einschätzung durch diese Personen kommt den Gegebenheiten nicht selten näher als die ärztliche Beurteilung, die sich üblicherweise auf kürzere Kontakte mit den Patienten stützt.

Möglichkeiten zum Informationsaustausch zwischen ambulantem und stationärem Bereich sowie zwischen verschiedenen stationären Einrichtungen werden zu wenig genützt. Sie sind aber im Interesse der Patienten essentiell (s. Kap. 15). Die Teambesprechung ist ein unverzichtbarer Bestandteil der praktischen Arbeit.

2.4 Labile Homöostase

Veränderungen. Ein Charakteristikum Betagter ist ihre durch Alternsprozesse (und Krankheiten) veränderte *Adaptationsfähigkeit*. Gemeint ist hiermit die Fähigkeit zur adäquaten (erfolgreichen) Reaktion auf Störungen des Gleichgewichts im weitesten Sinn (biologisch: Homöostase). Gründe für veränderte Adaptationsfähigkeit sind z. B. verlängerte Adaptationszeit, Abnahme der Bandbreite, innerhalb derer eine Gegenregulation erfolgen kann, und – im Vergleich zu Jüngeren – veränderte *Kompensationsmechanismen*. Letztere bestimmen u. a. auch die Grenzen für Belastbarkeit und Leistungsfähigkeit. *Krankheitsbilder* werden dadurch im Alter verändert, *symptomärmer* und *atypisch*. Die Veränderung der Regulationsmechanismen erklärt z. T. die erhöhte Komplikationshäufigkeit bei Erkrankungen auch bei Ergreifen von therapeutischen Maßnahmen (s. Kap. 4 und 15).

Behandlungsgrundsätze. Auf diese Gegebenheiten gründet sich das Prinzip, daß Behandlungsmaßnahmen im Alter besonders fundiert indiziert und Veränderungen der Therapie behutsam vorzunehmen sind. Therapeutische Fehler, die ein junger Organismus leichter „ausbügelt", können im Alter bedrohliche Folgen haben. Deshalb: Keine „Hauruck-Medizin" im Alter!

Die *Rekonvaleszenzzeiten* sind *länger* als bei jüngeren Patienten. Diese Tatsache fordert vom Patienten und vom Arzt Geduld. Therapeutische Erfolge benötigen Zeit. Auch Ungeduld verleitet leicht zu therapeutischer Polypragmasie, zu eskalierenden Dosierungen oder raschem Wechsel der Mittel – nicht selten mit kaskadenartigen, unerwünschten Auswirkungen für Patienten. Dennoch muß in Notfallsituationen beim alten Patienten rasch und beherzt, aber überlegt, interveniert werden. Akute kardiale Dekompensationen z. B. werden nicht lange toleriert.

Störung an Homöostasesystemen. Zwei wichtige Beispiele störanfälliger physiologischer Systeme im Alter sind die Homöostase des *Wasser- und Elektrolythaushalts* und die *Blutdruckregulation*. Störungen treten hier als Komplikationen häufig im Rahmen von Erkrankungen und/oder deren Behandlung auf. Sie sollen deshalb etwas ausführlicher dargestellt werden.

Tabelle 2.1 faßt morphologische Veränderungen und Funktionsänderungen der alternden Niere zusammen. Praktisch alle renalen Funktionen sind im Alter verändert (große Variabilität!). Glomeruläre Filtrationsrate (GFR), Konzentrationsfähigkeit und Regulation der Säure-Basen- und Elektrolythomöostase sind auch bei Höchstbetagten unter Basalbedingungen ausreichend kompensiert. Unter Belastungen kommen jedoch die *limitierten funktionellen Kapazitätsreserven* zum Tragen. Störungen im Wasser- und Elektrolythaushalt sind sehr häufig (s. Kap. 13).

Tabelle 2.1. Veränderungen der Niere im Alter

Morphologische Befunde	Funktionelle Veränderungen
● Nierengewicht↓ (kortikal > medullär↓)	● Renaler Blutfluß↓ (kortikal > medullär↓)
● „Obliteration" der arterioglomerulären Einheit	● Glomeruläre Filtrationsrate↓ (ab 4. Lebensjahrzehnt um ca. 8 ml/min/1,73m^2/Dekade)
● Anzahl der Glomerula↓	
● Verdickung der Basalmembran (Glomerulus, Tubulus)	● Konzentrationsfähigkeit↓
	● Verlangsamte Säureelimination
● Divertikelbildung am distalen Tubulus	

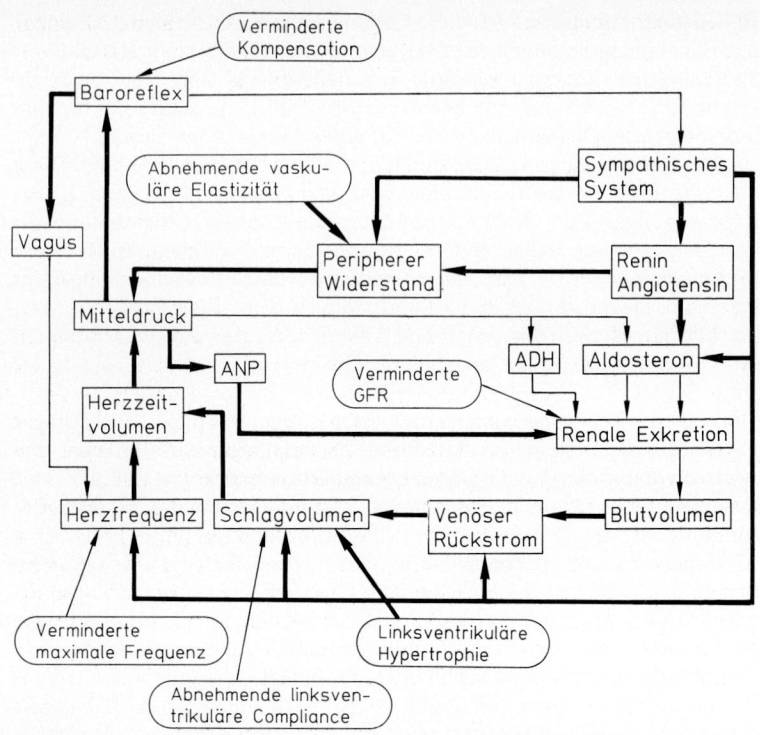

Abb. 2.2. Veränderungen kardiovaskulärer Regulationsmechanismen im Alter. Das Schaubild zeigt den kardiovaskulären Regelkreis *(Kästchen)*, der im Alter an verschiedenen Stellen Veränderungen *(umkreist)* erfährt. → positiver oder stimulierender Einfluß, ⇥ negativer oder hemmender Einfluß; *ANP* = atriales natriuretisches Peptid, *ADH* = Antidiuretisches Hormon

Betagte sind sowohl für **Dehydratation** als auch für **Wasserüberladung** empfindlich. Ursachen hierfür sind das geringere Durstempfinden, verminderte Renin- und Aldosteronkonzentration und veränderte ADH-Wirkung. Letztere beruht entweder auf vermehrter ADH-Freisetzung oder aber auf verminderter renaler ADH-Sensibilität. ***Das Gesamtkörperwasser und insbesondere die Extrazellulärflüssigkeit nehmen mit steigendem Lebensalter ab.*** Sehr schnell kommt es zu Entgleisungen bei Fieber, Erbrechen oder Diarrhoe.

Zu beachten ist das im Alter erhöhte Risiko für **Hyperkaliämie** (hyporeninämischer Hypoaldosteronismus), was besonders bei der Gabe von kaliumsparenden Diuretika, ACE-Hemmern und nichtsteroidalen Antiphlogistika berücksichtigt werden muß. Keine unkritische Natriumrestriktion im Alter! Wasserintoxikationen mit Hyponatriämie sind häufig verursacht durch inadäquate Infusionsbehandlung.

Ein *akutes Nierenversagen* ist prognostisch besonders kritisch, wenn *prärenale* und *renale Faktoren* zusammenkommen. Beispiel: Fieberhafte Pneumonie (Exsikkosegefährdung), kongestive Herzinsuffizienz („komprimiertes" intravasales Volumen), Diuretikabehandlung (wegen kardialer Ödeme), vorbestehende Nierenerkrankung (diabetische Nephropathie) und Gabe eines potentiell nephrotoxischen Arzneimittels (Cephalosporin wegen Pneumonie).

Die Niere ist in die Regulation des Blutdrucks eingebunden und andererseits von der *Funktion des kardiovaskulären Systems* abhängig. Die schematische Übersicht (Abb. 2.2) zeigt einige kritische Stellen des Systems, an denen es unter Belastungssituationen beim alten Patienten zu Störungen kommen kann. Eingeschränkte Effektivität der Baroreflexe bedingen verlangsamte Reaktion auf rasche Blutdruckänderungen (Orthostase!).

Eine Steigerung des Herzminutenvolumens wird im Alter vorwiegend durch Erhöhung des Schlagvolumens (Frank-Straub-Starling-Mechanismus), weniger durch Frequenzerhöhung (verminderte maximale Herzfrequenz) bewerkstelligt. Im Alter abnehmende linksventrikuläre Compliance kann die diastolische Füllung verringern und dadurch einen Anstieg des Schlagvolumens unter Belastung limitieren (z. B. rasche kardiale Dekompensation bei Pneumonie).

3 Der geriatrische Patient

(TH. NIKOLAUS)

3.1 Allgemeines

Altern ist keine Krankheit. Die Mehrzahl der Bevölkerung erreicht die 7. Lebensdekade in Gesundheit und bewahrt diese bis kurz vor dem Tod. Die Morbidität ist auf eine kurze Lebensspanne weniger Monate vor dem Lebensende beschränkt. Daneben gibt es jedoch eine Minderheit von 15–20 % alter Menschen, die schon im mittleren Lebensalter chronische Krankheiten und Behinderungen entwickeln. Die Progression dieser Erkrankungen führt dazu, daß die Patienten letztendlich die Fähigkeit verlieren, den Alltag selbst zu bewältigen.

> **Der geriatrische Patient ist charakterisiert durch das Auftreten mehrerer Erkrankungen (Multimorbidität), die vielschichtig ineinandergreifen. Neben der Beeinträchtigung körperlicher Funktionen werden Störungen der Psyche hervorgerufen und durch Funktionseinbußen die Selbständigkeit bedroht.**

„Die Selbständigkeit hängt stärker von funktionellen Fähigkeiten ab als von medizinischen Diagnosen. Die Beurteilung des Betagten betrifft immer die zwei Ebenen Funktion und Krankheit. Die Funktion entscheidet über die Behandlungsbedürftigkeit, die Krankheit über die therapeutischen Möglichkeiten. Frühdiagnose und präventive Maßnahmen sind im Alter deshalb noch wichtiger als beim jungen Erwachsenen." (Stähelin 1991).

Sowohl die Anzahl von Erkrankungen als auch die Schwere der Krankheit sind nur lose mit der Funktion verknüpft. Es gibt Patienten mit einer Vielzahl – auch schwerer – Krankheiten ohne Funktionsverlust. Andererseits kann bereits eine einzelne Erkrankung (z. B. Schlaganfall) zu erheblichen Funktionseinbußen führen.

Zur Überprüfung der Funktionsebene bedient sich die geriatrische Medizin des sog. *Assessments,* das man etwa mit umfassender Bestandsaufnahme oder Beurteilung übersetzen kann. Es beinhaltet eine Reihe von Funktionsuntersuchungen und erfaßt zudem die soziale und ökonomische Situation des Patienten. Das Assessment stellt eine Ergänzung zu der im Krankenhaus üblichen Diagnostik dar.

Es ist ein Irrtum anzunehmen, daß die klinische Symptomatik bei betagten Patienten eine zuverlässige Zuordnung zu dem geschädigten Organ oder

Organsystem erlaubt. Ein akuter Harnverhalt kann zur Verwirrtheit führen, andererseits kann eine Harninkontinenz durch einen dementiellen Hirnabbau verursacht sein. Die zahlreichen Fallbeispiele in diesem Buch zeigen dies anschaulich.

Die Vielschichtigkeit der Erkrankungen und der daraus resultierenden Probleme macht eine ***Diagnostik*** und ***Beurteilung im Team*** erforderlich. Das therapeutische Team legt die Behandlungsziele fest und führt kooperativ die Behandlung durch.

Flexible Behandlungsstrukturen sind notwendig (ambulant, teilstationär, stationär), die sich nach den individuellen Bedürfnissen und Erkrankungen der Betagten richten müssen und eine möglichst große Konstanz der Bezugspersonen bei Pflege und Therapie gewährleisten sollen. Eine Behandlung zu Hause ist, falls medizinisch vertretbar, einer Krankenhausbehandlung vorzuziehen.

> **Die Besonderheiten der geriatrischen Medizin sind:**
> - **Assessment**
> - **Behandlung im Team**
> - **Flexible Strukturen**

3.2 Assessment

Die WHO unterscheidet 5 Dimensionen der Gesundheit:

- Physische Gesundheit
- Psychische Gesundheit
- Soziale Gesundheit
- Ökonomischer Status
- Selbsthilfefähigkeit

Mehrere Untersuchungen belegen, daß sich ein Teil der im Alter gehäuft auftretenden Krankheiten und Funktionsstörungen der Erfassung durch konventionelle Methoden entzieht. Das soziale Umfeld und die ökonomische Situation der Patienten wird zu wenig berücksichtigt. Um den verschiedenen Aspekten von Gesundheit gerecht zu werden, wurde die Assessmentmethodik entwickelt. Das Assessment gliedert sich in 3 Bereiche:

Strukturierte Anamnese und körperliche Untersuchung
Die strukturierte Anamnese wird anhand eines standardisierten Erhebungsbogens durchgeführt. Dies erlaubt eine systematische Befragung zu allen Dimensionen von Gesundheit. Es können damit gerade Probleme des Patien-

ten im sozialen und ökonomischen Bereich oder bei der Bewältigung des Alltags aufgedeckt werden. An die Anamnese schließt sich eine gründliche körperliche Untersuchung an.

Funktionstests und Befragungen zur Funktion
Die Erfassung von Funktionsausfällen ist für die Therapieplanung und Abschätzung der Rehabilitationsfähigkeit bei mehrfach erkrankten Patienten essentiell (s. auch Kap. 5). Es stehen eine Vielzahl von Tests zur Verfügung, von denen sich einige aufgrund der leichten Handhabung, raschen Durchführbarkeit und relativ hohen Aussagekraft bewährt haben. Dies sind die Tests von Barthel (1965), Katz (1963) und Lawton (1969), die die *Aktivitäten des täglichen Lebens* erfassen (Activities of Daily Living: ADL, Instrumental Activities of Daily Living Scale: IADL) und der *Mini-mental-Test* nach Folstein (1975), der eine Abschätzung der kognitiven Leistungsfähigkeit ermöglicht (Abb. 3.1–3.3). Das emotionale Befinden kann durch einen sog. *Depressionstest* (z. B. nach Yesavage, 1983) evaluiert werden. Ein Test, der die Sturzgefährdung erfaßt und den Funktionszustand des Bewegungsapparats überprüft, ist der *Motilitätstest* von Tinetti (1986, s. Kap. 11). Aufwendiger ist der standardisierte *Manualtest* nach Williams (1982), der die manuelle Geschicklichkeit beim Öffnen haushaltsüblicher Schlösser mißt. Weitere wichtige Informationen liefert die Messung der Unterarmkraft und der Gehstrecke, das Zählen eines definierten Geldbetrags, die Ausführung eines Telefonats und das Entnehmen von Tabletten aus handelsüblichen Verpackungen. Die Funktionsuntersuchungen werden durch einen Hörtest mittels Audiometer und einen Sehtest zur Überprüfung von Nah- und Fernvisus ergänzt.

Zusatzuntersuchungen
Da betagte Menschen oft nur unvollständig über Beschwerden und Krankheitszeichen berichten und viele Krankheiten im Alter atypisch verlaufen, ist ein etwas großzügigeres *Laborscreening* zu rechtfertigen. Damit sind eine Reihe von behandelbaren Krankheiten und Mangelzustände zu diagnostizieren (Tabelle 3.1).

Es schließen sich bei entsprechender Fragestellung *Röntgen* (Thorax, Knochen, Gelenke), *EKG, Echokardiographie, Sonographie, Doppler* an. Diese Basisuntersuchungen sind wenig zeitaufwendig und für den Patienten nicht sehr eingreifend. Eine weiterführende Diagnostik ist manchmal notwendig, erfordert aber wegen der teilweise starken körperlichen Belastung (z. B. Röntgen des Kolon oder Koloskopie) eine strenge Indikationsstellung. Sie sollte nur durchgeführt werden, wenn sich aus dem Untersuchungsergebnis eine therapeutische Konsequenz für den Patienten ergeben kann.

Die Untersuchungen des Assessments sind zwar im einzelnen für den Betagten nicht sehr belastend, stellen aber in ihrer Gesamtheit eine hohe Beanspruchung dar und sollten daher über mehrere Tage verteilt stattfinden. Die-

		Punktezahl
Essen	Unabhängig, benützt Geschirr und Besteck	10
	Braucht Hilfe, z. B. beim Schneiden	5
	Total hilfsbedürftig	0
Baden	Badet oder duscht ohne Hilfe	5
	Badet oder duscht mit Hilfe	0
Waschen	Wäscht Gesicht, kämmt sich, putzt Zähne, rasiert bzw. schminkt sich	5
	Braucht Hilfe	0
Ankleiden	Unabhängig (Schuhe anziehen inkl.)	10
	Hilfsbedürftig – kleidet sich teilweise selbst an	5
	Total hilfsbedürftig	0
Stuhlkontrolle	Kontinent	10
	Teilweise inkontinent (z. B. nachts)	5
	Inkontinent	0
Urinkontrolle	Kontinent	10
	Teilweise inkontinent (z. B. nachts)	5
	Inkontinent	0
Toilette	Unabhängig bei Benutzung v. Toilette/Nachtstuhl	10
	Braucht Hilfe für z. B. Gleichgewicht, Kleidung aus- und anziehen, Toilettenpapier	5
	Kann nicht auf Toilette/Nachtstuhl	0
Bett-/Stuhltransfer	Unabhängig (gilt auch für Rollstuhlfahrer)	15
	Minimale Assistenz oder Supervision	10
	Kann sitzen, braucht für den Transfer jedoch Hilfe	5
	Bettlägerig	0
Bewegung	Unabhängiges Gehen (auch mit Gehhilfe) für mindestens 50 m	15
	Mind. 50 m Gehen, jedoch mit Unterstützung	10
	Für Rollstuhlfahrer: Unabhängig für mind. 50 m	5
	Kann sich nicht (mind. 50 m) fortbewegen	0
Treppensteigen	Unabhängig (auch mit Gehhilfe)	10
	Braucht Hilfe oder Supervision	5
	Kann nicht Treppensteigen	0

Punktezahl /100

Untersucher:

Abb. 3.1. Funktionstest: Aktivitäten des täglichen Lebens (ADL), gemessen im Barthel-Index. (Nach Mahoney u. Barthel 1965)

A Telefon
1. Benützt Telefon aus eigener Initiative, wählt Nummern   1
2. Wählt einige bekannte Nummern   1
3. Nimmt ab, wählt nicht selbständig   1
4. Benützt das Telefon überhaupt nicht   0

B Einkaufen
1. Kauft selbständig die meisten benötigten Sachen ein   1
2. Tätigt wenige Einkäufe   0
3. Benötigt bei jedem Einkauf Begleitung   0
4. Unfähig zum Einkaufen   0

C Kochen
1. Plant und kocht erforderliche Mahlzeiten selbständig   1
2. Kocht erforderliche Mahlzeiten nur nach Vorbereitung durch Drittpersonen   0
3. Kocht selbständig, hält aber benötigte Diät nicht ein   0
4. Benötigt vorbereitete und servierte Mahlzeiten   0

D Haushalt
1. Hält Haushalt instand oder benötigt zeitweise Hilfe bei schweren Arbeiten   1
2. Führt selbständige kleine Hausarbeiten aus   1
3. Führt selbst kleine Hausarbeiten aus, kann aber Wohnung nicht reinhalten   1
4. Benötigt Hilfe in allen Haushaltsverrichtungen   1
5. Nimmt überhaupt nicht teil an täglichen Verrichtungen im Haushalt   0

E Wäsche
1. Wäscht sämtliche eigene Wäsche   1
2. Wäscht kleine Sachen   1
3. Gesamte Wäsche muß von auswärts besorgt werden   0

F Transportmittel
1. Benützt unabhängig öffentliche Verkehrsmittel, eigenes Auto 1
2. Bestellt und benützt selbständig Taxi, benützt aber keine öffentlichen Verkehrsmittel   1
3. Benützt öffentliche Verkehrsmittel in Begleitung   1
4. Beschränkte Fahrten im Taxi oder Auto in Begleitung   0
5. Reist überhaupt nicht   0

G Medikamente
1. Nimmt Medikamente in genauer Dosierung und zu korrektem Zeitpunkt eigenverantwortlich   1
2. Nimmt vorbereitete Medikamente korrekt   0
3. Kann korrekte Einnahme von Medikamenten nicht handhaben   0

H Geldhaushalt
1. Regelt finanzielle Geschäfte selbständig (Budget/Schecks/Einzahlungen/Gang zur Bank)   1
2. Erledigt täglich kleine Ausgaben. Benötigt Hilfe bei Einzahlungen/Bankgeschäften   1
3. Ist nicht mehr fähig, mit Geld umzugehen   0

Gesamtpunktzahl   /8

Untersucher

Abb. 3.2. Funktionstest: Aktivitäten des täglichen Lebens (IADL). (Nach Lawton u. Brody 1969)

		0	1
1. Was ist heute für ein Wochentag?		0	1
2. Was ist heute für ein Monat?		0	1
3. Welche Jahreszeit haben wir jetzt?		0	1
4. Welches Jahr haben wir?		0	1
5. Wo sind wir jetzt, welche Stadt?		0	1
6. Wo sind wir jetzt, welches Krankenhaus?		0	1
7. Wo sind wir jetzt, welche Etage?		0	1
8. Wie heißt der Stationsarzt?		0	1
9. Wie heißt das?	Baum	0	1
10. (vorher selbst benennen)	Tisch	0	1
11.	Schrank	0	1

Ziehen Sie von 100 jeweils 7 ab oder buchstabieren Sie „Tisch" rückwärts

12.	93	H	0	1
13.	86	C	0	1
14.	79	S	0	1
15.	72	I	0	1
16.	65	T	0	1
17. Schreiben Sie irgendeinen Satz			0	1

Was waren die Dinge, die Sie vorher benannt haben?

		0	1
18.	Baum	0	1
19.	Tisch	0	1
20.	Schrank	0	1
21. Wie heißt das?	Uhr	0	1
22. (nicht selbst benennen)	Nase	0	1
23.	Kugelschreiber	0	1
24. Sprechen Sie nach: „Keine, und, wenn, oder, aber"		0	1
25. Lesen Sie und machen Sie es: „Augen zu!"		0	1
26. Berühren Sie mit dem rechten kleinen Finger das linke Ohr		0	1
27. Kopieren Sie die Zeichnung		0	1

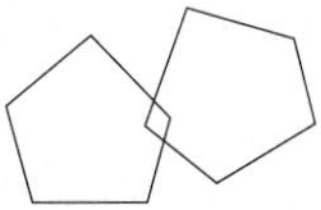

Machen Sie bitte folgendes:

28. Nehmen Sie das Blatt mit Ihrer Zeichnung in die rechte Hand, legen Sie es wieder vor sich auf den Tisch	0	1
29. Falten Sie es in der Mitte und	0	1
30. Lassen Sie es auf den Boden fallen	0	1

Punktzahl:

Untersucher

Abb. 3.3. Funktionstest: Kognitive Leistungsfähigkeit (Mini-mental state). (Nach Folstein et al. 1975)

Tabelle 3.1. Laborscreening beim älteren Patienten

Krankheit/Mangelzustand	Laborparameter
Schilddrüsendysfunktion	TSH
Osteopathie	Ca, P, alkalische Phosphatase (AP), evtl. Vitamin D
Hyperparathyreoidismus	Ca, P, AP, evtl. PTH
Erkrankungen von Leber u. Galle	γ-GT, GOT, GPT, Bilirubin, Quick, evtl. Hepatitisserologie
Diabetes mellitus	Blut- und Urinzucker
Entzündung	Differentialblutbild, BSG, Urinstatus
Anämie	Blutbild, okkultes Blut im Stuhl, evtl. Vitamin B_{12}, Folsäure, Ferritin
Elektrolytstörungen	Na, K
Dehydratation	Na, Hämatokrit
Mangelernährung	Albumin
Abschätzung der Nierenfunktion	Kreatinin, Harnstoff (Kreatininclearance anhand Formel s. Kap. 4)

se Vorgehensweise erhöht zudem die Validität der Ergebnisse. Zur Beurteilung des Krankheitsverlaufs ist bei wiederholter Durchführung der Tests darauf zu achten, daß die gleichen Rahmenbedingungen wie bei der Erstuntersuchung vorliegen.

Die aufgeführten Funktionsuntersuchungen und Befragungen stellen den gegenwärtigen Standard dar; die Methoden sind jedoch im Fluß. Die weitere Verbesserung prognostisch relevanter Assessmentuntersuchungen ist ein Gegenstand der klinischen Forschung in der Geriatrie.

3.3 Therapeutisches Team

Die Mitglieder des therapeutischen Teams nehmen anhand des Assessments eine Abschätzung der Funktionspotentiale und -defizite des Patienten vor und legen Behandlungsziel und -strategie fest. In regelmäßigen ***Teambesprechungen*** erfolgt ein Informationsaustausch unter den einzelnen Mitgliedern. Behandlungsfortschritte oder -rückschritte werden dokumentiert, die Behandlungsstrategie hinterfragt und ggf. verändert. Wichtig ist, daß die einzelnen Berufsgruppen in Grundzügen wichtige Behandlungsmethoden anderer Therapeuten kennen und anwenden können. Ein Beispiel soll dies verdeutlichen:

Ein Patient mit Hemiplegie nach Schlaganfall wird in der Akutphase von den Pflegekräften unter Berücksichtigung von Bobath-Prinzipien gelagert. Die Behandlung durch die Krankengymnasten erfolgt ebenso nach diesen Prinzipien, wie im weiteren Verlauf das Selbsthilfetraining der Ergotherapeuten. Alle anderen Mitarbeiter müssen zumindest die Grundlagen dieses Behandlungskonzepts kennen. So gehört beim Essen oder der Sprachtherapie der paretische Arm immer auf den Tisch. Das Heraufholen besorgt jedoch nicht die anwesende Person des Teams, sondern immer der Patient selbst. Damit soll erreicht werden, daß der fremd gewordene Körperteil ins Bewußtsein zurückgelangt. Nur wenn alle Teammitglieder die gleichen Therapieprinzipien beherzigen, lassen sich gute Behandlungserfolge erzielen.

Im folgenden soll ein kurzer Überblick der einzelnen Berufsgruppen des geriatrischen Behandlungsteams gegeben werden.

Krankenschwestern/-pfleger
Die Krankenpflege fußt auf 2 wichtigen Säulen:

Aktivierende Pflege. Krankenschwestern bzw. -pfleger sollen den alten Menschen ermuntern, möglichst viel selbst zu machen und die Eigeninitiative zu ergreifen, sich beispielsweise selbst zu waschen, sich anzuziehen (auch im Krankenhaus), das Bett zu machen usw. Geholfen wird nur, wenn der Patient nicht allein zurechtkommt. Diese aktivierende Pflege hat zum Ziel, dem Patienten Eigenverantwortung zu übertragen und die Selbsthilfefähigkeit zu fördern, also wegzukommen von der behütenden Pflege des „Warm, Satt und Sauber". Die schrittweise Aktivierung ist dem Genesungsprozeß des Patienten angepaßt.

Prophylaktische Pflege. Bei Schwerkranken bildet die Prophylaxe einen wichtigen Bestandteil der Pflege. Durch entsprechende Maßnahmen (z. B. sachgerechte Lagerung) ist es möglich, den Folgen der Bettlägerigkeit wie Dekubitus, Kontrakturen, Thrombose und Embolie oder Pneumonie vorzubeugen.

Daneben können in Abstimmung mit den Ärzten bestimmte Therapien übernommen werden (z. B. Dekubitusbehandlung). Zusätzliche Kenntnisse sind notwendig, um spezielle Behandlungsmethoden, die berufsübergreifend bei bestimmten Patienten Anwendung finden, fachgerecht durchführen zu können (z. B. Bobath-Konzept bei der Behandlung von Hemiplegie). Eine zusätzliche Qualifikation mit Weiterbildung zu Fachschwester bzw. -pfleger für Geriatrie ist z. B. in Hamburg oder Stuttgart möglich.

AltenpflegerInnen
Die AltenpflegerInnen arbeiten in der offenen Altenpflege, aber auch im teilstationären und stationären Bereich. Die Ausbildung wurde vereinheitlicht, die Lehrinhalte erweitert und auf 3 Jahre verlängert. Die AltenpflegerInnen arbeiten in der Klinik in enger Kooperation mit den Krankenschwestern und -pflegern nach den gleichen Pflegerichtlinien.

Ärztinnen/Ärzte
Die ärztliche Tätigkeit in der Geriatrie erfordert spezielle Kenntnisse der Diagnostik (Assessment, Besonderheiten der Organerkrankungen im Alter) und der Behandlung (z. B. Arzneimitteltherapie, Rehabilitation). Zusätzlich sind Grundkenntnisse der altersrelevanten Behandlungsmethoden anderer Berufsgruppen notwendig, da dem Arzt im Rahmen der Teamarbeit eine wichtige Funktion bei der Koordination der Behandlung und der Überwachung des Therapieerfolgs zukommt.

SozialarbeiterInnen
Die SozialarbeiterInnen haben die Aufgabe, den Patienten und/oder die Angehörigen über mögliche Unterstützung zu Hause zu informieren (Pflegegeld, Unterstützung vom Sozialamt, Hausnotruf, Essen auf Rädern etc.) und die notwendigen ambulanten Dienste zur weiteren häuslichen Versorgung zu benachrichtigen (Sozialstation, häusliche Pflegehilfen, mobile Dienste für Einkaufen, Haushalt oder Putzen). Die SozialarbeiterInnen geben Hilfestellung beim Stellen und Ausfüllen von Anträgen, aber auch bei der Heimplatzsuche, falls diese unvermeidlich ist. Daneben können vom Sozialdienst Anträge auf Betreuung für Patienten gestellt werden, die bestimmte Bereiche ihres Lebens nicht mehr allein regeln können (Betreuungsgesetz).

PsychologInnen
PsychologInnen leiten Angehörigengruppen (z. B. von Schlaganfallpatienten oder Demenzkranken) und Balint-Gruppen von Therapeuten (hohe Belastungen des Pflegepersonals!). Sie geben den Patienten Hilfestellung bei Angehörigen- und Partnerproblemen. Das gerade bei älteren Menschen oft nur schwach entwickelte Bewußtsein für den eigenen Körper kann durch bestimmte Körpertherapien (z. B. Musik-, Tanztherapie) gefördert werden. Der Umgang mit Krankheit und Tod ist ein weiteres, problematisches Aufgabenfeld.

SeelsorgerInnen
In weiten Bereichen ergeben sich Überschneidungen mit der Tätigkeit des Psychologen. Viele Patienten haben auch Glaubensfragen. Eine wichtige Aufgabe ist die Sterbebegleitung, bei der der Seelsorger oft mehr Trost spen-

den und durch Zuspruch helfen kann (auch bei den Angehörigen!) als die übrigen Teammitarbeiter.

KrankengymnastInnen

Die Krankengymnastik nutzt Bewegung – vornehmlich die Eigentätigkeit des Kranken – als Therapie. Grundsätzlich werden passive Techniken von aktiven unterschieden. Die *passiven Formen* wie Lagerung, passive Bewegungsübungen und bestimmte Formen der Massage werden nur bei Patienten angewandt, die (noch) nicht aktiv mitarbeiten können (Bewußtseinsgetrübte, Patienten mit stark reduziertem Kräftezustand oder Plegien). Sie dienen der Prophylaxe (von Thrombose, Dekubitus, Pneumonie, Kontraktur etc.).

Zu den *aktiven Techniken* gehören Bewegen (dynamische Kontraktionen) und Halten (statische Kontraktionen), Gangschulung und Atemtherapie. Bei Patienten mit Hemiparese führt die Hemmung der pathologischen Haltungs- und Bewegungsmuster zum Abbau des spastischen Muskeltonus. Unter dieser Voraussetzung können normale Bewegungsabläufe erleichtert, d. h. gebahnt werden. Normale Bewegungsabläufe kann man nicht auf einer abnormen (spastischen) Koordination der Muskeltätigkeit aufbauen; deshalb ist deren Hemmung so wichtig. Das Gefühl normaler Muskelspannung, Haltung und Bewegung vermittelt dem Patienten während der Behandlung wieder normale sensomotorische Erfahrungen. Diese Überlegungen berücksichtigen spezielle Behandlungsformen, unter denen das *Behandlungskonzept nach Bobath* (s. Kap. 5.3) am weitesten entwickelt ist und auch bei geriatrischen Patienten sehr erfolgreich eingesetzt wird.

Die Indikation für Krankengymnastik kann in der Geriatrie weit gestellt werden. Sie reicht von Patienten nach Schlaganfall, Amputation oder Fraktur bis zu Patienten mit Parkinson-Syndrom, degenerativen Gelenkerkrankungen oder internistischen Krankheiten.

ErgotherapeutInnen

Eine Überschneidung der Behandlungsmaßnahmen ergibt sich bei der *motorisch-funktionellen Therapie* und dem *Sensibilitätstraining* von hemiplegischen Patienten mit der Krankengymnastik. Die Behandlung beschränkt sich allerdings bei der Ergotherapie nur auf die obere Extremität. Dies ist begründet durch die Zielsetzung: „Einsatz der Hände im sinnvollen Tun". Weitere Aufgaben sind das *Selbsthilfetraining (ADL)* wie Waschen, Kämmen, Zähneputzen, An- und Auskleiden, Haushaltstraining, Schreiben etc. Die *Diagnostik und Therapie neuropsychologischer Funktionsstörungen,* z.B. bei Rechts- oder Linkshirnsyndromen nach Schlaganfall (s. Kap. 25) und das Erarbeiten von Kompensationsmechanismen bei Gesichtsfeldausfällen, gehören ebenso zum Aufgabenbereich wie die *Versorgung mit Hilfsmitteln* (Abb. 3.4 a–h) *und Rollstühlen.* Sie führen Hausbesuche bei den Patienten

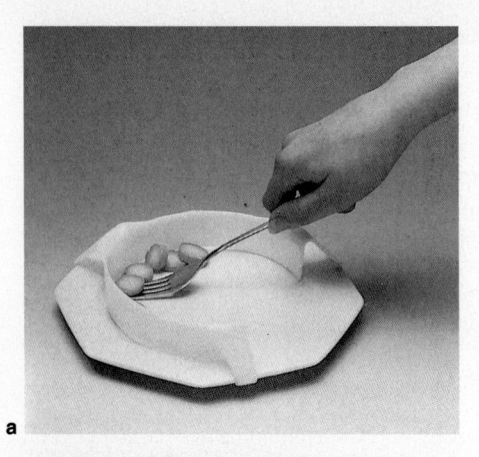

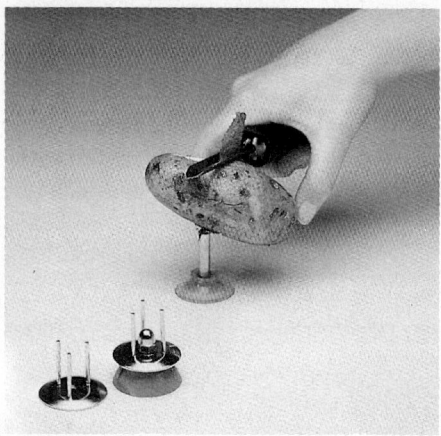

Abb. 3.4 a–h. Hilfsmittel. **a** Tellerranderhöhung, **b** Obst- und Kartoffelhalter sowie 2 weitere Spicker (z. B. für Gemüse), **c** Wasserhahn-Öffner, **d** Stützgestell, **e** Toilettensitzerhöhung, **f** Sicherheitsgriff, **g** Schneidehilfe, **h** Schreibgriff. (a–c Mit freundl. Genehmigung der Firma Thomashilfen Bremervörde, d–f mit freundl. Genehmigung der Firma Ortopedia Kiel, g–h mit freundl. Genehmigung der Firma Meyra Vlotho)

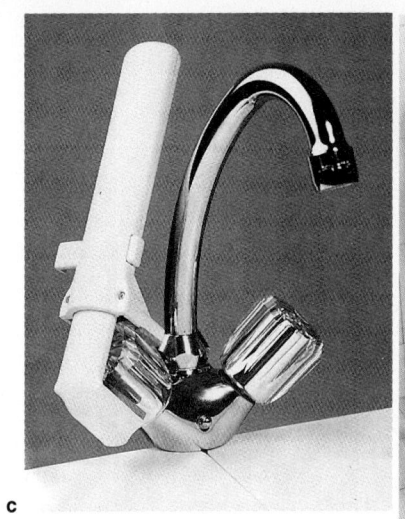

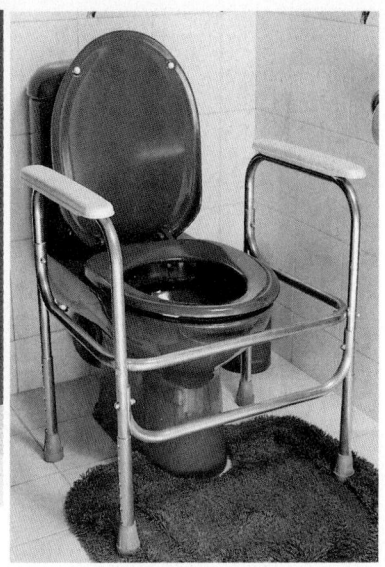

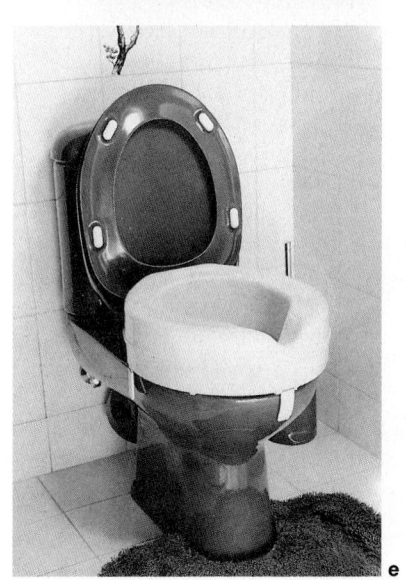

Abb. 3.4c–e. (Legende s. S. 24)

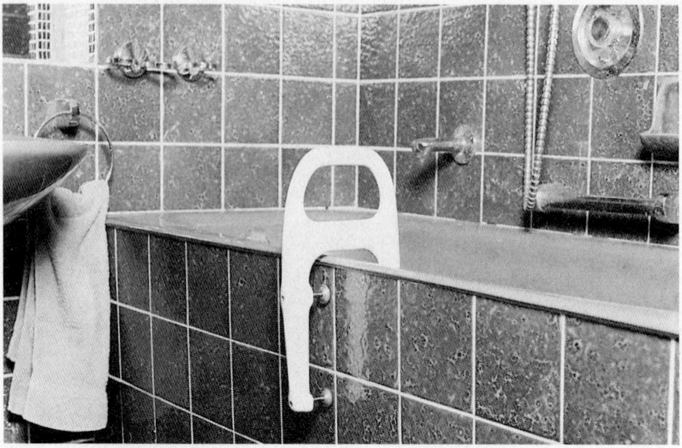

Abb. 3.4 f, g. (Legende s. S. 24)

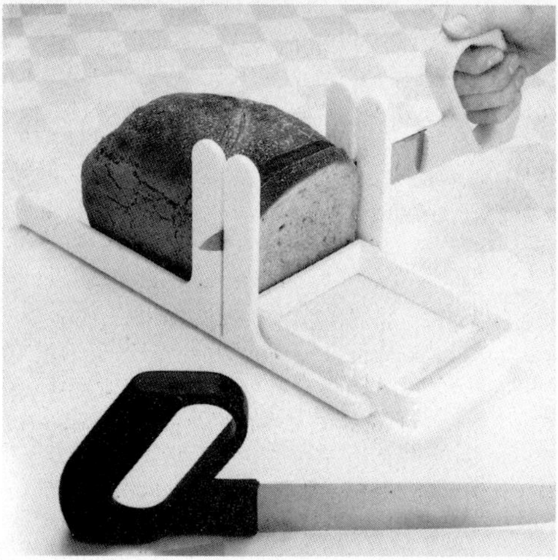

durch. So ist es möglich, ggf. bauliche Änderungen vorzuschlagen, die dem restbehinderten Patienten das Leben zu Hause erleichtern (z. B. Toilettensitzerhöhung, Ein- und Aussteighilfe für die Badewanne, Ebnen von Türschwellen.

LogopädInnen
Die Mehrzahl der Patienten, die in der Geriatrie logopädisch behandelt werden, leiden an einer *Aphasie.* Diese tritt in etwa bei 1/4 der Schlaganfallpati-

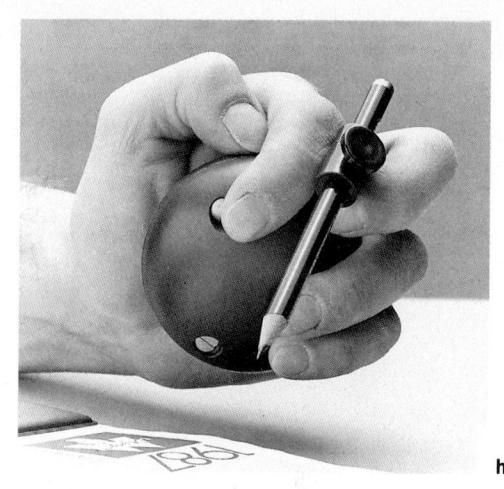

Abb. 3.4 h. (Legende s. S. 24)

enten auf. Eine zentrale Sprechstörung, die *Dysarthrie* (Störung des harmonischen Ablaufs von Atmung, Stimme und Artikulation), ist ebenso wie die häufig damit verbundenen *Kau- und Schluckstörungen* einer logopädischen Therapie zugänglich.

ErnährungsberaterInnen
Eine Ernährungsberatung erfolgt durch DiätassistentInnen oder ernährungsmedizinische BeraterInnen. Ein Hauptaugenmerk ist dabei auf ausreichende Flüssigkeitszufuhr und ausgewogene, ballaststoff- und vitaminreiche, vollwertige Kost zu legen, da Fehlernährung und Exsikkose im Alter häufig sind (s. Kap. 13).

3.4 Flexible Behandlungsstrukturen

Sowohl im anglo-amerikanischen Raum als auch in Skandinavien, Holland, Österreich und der Schweiz sind Bestrebungen im Gang, in der Geriatrie und der Gerontopsychiatrie die starre Grenze zwischen stationärer und ambulanter Behandlung aufzuheben. Diese Bemühungen wurden in Deutschland anfangs zurückhaltend beurteilt, erfahren aber auch hier zunehmend Unterstützung.

Flexible Behandlungsstrukturen ermöglichen es, besser auf die Bedürfnisse des Patienten einzugehen. Nach längerem Krankenhausaufenthalt braucht mancher Patient erst eine Eingewöhnungsphase mit intensiver Betreuung, um sich zu Hause wieder zurechtzufinden. Einige Patienten müssen bei einer akuten Erkrankung mit erhöhtem Pflegeaufwand nicht in die Klinik aufgenommen werden, wenn ambulante Einrichtungen diese Pflege vorübergehend übernehmen können und der Hausarzt dort die Behandlung weiterführt.

Die Vernetzung stationärer und ambulanter Behandlung wird beispielhaft an einem Konzept vorgestellt, wie es in ähnlicher Form in Heidelberg verwirklicht und erprobt wird. Das Schaubild (Abb. 3.5) verdeutlicht den schematischen Ablauf.

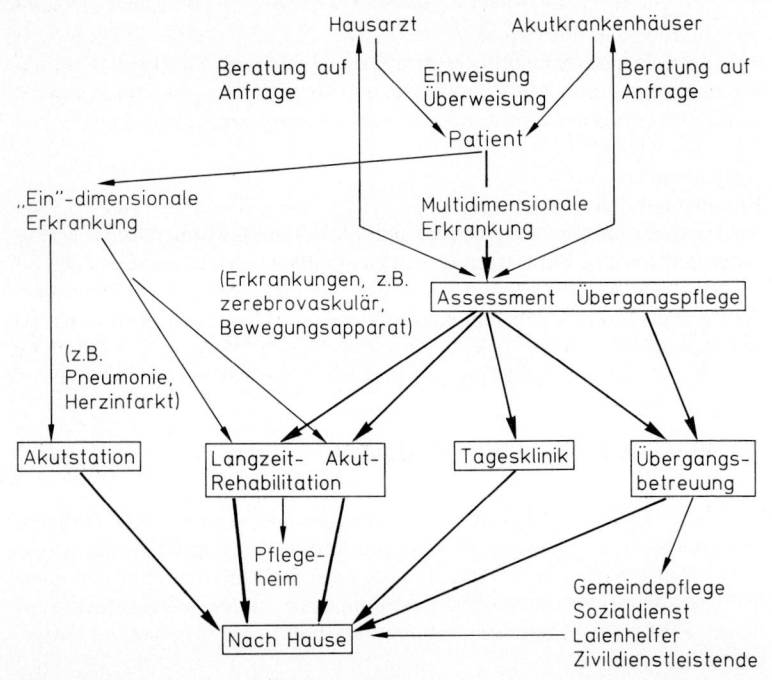

Abb. 3.5. Stellung der geriatrischen Fachklinik innerhalb der medizinischen Gesamtversorgung

Stationäre Behandlung

Die Patienten werden vom Hausarzt in die geriatrische Fachklinik direkt eingewiesen oder von anderen Krankenhäusern dorthin verlegt. Sogenannte „eindimensionale" Erkrankungen wie Pneumonie, Myokardinfarkt, hypertensive Krise usw. werden nach den gleichen Richtlinien behandelt wie bei jüngeren Patienten, unter Berücksichtigung der Besonderheiten im Alter. Bei multidimensionalen Erkrankungen und Syndromen (s. auch Teil II) entscheidet das Team nach durchgeführtem Assessment über die weitere Vorgehensweise. Das Fallbeispiel in diesem Kapitel schildert einen typischen Verlauf. Eine anfangs stationäre Behandlung ist notwendig, wenn Funktionseinbußen oder Erkrankung so gravierend sind, daß der Patient zu Hause nicht zurechtkommt.

Tagesklinik

Die geriatrische Tagesklinik ist geeignet für Patienten, die keine komplette 24stündige Versorgung brauchen, aber spezielle an die Klinik gebundene Untersuchungs- und Behandlungsverfahren benötigen, ebenso für Patienten, die aus stationärer Behandlung entlassen werden können, aber einer Fortführung der bisherigen Therapie (Krankengymnastik, Ergotherapie, Logopädie) bedürfen. Die Tagesklinik ermöglicht nach stationärem Aufenthalt ein schrittweises „Abnabeln" von der Klinik und langsames Eingliedern in die alte Umgebung.

Übergangsbetreuung

Eine weitere Möglichkeit stellt die vorübergehende Weiterbetreuung zu Hause dar. Diese Übergangsbetreuung wird in Heidelberg von einem Team aus dem Krankenhaus durchgeführt, in dem Krankenschwestern/-pfleger, ein Sozialarbeiter, eine Ergotherapeutin und eine Krankengymnastin arbeiten.

Die Ziele der Übergangsbetreuung zeigt Tabelle 3.2. Bereits während des stationären Aufenthalts wird bei ausgewählten Patienten (solchen, die aufgrund ihrer Neuerkrankung gefährdet sind, in ein Alten- oder Pflegeheim

Tabelle 3.2. Merkmale der Übergangsbetreuung

Die Übergangsbetreuung soll:
• Die Krankenhausaufenthaltsdauer verkürzen
• Die Wiedereingliederung ins häusliche Leben erleichtern
• Die rasche Rehospitalisierung verhindern
• Einen besseren Informationsfluß zwischen Klinik und ambulanten Diensten ermöglichen
• In der Regel 3 Wochen Dauer nicht überschreiten

eingewiesen werden zu müssen) ein sogenannter *diagnostischer Hausbesuch* durchgeführt. Dieser dient dazu, abschätzen zu können, wie der Patient trotz evtl. neu aufgetretener Behinderung in seiner Wohnung zurechtkommt, u. U. Hilfsmittel zu verordnen oder Änderungen an der Wohnungseinrichtung vorzunehmen (z. B. Tieferhängen von Schränken bei Rollstuhlfahrern, Entfernung bestimmter Teppiche als Stolperfallen, Anbringen einer Einsteigehilfe für die Badewanne). Eine weitere Aufgabe der Übergangsbetreuung besteht in der nahtlosen Fortführung der Krankenhaustherapie, die durch die Sozialstation nicht gewährleistet werden kann, wie Anzieh- oder Haushaltstraining. Große Bedeutung hat die Übergangsbetreuung auch bei Vermittlung und Weiterleitung der Krankenhausinformation an die ambulanten Dienste; sie soll eine nahtlose Weiterbehandlung des Patienten gewährleisten, möglichst ohne Informationsverlust. Eine Anleitung von Angehörigen, die die Pflege eines Patienten zu Hause übernehmen, kann durch das Betreuungsteam vor Ort durchgeführt werden.

Therapiekonferenz
Bei dem Konzept der Übergangsbetreuung ist eine enge Zusammenarbeit zwischen Klinik und Hausarzt besonders wichtig, da der Patient ja früher als üblich entlassen werden soll und vorübergehend intensiverer hausärztlicher Betreuung bedarf. Um einen nahtlosen Informationsaustausch zur Weiterbehandlung des Patienten zu gewährleisten, ist in Einzelfällen mit komplexer Problematik eine sogenannte Therapiekonferenz noch im Krankenhaus oder unmittelbar nach Entlassung sinnvoll. An dieser Konferenz sollen alle im Krankenhaus tätigen Therapeuten und die für die weitere Behandlung Verantwortlichen teilnehmen (Hausarzt, Gemeindeschwester, aber auch betreuende Verwandte).

Ambulante Versorgung

Private Initiativen. Es gibt mittlerweile neben der bestehenden ambulanten Versorgung durch Sozialstationen eine Reihe von privaten Initiativen (private Pflegedienste, Einkaufs- und Putzdienste etc.). Teilweise wird mit der Integration von Laienhelfern in professionelle Einrichtungen experimentiert.

Betreutes Wohnen und Krankenwohnung. Für ältere Menschen, die nicht mehr in der Lage sind, alle Verrichtungen des täglichen Lebens selbst durchzuführen, besteht die Möglichkeit des betreuten Wohnens. Der Betreffende erfährt Unterstützung bei den Hausarbeiten (Waschen, Kochen, Putzen etc.) und kann in der einmal bezogenen Wohnung bleiben, selbst wenn er pflegebedürftig wird, da diese Wohneinheiten in der Regel in der Nähe eines Alten-/Pflegeheimes angesiedelt sind und auf deren Infrastruktur und Personal zurückgreifen können. Ein anderes Konzept verfolgt die Krankenwohnung.

Es werden dort Patienten aufgenommen, die vorübergehend aufgrund einer akuten Krankheit einen hohen Pflegeaufwand beanspruchen. Die Patienten werden dort rund um die Uhr für maximal 4 Wochen betreut und dann wieder in die eigene Wohnung entlassen.

Betreuung durch Angehörige. Ziel aller Bemühungen sollte es sein, alten Menschen, auch wenn sie pflegebedürftig werden, so lange wie möglich ein Leben zu Hause zu ermöglichen und ihnen zu helfen, größtmögliche Eigenständigkeit zu bewahren. Man darf allerdings nicht vergessen, daß die meisten Schwerpflegebedürftigen von ihren Angehörigen zu Hause versorgt werden. Die Bedürfnisse, seelischen Belastungen und gerechtfertigten Ansprüche der Pflegenden (Freizeit neben der Pflege, Erholung, Urlaub) wurden bisher bei allen Überlegungen vernachlässigt und müssen in Zukunft bei der Planung zur Versorgung alter Menschen mehr berücksichtigt werden. Ein erster Schritt in diese Richtung ist die ***Einrichtung von Kurzzeitpflegeplätzen*** zur Entlastung pflegender Angehöriger. In Tagespflegeheimen können Patienten, die abends und am Wochenende von Angehörigen versorgt werden, tagsüber betreut werden. In einigen Orten sind Angehörigengruppen entstanden, in denen die Betroffenen sich durch Erfahrungsaustausch und praktische Hilfe gegenseitig beistehen.

Alten- und Pflegeheim. Ist die Übersiedlung in ein Alten- oder Pflegeheim gewünscht oder nicht zu umgehen, stellt sich die Forderung nach Wohnortnähe des Heims, um alte Beziehungen und Feundschaften nicht abreißen zu lassen und den Hausarzt nicht wechseln zu müssen. Dieser stellt für den alten Menschen nicht selten eine wichtige Bezugsperson dar. Das Vertrauen und die Kenntnisse, die durch oft jahrelange Betreuung gewonnen wurden, sind von unschätzbarem Wert für die medizinische Behandlung, die ja nicht mit der Heimeinweisung endet. Das Recht auf freie Arztwahl darf nicht dadurch unterminiert werden, daß das Heim in zu großer Entfernung von der ursprünglichen Wohnung (und dem Hausarzt) liegt.

FALLBEISPIEL

Anamnese. Eine 78jährige Frau wird nach einem Sturz mit subkapitaler Femurfraktur ins Krankenhaus eingewiesen. Anamnestisch besteht zudem ein insulinpflichtiger Diabetes mellitus, eine Herzinsuffizienz bei bekannter Koronarer Herzkrankheit und ein Parkinson-Syndrom. Nach eigenen Angaben erreiche sie aufgrund der zunehmenden Gangstörung in letzter Zeit die Toilette häufig nicht rechtzeitig. Auf dem Weg zum WC sei sie jetzt auch gestürzt. Medikation: „Wasser- und Herztabletten", Insulin, Anti-Parkinson-Mittel (unregelmäßig), Schlaftabletten, Medikamente „für die Verdauung".

Befund: Wache, voll orientierte Patientin. Visus stark eingeschränkt. Akinese, Hypomimie und Rigor. Cor auskultatorisch o. B. Pulmo: mittelblasige RG. Abdomen unauffällig. Verkürzung und Außenrotation des rechten Beins mit Trochanterhochstand. Unterschenkelödeme beidseits. Labor: BZ 321 mg/dl, Harnstoff 78 mg/dl, Kreatinin 1,6 mg/dl. Übrige Werte unauffällig.

Therapie und Verlauf. Versorgung der subkapitalen Femurfraktur mit einer dynamischen Hüftschraube. Medikamentöse Umstellung der Parkinson-Behandlung. Sofortige krankengymnastische Mobilisation nach Operation. Suche nach möglichen Sturzursachen. Wegen beginnender Dekompensation der Herzinsuffizienz zusätzliche Gabe eines ACE-Hemmers. Abklärung der Inkontinenz, die überwiegend funktioneller Natur ist. Ophthalmologische Kontrolle und Laserkoagulation von Kapillarblutungen. Diätberatung.

Noch während des stationären Aufenthaltes diagnostischer Hausbesuch. In Übereinstimmung mit der Patientin Entfernung von zwei Läufern in Gang und Wohnzimmer (Stolperfallen). Anbringung einer zusätzlichen Lampe im schlecht beleuchteten Flur. Toilettensitzerhöhung, Badebrett als Duschsitz in der Badewanne, Haltegriff an der Badewanne als Aus- und Einstiegshilfen, Toilettenstuhl im Schlafzimmer für die Nacht. Organisation einer Einkaufs- und Putzhilfe, die 2 mal wöchentlich kommt. Essen auf Rädern (Diabeteskost). Nach Entlassung für 2 Wochen Weiterbetreuung mit Einüben der Hilfsmittel, Beobachtung der regelmäßigen Tabletteneinnahme (Parkinson, Herzinsuffizienz), Kontrolle des Gewichts (Herzinsuffizienz) und der Akzeptanz der verordneten Hilfsmittel und Kost. Übergabe an die Sozialstation und über diese weitere Versorgung (Insulinspritzen).

4 Medikamentöse Therapie im Alter

(W. Kruse)

4.1 Allgemeines

Auf die über 60jährigen entfällt ein überproportionaler Anteil aller verordneten Arzneimittel. Es ist davon auszugehen, daß Personen dieser Altersgruppe im Durchschnitt mit 3 Arzneimitteln behandelt werden. Dem Morbiditätsspektrum entsprechend sind dies vor allem Medikamente zur Behandlung kardiovaskulärer Erkrankungen und Pharmaka mit Wirkung auf das ZNS, vor allem Psychopharmaka, Hypnotika und Sedativa. Den Frauen werden in der Regel mehr Arzneimittel verordnet als Männern.

Die Häufigkeit von **Mehrfachverordnungen** spiegelt zum einen die **Multimorbidität** im Alter wider. Anderseits ist die Quantität verordneter Medikamente auch Ausdruck des Glaubens, mit Arzneimitteln jede Beschwerde behandeln oder beheben zu können. Werden Klagen alter Menschen lediglich auf ihr Alter geschoben, besteht die Gefahr eines therapeutischen Nihilismus (s. Kap. 2). Zwischen Polypragmasie und Nihilismus einen effektiven und sicheren Weg zu finden, ist eine Herausforderung.

4.2 Altersveränderungen und Pharmakokinetik

Sowohl alternsbedingte anatomische und physiologische Veränderungen als auch Krankheitsfolgen können die Arzneimittel-Disposition und die Pharmakodynamik beeinflussen. Hohes Lebensalter allein muß aber nicht unbedingt Änderungen des pharmakokinetischen Verhaltens von Arzneimitteln begründen.

Entscheidende Einflüsse auf die Pharmakokinetik bei Patienten jeden Alters sind:
- **Art und Schweregrad von Erkrankungen,**
- **Ernährungszustand und -gewohnheiten,**
- **Genußmittel (z. B. Alkohol und Nikotin) und**
- **Begleitmedikation.**

Aufgrund im Alter zunehmender Variabilität in der Ausprägung dieser Einzelfaktoren ist es unmöglich, allgemein gültige Dosierungsrichtlinien für ein bestimmtes Lebensalter zu geben. Voraussetzung für eine wirksame und sichere Arzneimitteltherapie ist deshalb die **individuelle Anpassung** an den einzelnen Patienten.

Einige pharmakokinetische Grundbegriffe werden im Anhang kurz erläutert. Die Kenntnis dieser Größen erleichtert z. B. die Beurteilung möglicher Vor- oder Nachteile verschiedener Medikamente in der Behandlung alter Patienten.

Im weiteren wird dargestellt, welche Gegebenheiten im höheren Lebensalter die Pharmakokinetik beeinflussen können.

Resorption

Im Alter treten eine Reihe von Veränderungen im oberen Gastrointestinaltrakt auf (z. B. Zunahme des ph-Wertes im Magen, verminderter Blutfluß im Splanchnikusgebiet), die den zeitlichen Verlauf und/oder das Ausmaß der Resorption beeinträchtigen können. Für Kalzium, Eisen, Thiamin und einige Zucker, die über aktive Transportprozesse aufgenommen werden, sind Einschränkungen der Resorption im Alter beschrieben. Die Resorption der meisten Arzneimittel erfolgt jedoch über *passive Diffusion*, die im Alter nicht verändert ist. Geringe Verzögerungen der Resorption, wie sie z. B. für Digoxin gefunden wurden, sind für die Praxis irrelevant.

Arzneimitteltransport und -verteilung

Das Hauptbindungsprotein im Plasma ist *Albumin*, dessen Konzentration mit steigendem Alter leicht abfällt. Bei chronisch schwerkranken Patienten in reduziertem Ernährungszustand können deutliche Eiweißverschiebungen mit Auswirkungen auf die Bindung von Arzneimitteln mit hoher Eiweißbindung (>90%), aber auch von körpereigenen Substanzen (z. B. Hormonen), auftreten. Das *Alpha-1-saure Glykoprotein* bindet lipophile (basische) Arzneimittel. Die Konzentration dieses Proteins der Akutphase steigt im Gegensatz zu Albumin im Alter leicht an. Entzündliche Erkrankungen und Malignome führen jedoch zu Erhöhungen, die bedeutsamer sind als der altersbedingte Anstieg. Berücksichtigt werden müssen Eiweißverschiebungen vor allem bei der *Interpretation von Arzneimittelkonzentrationen* im Rahmen des therapeutischen „drug monitoring" (in der Regel durchgeführt für Medikamente mit enger therapeutischer Breite). Bei ausgeprägtem Albuminmangel können bei gleichzeitiger Gabe mehrerer Arzneimittel mit hoher Eiweißbindung initial ausgeprägtere Verschiebungen zwischen freiem (wirksamen) und gebundenem Anteil auftreten. Dies ist nur von Bedeutung bei Arzneimitteln mit geringer hepatischer Clearance. Unter Dauermedikation stellt sich ein Gleichgewicht ein. Die klinische Relevanz veränderter Eiweißbindungsverhältnisse bei akuten und chronischen Erkrankungen ist insgesamt noch unklar und Gegenstand der Forschung.

Bedeutender für die Arzneimittelverteilung sind **Änderungen der Körperzusammensetzung,** Abnahme von Gesamtkörperwasser und Muskelmasse bei relativer Zunahme des Fettgewebes. In sehr hohem Alter kann auch das Fettgewebe wieder abnehmen. Vorwiegend wasserlösliche Substanzen finden im höheren Alter ein geringeres Verteilungsvolumen, z. B. Digoxin, Propicillin, Paracetamol und Ethanol. Dies hat vor allem Konsequenzen für die Höhe der Initialdosis, die z. B. für Digoxin im Alter niedriger anzusetzen ist als bei jüngeren Patienten.

Bei der *Hyperthyreose* hingegen ist das Verteilungsvolumen (Anstieg der Muskel-Na-K-ATPase) und die renale Clearance für Digoxin erhöht. Das Umgekehrte gilt für die Hypothyreose. Die veränderte Digoxindisposition trägt wahrscheinlich entscheidend zur klinisch beobachteten *„Digoxin-Resistenz"* bei Hyperthyreose bei.

Vorwiegend lipophile Arzneimittel, wie z. B. Clomethiazol, Tolbutamid, Amitriptylin und eine Reihe von Benzodiazepinen haben entsprechend ein größeres Verteilungsvolumen. Hieraus ergeben sich Konsequenzen für die Wirkdauer, die im Alter verlängert sein kann.

Arzneimittelabbau und -elimination

Die *Metabolisierung in der Leber* durch Phase-I- und Phase-II-Reaktionen führt zu möglichst polaren, wasserlöslichen Metaboliten, die biliär oder renal ausgeschieden werden können. Phase-I-Reaktionen beinhalten z. B. Oxidation, Reduktion und Hydrolyse, die durch Enzyme des Cytochrom-P-450-Systems katalysiert werden. Phase-II-Reaktionen sind Konjugationsreaktionen, z. B. mit Glukoronsäure, Sulfat oder Glycin.

Untersuchungen zur Arzneimetabolisierung im Alter zeigten z. T. widersprüchliche Ergebnisse: sie belegen einerseits die große *Variabilität,* andererseits die Bedeutung lebenslanger Gewohnheiten (Ernährung, Nikotinkonsum) und genetischer Faktoren (Azetylator-Typ). Diese haben neben Krankheiten entscheidenden Einfluß auf die Metabolisierungskapazität. Insgesamt sind die Befunde so zu interpretieren, daß mit zunehmendem Alter Einschränkungen der Phase-I-Metabolisierung auftreten, während die Phase II unverändert erhalten bleibt.

Es sollte beachtet werden, daß insbesondere viele Psychopharmaka einer intensiven Metabolisierung unterliegen. Medikamente, für die auch eine erniedrigte Clearance im Alter gefunden wurde, sind z. B. Ketoprofen, Phenylbutazon, Piroxicam, Phenytoin, Chinidin, Theophyllin und Carbenoxolon. Die herabgesetzte Clearance wird jedoch z. T. durch Veränderungen der Eiweißbindung aufgehoben.

Veränderte *präsystemische Elimination* durch verminderten First-pass-Effekt führt zu erhöhter oraler Bioverfügbarkeit von Propranolol, Labetalol,

Metoprolol, Clomethiazol und Verapamil. Kompensiert wird dieser Effekt jedoch durch erhöhte Proteinbindung oder verminderte Sensitivität betaadrenerger Rezeptoren. Praktisch zu berücksichtigen ist die etwa um das 3fache *erhöhte Bioverfügbarkeit von L-Dopa* im Alter. Ihr liegt die herabgesetzte Aktivität der L-Dopa-Decarboxylase der Magenwand zugrunde. Therapeutische Konsequenzen sind niedrigere Initialdosen, langsamere Dosissteigerung und insgesamt niedrigere Gesamtdosis von L-Dopa im Alter.

> **Parallel zur Einschränkung der glomärulären Filtrationsrate und tubulärer Funktionen der Niere ist die Ausscheidung vorwiegend renal eliminierter Arzneimittel vermindert.**

Dies bedeutet, daß ihre Dosis verringert werden muß, um überhöhte Plasmakonzentrationen zu vermeiden. Dies gilt besonders für Arzneimittel mit enger therapeutischer Breite, wenn überhöhte Spiegel zu unerwünschten Wirkungen führen.

Unbedingt beachtet werden muß, daß trotz Einschränkungen der Nierenfunktion normale Serumkreatininwerte gemessen werden können (geringere Muskelmasse). *Das Serumkreatinin im Normalbereich ist also kein sicherer Hinweis auf normale Nierenfunktion!* Mit der Formel nach Cockroft und Gault (1976) kann eine Abschätzung erfolgen:

$$\frac{\text{Clearance}}{(\text{ml/min})} = \frac{(140-\text{Alter}) \cdot \text{Gewicht (kg)}}{72 \cdot \text{Serumkreatinin (mg/dl)}} \quad \text{für Männer}$$

$$\text{Clearance} = \frac{(140-\text{Alter}) \cdot \text{Gewicht (kg)}}{85 \cdot \text{Serumkreatinin (mg/dl)}} \quad \text{für Frauen}$$

Bei komplett bettlägerigen, pflegebedürftigen Patienten können sich allerdings Abweichungen von mehr als 20 % zur laborchemisch bestimmten Kreatininclearance ergeben, da die o. g. Formeln gravierende Veränderungen der fettfreien Körpermasse dieser Patienten nicht berücksichtigen. Für zahlreiche Arzneimittel sind in den Gebrauchshinweisen Dosierungsempfehlungen in Abhängigkeit von den Kreatininwerten angegeben. Auf mögliche Unsicherheiten bei Hochbetagten sei nochmals hingewiesen.

4.3 Pharmakodynamik

Das Wissen zu pharmakodynamischen Veränderungen, also qualitativ oder quantitativ veränderten Medikamentenwirkungen im Alter, ist fragmentarisch. Es stützt sich auf empirische Beobachtungen und auf eine immer noch zu geringe Zahl pharmakodynamischer Studien. Nur wenige Untersuchungen haben sowohl pharmakokinetische als auch pharmakodynamische Parameter erfaßt. Verallgemeinerungen von Befunden für eine Substanz auf eine gesamte Stoffklasse sind nicht immer möglich. Eine weitere Schwierigkeit ergibt sich durch den Mangel an Studien, die Wirkungen bei Langzeitgabe untersucht haben.

Die Gründe, warum Arzneimittel vermindert oder verstärkt wirken, sind alterns- und krankheitsbedingt. *Veränderte Adaptationsfähigkeit ist ein Charakteristikum alter Patienten* (s. Kap. 2). In Tabelle 4.1 sind verschiedene Systeme der Homöostase aufgeführt, deren Effektivität im Alter vermindert sein kann. Die Pharmakotherapie muß zu den äußeren Belastungen der Homöostase gezählt werden.

Bezüglich der Pharmakodynamik sind einige kardiovaskulär und ZNS-wirksame Medikamente am besten untersucht. Mit zunehmendem Alter nimmt die Wirkung der *Betablockade* durch Propranolol ab. Die Wirkung von *Betarezeptoragonisten* ist ebenfalls vermindert. Bei vielen alten Patienten ist eine erhöhte Empfindlichkeit für Wirkungen ZNS-wirksamer Arzneimittel zu beobachten. Gut untersucht sind verschiedene Benzodiazepine. Mit verstärkten Wirkungen ist besonders zu Beginn einer Behandlung zu rechnen, relativ unabhängig von unterschiedlichem pharmakokinetischen Verhalten. Zumindest teilweise scheint die Adaptation an einige unerwünschte Effekte durch Benzodiazepine unter fortlaufender Einnahme erhalten zu sein (s. auch Kap. 16). Das bedeutet, daß nach einiger Zeit unerwünschte Wirkungen vom Patienten nicht mehr verspürt oder nicht mehr als beeinträchtigend empfunden werden.

Tabelle 4.1. Kritische Homöostasesysteme im Alter

Homöostasesystem	Störung (z. B.)
● Autonomes Nervensystem	Orthostatische Dysregulation Darm- und Harnblasenfunktion
● Gleichgewichtsregulation	Gangunsicherheit Schwindel
● Thermoregulation	Hypothermie
● Endokrinologische Funktion	verminderte Glukosetoleranz
● Schlaf-Wach-Rhythmus	nächtliche Aktivität Schlafstörung
● Kapazität kognitiver Funktionen	Gedächtnisstörungen
● Immunkompetenz	Infektanfälligkeit

Anticholinerg bedingte Nebenwirkungen trizyklischer Antidepressiva treten besonders im Alter häufig auf (z.B. Harnverhaltung, Obstipation, Verwirrtheitszustände, Mundtrockenheit). Imbalancen der autonom-nervösen Regulation sind prädisponierende Faktoren.

4.4 Unerwünschte Arzneimittelwirkungen

Eine Arzneimittelnebenwirkung wird allgemein definiert als schädlicher, nicht beabsichtigter und unerwünschter Effekt eines Arzneimittels in üblicher Dosierung zur Prophylaxe, Diagnose oder Therapie.

Nach ihrem Mechanismus werden unerwünschte Arzneimittelwirkungen (UAW) von Typ A und Typ B unterschieden. UAW vom Typ A (ca. 70–80 %) sind in der Regel vorhersehbar und dosisabhängig. UAW vom Typ B sind hingegen eher nicht vorhersehbar und nicht dosisabhängig.

In der Geriatrie wurde teilweise eine erweiterte Definition benutzt. Die Definition eines unerwünschten Arzneimittelzwischenfalls bei einem Patienten *(DRAPE=drug-related adverse patient event)* schließt auch den Faktor Verordnungsweise sowie den Umgang mit Arzneimitteln durch Patienten ein.

Verglichen mit jüngeren Patienten ist die Prävalenz von UAW bei über 65jährigen etwa 2- bis 3mal so hoch. Etwa $^1/_4$ ambulant behandelter Patienten führt Beschwerden auf die Einnahme von Arzneimitteln zurück. Junge wie alte Patienten teilen aber erfahrungsgemäß Nebenwirkungen selten mit. *Nach Nebenwirkungen muß gesucht bzw. gefragt werden!*

Bei über 65jährigen stationären Patienten weisen 10–20 % bei Aufnahme eine UAW auf oder entwickeln eine UAW während ihres Aufenthalts. Bei Betagten ist in bis zu 10 % und mehr eine Arzneimittelnebenwirkung der Grund oder ein entscheidender Faktor, der zur stationären Aufnahme führt.

Der wichtigste Risikofaktor ist die Zahl der verordneten Medikamente (je mehr Medikamente um so mehr Nebenwirkungen) (Tabelle 4.2). Das Lebensalter an sich ist dagegen nicht von entscheidender Bedeutung.

Die im Alter häufig verordneten Arzneimittel(-gruppen) sind auch für die überwiegende Zahl unerwünschter Wirkungen verantwortlich. Häufig beteiligt sind: Diuretika, Antihypertensiva, Antiarrhythmika, Sedativa/Hypnotika, Parkinson-Mittel und nichtsteroidale Antiphlogistika.

Manifestationsformen unerwünschter Wirkungen sind im Alter oft uncharakteristisch und deshalb u.U. schwierig von Krankheitssymptomen zu unterscheiden. Die Häufigkeit von UAW wird deshalb wahrscheinlich eher unterschätzt, zumal auch die ärztliche Aufmerksamkeit dafür relativ gering

Tabelle 4.2. Risikofaktoren für unerwünschte Arzneimittelwirkungen im Alter

- Mehrfachverordnungen
- Polymorbidität
- Schwere der Erkrankung
- Veränderte Pharmakokinetik und -dynamik
- Niedriges Körpergewicht
- Anamnestische Nebenwirkungen
- Einnahmefehler

Tabelle 4.3. Häufig durch Arzneimittel verursachte oder verschlechterte Symptome im Alter

- Verwirrtheit
- Depression
- Stürze
- Obstipation
- Harninkontinenz
- Parkinsonismus

ausgeprägt ist. Symptome, die im Alter überdurchschnittlich häufig durch Arzneimittel verursacht oder verschlechtert werden, sind in Tabelle 4.3 aufgeführt.

Die Häufigkeit lebensbedrohlicher oder tödlicher UAW steigt mit dem Lebensalter an (z. B. Komplikationen im oberen Gastrointestinaltrakt, Blutbildungsstörungen). Die Mortalität bei schweren Hypoglykämien durch Sulfonylharnstoffe ist bei über 70jährigen Patienten am höchsten.

4.5 Arzneimittelinteraktionen

Ein nicht bekannter Anteil unerwünschter Wirkungen beruht auf Arzneimittelinteraktionen. Definiert ist eine Interaktion als pharmakologischer Effekt, der nicht durch die Wirkung eines einzelnen Arzneimittels erklärbar ist, sondern aus der Simultanwirkung zweier oder mehrerer Medikamente resultiert. Abzugrenzen sind unerwünschte von erwünschten Interaktionen (z. B. kombinierte blutdrucksenkende Therapie, Behandlung einer Sepsis mit mehreren Antibiotika etc.). Unterschieden werden Interaktionen mit pharmakokinetischem oder pharmakodynamischem (häufiger) Mechanismus.

Nur ein Teil potentieller Interaktionen wird klinisch manifest. Prädisponierende Faktoren für Interaktionen finden sich bei multimorbiden Alterspatienten gehäuft. Sie überschneiden sich mit den Risikofaktoren für UAW. Besonders häufig beteiligt an Interaktionen sind ZNS-wirksame Medikamente. Das Erkennen von Interaktionen erfordert gezielte Aufmerksamkeit, die bereits eine Maßnahme zu ihrer Vermeidung ist:

- **Die Zahl verordneter Medikamente ist auf das notwendige Maß zu beschränken.**
- **An die Möglichkeit von Nebenwirkungen/Interaktionen muß überhaupt gedacht werden.**
- **Eine Langzeitverordnung muß in regelmäßigen Abständen auf ihre Notwendigkeit hin überprüft werden.**

4.6 Hinweise zur Verschreibung von Arzneimitteln im Alter

Zwei wesentliche Prinzipien rationaler Arzneimitteltherapie sind *wissenschaftlich fundierter Einsatz* und *Individualisierung*. Kriterien einer erfolgreichen Medikamentenbehandlung sind ihr *Nutzen* und ihre *Sicherheit*. Dies führt zu Problemen in der Behandlung alter Patienten, die besondere Aufmerksamkeit erfordern:

- Klinische Beurteilung und Indikationsstellung
- Mehrfachverordnungen wegen Polymorbidität
- Überwachung der Langzeitmedikation
- Berücksichtigung von Änderungen in Pharmakokinetik und Pharmakodynamik
- Complianceprobleme

Zahlreiche Studien zeigen, daß nicht wenige Verordnungen, besonders Langzeitverschreibungen, überflüssig sind. Beispiele hierfür sind Digitalisglykoside, Diuretika und Psychopharmaka. Die prophylaktische Digitalisierung des „Altersherzens" ist obsolet! Wenn möglich, sollten nichtmedikamentöse Alternativen ausgeschöpft werden. Sowohl in der kurativen als auch in der prophylaktischen Behandlung sind *Therapieziele* notwendig. Angesichts der Multimorbidität ist es notwendig, *Prioritäten* in der Behandlung zu setzen. Multimorbidität bedeutet auch, daß häufiger *Gegenanzeigen (Begleiterkrankungen)* berücksichtigt werden müssen. Sind mehrere Arzneimittel unumgänglich, so sollte immer schrittweise vorgegangen werden, andernfalls ist das Erkennen sowohl von Wirkungen als auch von Nebenwirkungen erschwert. Die sorgfältige *Dokumentation* ist eine Voraussetzung, um den Überblick zu behalten. Die gründliche Medikamentenanamnese gibt Aufschluß über Therapien verschiedener Fachgebiete (bei Betagten häufiger). Praktisch hat es sich bewährt, Medikamente von Patienten mitbringen zu lassen.

Die Individualisierung in der Therapie setzt voraus, daß man die pharmakologischen Eigenschaften der verwendeten Arzneimittel kennt. Man sollte sich auf den Einsatz bewährter Mittel beschränken. Die Auswahl eines Medikaments sollte auch verschiedene Darreichungsformen berücksichtigen.

Der überlegteste Therapieplan ist nutzlos, wenn Patienten verordnete Medikamente nicht zuverlässig einnehmen oder einnehmen können. Abweichungen vom verordneten Therapieplan sind eine Tatsache. Non-Compliance ist jedoch keine primäre Frage des Alters! *Beim Ausbleiben des Therapieerfolgs sollte Non-Compliance immer in Betracht gezogen werden, um z. B. Überdosierungen zu vermeiden.* Die praktisch einfachste Möglichkeit, um Complianceprobleme aufzudecken und gleichzeitig Verbesserungen zu erzielen, ist das taktvolle und einfühlsame *Gespräch* mit Patienten. Hierzu gehören auch Fragen zu nur scheinbar banalen Problemen. Kann der Arzneimittelbehälter (kindersichere Verschlüsse!) überhaupt sicher geöffnet werden? Wird der Inhalator oder das Spray richtig angewandt? Haben Patienten eine Vorstellung davon, wofür oder wogegen Medikamente eingenommen werden sollen? Die Wahrscheinlichkeit korrekter und sicherer Einnahme kann durch folgende Maßnahmen erhöht werden:

- Eingehen auf die Person und ggf. Berücksichtigung von Vorstellungen des Patienten,
- verständliche Erläuterungen über Behandlung und Ziel,
- überschaubarer Dosierungsplan,
- Beschränkung auf notwendige Medikamente,
- aktueller und lesbarer Verordnungsplan,
- Benutzung von Erinnerungshilfen (z. B. Dosette),
- regelmäßige Gespräche über die Behandlung,
- Einbeziehen von Angehörigen oder betreuenden Personen.

Der wahrscheinlich wichtigste Faktor für eine hohe Patientencompliance ist ein gutes, d. h. vertrauensvolles Verhältnis zum Patienten und eine funktionierende Kommunikation!

Die Behandlung mit wirksamen Medikamenten trägt wesentlich dazu bei, die Lebensqualität trotz Multimorbidität im Alter zu verbessern oder zu erhalten und chronische Leiden erträglich zu machen. Durch eine Vielzahl von Problemen ist die Behandlung im Alter kompliziert. Zusätzliche gesundheitliche Schäden können zum Großteil vermieden werden, wenn das Verordnen von Arzneimitteln rational, umsichtig und individuell erfolgt. *Das Absetzen von Medikamenten ist mindestens so wichtig wie die korrekte Verordnung!*

5 Geriatrische Rehabilitation

(W. KRUSE)

5.1 Allgemeines

Rehabilitation bedeutet Wiederherstellung der körperlichen, geistigen und sozialen Fähigkeiten. Traditionell waren Rehabilitationsmaßnahmen zunächst auf die Wiedereingliederung ins Berufsleben konzentriert.

> **Rehabilitation in der Geriatrie dient der Überwindung von Funktionseinschränkungen im Alltag mit dem Ziel der Wiedererlangung möglichst selbständiger Lebensführung.**

Diese Aufgabe stimmt also im Prinzip mit dem Ziel geriatrischer Medizin schlechthin überein (s. Kap. 3).

Rehabilitationsbehandlung basiert zum größten Teil auf **Lernen** und **Training**. Eine wichtige Erkenntnis der Gerontologie ist die Tatsache, daß Lernfähigkeit und Trainierbarkeit auch im Alter gegeben sind. Diese Tatsache überhaupt zur Kenntnis zu nehmen und die Kompetenz alter Menschen, sich erfolgreich mit Krankheit und Behinderung auseinanderzusetzen, zu sehen, ist die Voraussetzung für alle in der geriatrischen Rehabilitation Tätigen.

5.2 Rehabilitationsbedürftigkeit

Welche Patienten bedürfen einer Rehabilitation? Die Notwendigkeit rehabilitativer Behandlung ergibt sich aus der Beurteilung mehrerer Faktoren. Wichtige Kriterien sind:

- Ausmaß der Schädigung,
- Schweregrad der damit verbundenen funktionellen Beeinträchtigung,
- Ausmaß der resultierenden Behinderung im Alltagsleben (Handicap),
- Leidensdruck,
- Intensität der Beeinträchtigung im sozialen Zusammenhang (äußere Lebensumstände, Belastung der Familienangehörigen, Wahrscheinlichkeit für die Institutionalisierung etc.).

Die Beurteilung orientiert sich immer am individuellen Patienten. Deshalb sind allgemeinverbindliche Richtlinien schwierig. Die Erfassung der o. g. Faktoren bzw. Entscheidungskriterien erfolgt durch die Mitglieder des therapeutischen (Rehabilitations-)Teams (s. Kap. 3).

5.3 Rehabilitationsmöglichkeiten

Voraussetzungen
Ist die Notwendigkeit zur Rehabilitation gegeben, muß ermittelt werden, ob im Einzelfall auch Möglichkeiten zur Rehabilitation vorhanden sind. Es ist zu klären, ob der zu rehabilitierende Patient über ein *Rehabilitationspotential* verfügt. Hierunter werden die verbliebenen körperlichen und psychischen *Funktionskapazitäten* verstanden, an denen die Behandlung ansetzen kann. Hierbei sind Begleiterkrankungen (Multimorbidität) zu berücksichtigen. Das Ausmaß körperlichen Trainings z. B. wird durch die kardiovaskuläre und pulmonale Gesamtsituation bestimmt.

Von entscheidender Bedeutung sind *mentale Funktionen,* von denen es abhängt, ob therapeutische Instruktionen überhaupt verstanden und entsprechend nachvollzogen werden können. Die Beurteilung mentaler Funktionen ist sehr schwierig und erfolgt mit Hilfe einer neuropsychologischen Testung.

Zwischen psychischem Befinden bzw. psychischen Störungen und körperlichen Funktionen, äußeren Einflüssen bzw. Belastungen bestehen Wechselwirkungen. Eng verknüpft damit ist die *Motivation* zur aktiven Teilnahme an rehabilitativer Behandlung. Verständliche Reaktionen, z. B. auf das Erleben einer Halbseitenlähmung aus voller Gesundheit heraus, sind Hoffnungslosigkeit und Depression. Emotionale Reaktionen bestimmen die „Tagesform" erheblich und beeinflussen den Behandlungsfortgang. Aufgabe ist es, Gründe für eine geringe Motivation herauszufinden und Verbesserungen anzustreben.

Prinzipien
Alle Gegebenheiten, die darauf ausgerichtet sind, den Rehabilitationserfolg zu fördern und zu stabilisieren, kann man unter dem Begriff *„therapeutisches Milieu"* zusammenfassen. Patienten sollen gefordert, dürfen aber nicht überfordert werden. Dazu gehört, daß alle Personen, die mit Patienten zu tun haben, auf das angestrebte Behandlungsziel hin zusammenarbeiten. Pflegerische Verrichtungen z. B. dürfen kranken- und ergotherapeutischen Maßnahmen nicht zuwiderlaufen. Indem man die Patienten fordert, soll ihre Selbsthilfefähigkeit gefördert werden. *Patienten sollen möglichst viel selbständig tun!*

Für die Rehabilitation nach Schlaganfall – exemplarisch für geriatrische Rehabilitation – hat sich das **Konzept nach Bobath** bewährt. Das Bobath-Konzept beruht auf der Beeinflussung von Tonus und der Bahnung von Bewegung. Für die Behandlung wird dabei die Tatsache genutzt, daß der motorische Output des ZNS durch die sensorische Seite (Peripherie = propriozeptives System der Körpermuskulatur) ständig beeinflußt und „moduliert" wird. Indem die Peripherie entsprechend therapeutisch verändert wird (sensorischer Input), kann der motorische Output im Sinn der Therapie günstig beeinflußt werden (z. B. Hemmung der Spastik durch entspannte Lagerung).

Die betroffene Seite (Hemiplegieseite) der Patienten muß dabei vor allem „gereizt" (Input) und miteinbezogen werden (Prinzip: Alles läuft über die kranke Seite). Für den Behandlungserfolg ist es notwendig, daß sich alle an der Betreuung der Patienten beteiligten Personen in Übereinstimmung mit den Prinzipien des Konzepts verhalten und danach handeln.

5.4 Indikationen für Rehabilitationsbehandlung

Rehabilitation kann indiziert sein bei einer **akuten Erkrankung,** die mit einer Funktionseinschränkung und drohender Hilfsbedürftigkeit einhergeht.

Bei **chronischen Erkrankungen** mit zeitlich fortschreitender Verschlechterung, z. B. Morbus Parkinson, ist es Aufgabe der Rehabilitation, auch im progredienten Verlauf *funktionelle Fähigkeiten* möglichst zu **erhalten.**

Präventiven Charakter haben rehabilitative Maßnahmen z. B. bei Patienten nach Schenkelhalsfrakturen. Sie verlaufen nicht selten komplikationsreich (bleibende Bettlägerigkeit) und können die Selbständigkeit gefährden. Nach erfolgreicher operativer Versorgung hängt das Wiedererlangen einer selbständigen Lebensführung deshalb oft entscheidend von rehabilitativen Maßnahmen ab, die möglichst umgehend nach der Operation begonnen werden sollten.

5.5 Institutionsformen geriatrischer Rehabilitation

Rehabilitation ist **stationär, teilstationär** und **ambulant** möglich (s. Kap. 3). Ein abgestuftes Behandlungssystem erlaubt die Anpassung an die vorgegebenen notwendigen Bedürfnisse einzelner Patienten (Ausmaß der Rehabilitationsbedürftigkeit, soziale Lebensumstände). Im Optimalfall benötigen Patienten mit Zunahme wiedergewonnener Selbständigkeit und Sicherheit im Verlauf der Rehabilitation immer weniger intensive und unterstützende Maßnahmen. Der Übergang in tagesklinische Behandlung setzt einen stabilisierten Allgemeinzustand und ausreichende Mobilität voraus. Für den Erhalt erzielter Rehabilitationserfolge ist die ambulante Weiterbetreuung wesentlich. Die Entlassung aus stationärer oder teilstationärer Behandlung muß sehr gut vorbereitet sein (Hausbesuche). Unzureichende Entlassungsvorbereitungen sowie mangelnde ambulante Weiterbetreuung (Erhaltungstherapie) sind u. a. Ursachen für Verschlechterungen der erzielten Therapieerfolge und Wiedereinweisungen.

6 Ethische Gesichtspunkte bei Diagnostik und Therapie im Alter

(G. SCHLIERF)

6.1 Allgemeines

Eine Einschränkung selbstbestimmter Lebensführung durch Faktoren wie Isolation, Armut, körperliche Gebrechen und Demenz wird mit zunehmendem Alter immer häufiger. Psychische und physische Hinfälligkeit bedingen eine wachsende Hilfsbedürftigkeit, die schließlich in den Verlust der Selbstbestimmung münden und eine Betreuung erforderlich machen kann.

Besonders im Krankenhaus besteht ein hohes Risiko für die faktische „Entmündigung". Ein Behandeln „im besten Interesse des Patienten" kann mit der Behandlung kollidieren, die Patienten wählen würden, wenn sie könnten. Dies trifft besonders dann zu, wenn akute Erkrankungen, Verwirrtheitszustände und Medikamenteneffekte den Wunsch der Patienten schwer oder nicht erkennbar machen.

Idealerweise sollten Ärzte die Einstellung ihrer Patienten und mögliche künftige Entscheidungen über eine Behandlung zu einem Zeitpunkt zur Sprache bringen, zu dem der/die Patient(in) eigene Entscheidungen fällen und mitteilen kann. Eine solche Entscheidung kann auch darin bestehen, diagnostische und therapeutische Maßnahmen abzulehnen, selbst wenn dieser Entschluß schließlich den Tod zur Folge hat. *Die Entscheidung des Patienten ist zu respektieren;* Voraussetzung für die Entscheidungsfindung ist, daß der Arzt in einer verständlichen Weise sowohl über Diagnose, Prognose und Behandlungsalternativen mit ihrem Nutzen bzw. Risiko als auch über den ohne Intervention wahrscheinlichen Krankheitsverlauf informiert. Die häufigsten Ursachen für die Ablehnung einer bestimmten Maßnahme durch Patienten sind Mißverständnisse und mangelnde Kommunikation. Problematisch ist die Beteiligung der Angehörigen an therapeutischen Entscheidungen ohne Wissen und Einverständnis der Patienten. Sie verletzt das Prinzip der Vertraulichkeit und schränkt die Entscheidungsfreiheit des Patienten weiter ein. Erst wenn der Patient zu eigenen Entscheidungen nicht mehr fähig ist, können stellvertretend Angehörige involviert werden. Die Verantwortung des behandelnden Arztes, daß solche Entscheidungen im Interesse des Patienten fallen, ist dann besonders groß. Die *legale Zuständigkeit* für Bereiche, die der Patient nicht selbst regeln kann, liegt nach neuestem Recht beim *Betreuer.*

6.2 Kompetenz und Geschäftsfähigkeit

Der Begriff der *Kompetenz* ist sowohl gesellschaftlich als auch juristisch besetzt. Er hat mit Volljährigkeit zu tun und damit, daß über Achtzehnjährige gültige Verträge abschließen und uneingeschränkt am gesellschaftlichen Prozeß teilnehmen können. *Im Alter bedeutet Kompetenz selbstbestimmte Lebensführung* und speziell die Fähigkeit für eine bestimmte Entscheidung zu einem bestimmten Zeitpunkt. Das Wort *„Geschäftsfähigkeit" bezieht sich auf den psychischen Zustand* (Urteilsfähigkeit und Kurzzeitgedächtnis) *und ist rechtlich die persönliche, örtliche und zeitliche Orientiertheit.* Sie ist Voraussetzung für ein legal und moralisch gültiges Einverständnis mit ärztlichen oder pflegerischen Maßnahmen oder aber deren Verweigerung.

Die *Entscheidungsfähigkeit* eines Patienten muß um so eindeutiger gegeben sein, je größer das Risiko einer Maßnahme ist, zu der eine Entscheidung gefordert ist. Für ein Einverständnis kann es genügen, wenn bei einem fluktuierend verwirrten Patienten die Entscheidungsfähigkeit nur zeitweise besteht.

Die *Einschätzung der Geschäftsfähigkeit* wird in der Regel durch das Pflegeteam korrekt erfolgen. Ein formaler Test zum mentalen Status kann hilfreich sein und ist bei wichtigen Anlässen zu dokumentieren, sollte aber das Urteil nicht diktieren. Aus juristischer Sicht wird für die Feststellung der Geschäftsunfähigkeit ein *psychiatrisches Gutachten* benötigt.

6.3 Patiententestament (Patientenverfügung)

Bei einem Patienten, der nicht geschäftsfähig ist, sind erste Alternative schriftliche oder andere Äußerungen bezüglich der zur Diskussion stehenden Entscheidung *vor* Eintreten der Geschäftsunfähigkeit (Patiententestament). Ein Patiententestament sollte folgendes enthalten:

- Die Spezifizierung möglicher Ereignisse für das Gültigwerden (z. B. hoffnungslose oder terminale Erkrankung, keine Chance für Rückkehr des Bewußtseins und der Fähigkeit, sich mitzuteilen).
- Eine Liste von Maßnahmen, deren Durchführung nicht gewünscht wird (z. B. künstliche Beatmung, Dialyse, Intensivmedizin, Antibiotika, künstliche Ernährung).
- Es sollte aus dem Text hervorgehen, daß der Verfasser geschäftsfähig ist (z. B. Begründung für die Abfassung des Testaments, Zeugen o. ä.).

Selbst wenn ein derartiges Patiententestament kein vollwertiger Ersatz für die kompetente Entscheidung eines Patienten in einer betreffenden Situation sein kann, ist es juristisch und moralisch wesentlich wertvoller als die Alternative, daß andere Personen entscheiden. Bei Entscheidungen für einen geschäftsunfähigen Patienten kann auch eine von diesem früher erteilte Vollmacht hilfreich sein.

6.4 Entscheidung anstelle des Patienten

Wenn ein Patient entscheidungsunfähig ist und keine entsprechende Verfügung vorliegt, muß die Zustimmung zu oder Ablehnung von diagnostischen oder therapeutischen Maßnahmen durch andere gegeben werden. Dies sind meist Arzt und Familienangehörige, obwohl aus juristischer Sicht ein(e) Betreuer(in) zuständig ist. Probleme entstehen in beiden Fällen, wenn entweder diagnostische oder therapeutische Maßnahmen gefordert werden, die nach Überzeugung des Behandlungsteams unsinnig sind, oder lebenserhaltende Maßnahmen zur Diskussion stehen, weil sie sinnlos werden.

Zusammenfassend können Entscheidungen anstelle des Patienten durch eine dafür vorher von diesem bestimmte Person (Bevollmächtigten), einen gesetzlichen Vertreter (Betreuer), einen Familienangehörigen oder eine befreundete Person in Abstimmung mit dem Arzt und dem Gericht getroffen werden. Die Richtschnur für die Entscheidung ist, sofern vorhanden, die zu einer früheren Zeit getroffene Verfügung des Patienten, Rückschlüsse aus dem Lebensmuster, Aussagen des Patienten oder dessen Verhalten oder aber Entscheidungen zur Vermeidung unnötigen Leidens bei invasiven Therapieverfahren mit zweifelhaftem Nutzen und infauster Prognose. So kann das Zulassen des Sterbens unter bestimmten Bedingungen das Beste für den Patienten sein und muß auch dem Interesse des Staates zur Erhaltung menschlichen Lebens nicht entgegenstehen. Der Entschluß zur Unterlassung lebensverlängernder Maßnahmen ist für alle Beteiligten sehr schwierig: für Patienten, Angehörige, Ärzte und Pfleger, Institutionen, den Staat und seine legalen Organe und nicht zuletzt auch für die Religionen. Es wird erforderlich sein, in jedem Einzelfall eine menschenwürdige Lösung zu suchen. Hierzu sind in der Regel viele Gespräche und entsprechend viel Zeit notwendig.

6.5 Künstliche Ernährung bei schweren zerebralen Abbauprozessen

Unter schweren zerebralen Abbauprozessen sollen hier Demenzen, Zustand nach apoplektischem Insult o. ä. verstanden werden. Während bei zahlreichen Patienten mit fortgeschrittener Demenz die somatischen Funktionen bis zu einer terminalen Erkrankung erhalten bleiben, kommt es bei anderen zu Mangelernährung, Kachexie und Exsikkose durch unzureichende Nahrungsaufnahme trotz entsprechendem Angebot.

Wie bei anderen unheilbaren Erkrankungen stehen dann Entscheidungen zum Sinn oder Unsinn einer Therapie internistischer oder chirurgischer Komplikationen an. Einen besonderen emotionalen Stellenwert hat die Entscheidung für oder gegen eine künstliche Ernährung. Unter der Voraussetzung, daß reversible Ursachen (reversibler Apoplex, Depression) der Unfähigkeit zum ausreichenden Essen und Trinken ausgeschlossen sind, muß als Grundlage einer Entscheidung im Einzelfall wie bei anderen Therapieverfahren Nutzen und Risiko sehr sorgfältig abgewogen werden. Es muß Offenheit gegenüber unterschiedlichen Entscheidungsmöglichkeiten im Einzelfall bestehen. Anhand der Fallbeispiele A und B soll die unterschiedliche Entscheidungsfindung bei zwei dementen Patienten erläutert werden.

Bei der Nutzen-Risiko-Abwägung sind folgende Gesichtspunkte wichtig: Zum *Nutzen* einer Sondenernährung gehört die Beseitigung bzw. die Prophylaxe der Mangelernährung mit Verbesserung der Resistenz gegenüber Infektion und Dekubitus. Episoden mit Exsikkose sind häufig verhütbar. Bei manchen Patienten verringert sich die Aspirationsgefahr im Vergleich zur oralen Nahrungszufuhr.

Risiken bzw. Probleme der Sondenernährung ergeben sich durch die bei anderen Patienten erhöhte Gefahr für eine Aspiration (insbesondere gefährdet sind bewußtlose, bettlägerige Patienten mit vorhergehenden Episoden von Aspiration) und die Notwendigkeit der Sedierung oder Fixierung mit einem erhöhten Risiko von Pneumonie oder Dekubitus.

Zweifellos bleiben jedoch einige Patienten mit marginaler oraler Nahrungszufuhr durch Sondenernährung länger am Leben. Ob diese Lebensverlängerung als belastend oder als wünschenswert anzusehen ist, hängt von dem Wertesystem des einzelnen Patienten ab. Die Meinung, daß eine einmal begonnene künstliche Ernährung aus ethischen Gründen nicht mehr beendet werden darf, ist irrig. Häufig ermöglicht erst der Therapieversuch die adäquate Beurteilung.

Die Befürchtung, daß Unterernährung und Exsikkose bei schwerer Demenz als Hunger und Durst empfunden werden, kann insbesondere im Bereich der Regulation des Wasserhaushalts durch entsprechende pathophysiologische und klinische Untersuchungen ausgeschlossen werden. Auch die tägliche Erfahrung spricht oft gegen ein Vorhandensein von Hunger und Durst. Bestünden sie, müßte bei Patienten mit Demenz und intaktem Kau- und Schluckvermögen nicht so hartnäckig und oft erfolglos um eine ausreichende orale Nahrungs- und Flüssigkeitsaufnahme gerungen werden.

Richtlinien zur Entscheidungsfindung im Bereich der geschilderten Problematik ergeben sich durch die Abschätzung der Prognose, die Evaluierung der Entscheidungsfähigkeit des Patienten, durch eine Diskussion mit den Angehörigen über die mutmaßliche Entscheidung des Patienten selbst und schließlich durch eine Definition der Behandlungsziele. Der Entscheidungsprozeß kann zu unterschiedlichen Ergebnissen führen: einer Sondenernährung oder dem Versuch dazu einerseits und der Pflege zu Hause oder in einer entsprechenden Einrichtung andererseits bei angemessenem Angebot von Speisen und Getränken ohne künstliche Ernährung, ggf. mit Interventionen bei Fieber und immer bei Schmerzen und der bestmöglichen Grundpflege. Gerade Patienten, bei denen die ärztliche Kunst „versagt", bedürfen der besonders intensiven Begleitung und Zuwendung.

FALLBEISPIEL A

Anamnese. Frau A. wird seit Jahren von einer unverheirateten Tochter wegen zunehmender Demenz versorgt. In den letzten Monaten aß die Patientin immer weniger und nahm 10 kg ab. Die stationäre Aufnahme erfolgte nach einer Schenkelhalsfraktur.

Befund. Bei der Klinikaufnahme fand sich eine demente, aber kontaktfähige, stark abgemagerte Patientin, deren Tochter sie auch weiterhin versorgen wollte und konnte.

Therapie und Verlauf. Die Nahrungszufuhr lag bei 800 kcal/die; eine Mobilisierung schien unter diesen Bedingungen nicht möglich. Die versuchsweise eingeführte nasogastrale Sonde wurde gut toleriert. Nachdem bei einem Auslaßversuch erneut eine deutlich zu geringe Nahrungs- und Flüssigkeitsaufnahme konstatiert werden mußte, wurde die Patientin mit einer Ernährungssonde nach Hause entlassen.

FALLBEISPIEL B

Anamnese. Herr B. ist seit 8 Jahren dement.

Befund. Die stationäre Aufnahme erfolgte mit der Diagnose apoplektischer Insult mit Hemiparese links.

Therapie und Verlauf. Der bewußtlose Patient wurde zuerst parenteral ernährt. Nach weitgehender Rückbildung der neurologischen Symptomatik blieb eine fluktuierende Bewußtseinslage bestehen. Die Demenz verschlechterte sich erheblich; angebotene Nahrung wurde nicht geschluckt, eine Ernährungssonde mehrfach gezogen. In der Zwischenzeit erkrankte die den Patienten bis dahin pflegende Ehefrau und starb. Eine Pflegeheimanmeldung wurde erforderlich. Nachdem eine ausreichende Nahrungszufuhr nur durch mechanische Fixierung der Hände des Patienten oder entsprechende pharmakologische Ruhigstellung möglich gewesen wäre, wurde die künstliche Ernährung nach zahlreichen Gesprächen in Abstimmung mit dem Sohn nach 6 Wochen beendet. Herr B. starb nach einigen Tagen in der Klinik.

7 Wichtige rechtliche Bestimmungen

(Th. Nikolaus)

Bei der Behandlung geriatrischer Patienten von besonderer Bedeutung sind die rechtlichen Regelungen im Umgang mit Dementen sowie die neuen Leistungen für Schwerpflegebedürftige im Sozialgesetzbuch (SGB).

7.1 Betreuungsrecht

An die Stelle der Vormundschaft über Volljährige und der Gebrechlichkeitspflegschaft ist seit 1.1.1992 das Betreuungsrecht in Kraft getreten, das in den neu gestalteten §§ 1896–1908 i des Bürgerlichen Gesetzbuchs (BGB) zusammenhängend geregelt ist. Der Grundgedanke ist, dem Betreuten möglichst viel eigene Gestaltungs- und Entscheidungsmöglichkeiten zu belassen. Die amtliche Feststellung der Geschäftsunfähigkeit entfällt. Die Geschäftsfähigkeit wird nur noch nach dem jeweiligen Gesundheitszustand im Einzelfall beurteilt (§ 104 Nr. 2 BGB).

Der Richter hat die Aufgabe, einen Betreuer (in der Regel eine natürliche Person, in Ausnahmen auch die Betreuungsbehörde) auszuwählen und zu bestellen (§ 1896 Abs. 1 BGB). Vor Betreuerbestellung muß ein Sachverständigengutachten (durch einen Facharzt für Psychiatrie) eingeholt werden, ein ärztliches Zeugnis reicht nur bei einer Bestellung auf Antrag des Betroffenen (§ 68 b FGG, Gesetz über die Angelegenheiten der Freiwilligen Gerichtsbarkeit). Die Betreuung ändert an der Geschäftsfähigkeit des Betreuten nichts. Es gibt jedoch die Einschränkung des Einwilligungsvorbehalts. Bei Gefahr für die Person oder das Vermögen des Betroffenen kann er vom Gericht angeordnet werden (§ 1903 BGB). Der Betreute braucht dann für einwilligungspflichtige Geschäfte die Zustimmung des Betreuers.

Das Vormundschaftsgericht muß Heilbehandlungen oder Untersuchungen des Gesundheitszustands dann genehmigen, wenn eine begründete Gefahr besteht, daß der Betreute andernfalls stirbt oder schweren Dauerschaden erleidet (§ 1904 BGB).

Zwangsweise Unterbringungen sind nur mit richterlicher Genehmigung möglich, bei im Gesetz genau beschriebenem Gesundheitszustand. Mechanische (z. B. Fesselung ans Bett) oder medikamentöse Freiheitsbehinderung sind wie die zwangsweise Unterbringung genehmigungspflichtig und in § 1906 BGB geregelt.

Die Dauer der der Betreuung ist zeitlich begrenzt. Das Gericht hat alle 5 Jahre von Amts wegen zu prüfen, ob die Betreuung weiter aufrechtzuerhalten ist (§ 69 Abs. 1 Nr. 5 FGG).

7.2 Leistungen bei Schwerpflegebedürftigkeit

Eine Verbesserung der Situation Schwerpflegebedürftiger soll durch die neuen Leistungen bei Schwerpflegebedürftigkeit (§ 53 ff. SGB V) erreicht werden, die sukzessive zwischen 1.1. 1989 und 1.1. 1991 in Kraft getreten sind. Diese sehen Geld- und Sachleistungen vor (Abb. 7.1). Aber längst nicht alle Schwerpflegebedürftigen erfüllen die Voraussetzungen gem. § 54 SGB V. So wird beispielsweise eine lange Vorversicherungszeit verlangt. Die Intention des Gesetzgebers, die häusliche Pflege aufzuwerten und die pflegenden Angehörigen zu unterstützen, erscheint durch solche Regelungen zumindest erschwert. Ein weiteres Problem liegt in der Feststellung von Schwerpflegebedürftigkeit. Diese wurden in den *Schwerpflegebedürftigkeitsrichtlinien* vom 9.8. 1989 festgelegt, wobei die Kriterien hoch angesetzt wurden. Schwerpflegebedürftigkeit liegt nur dann vor, wenn bei nahezu allen Verrichtungen des täglichen Lebens regelmäßige und intensive Hilfe notwendig ist. Die Begutachtung obliegt den medizinischen Diensten. Der Antrag wird von den Versicherten bei den Krankenkassen gestellt; sog. Feststellungen des Hausarztes sind beizufügen.

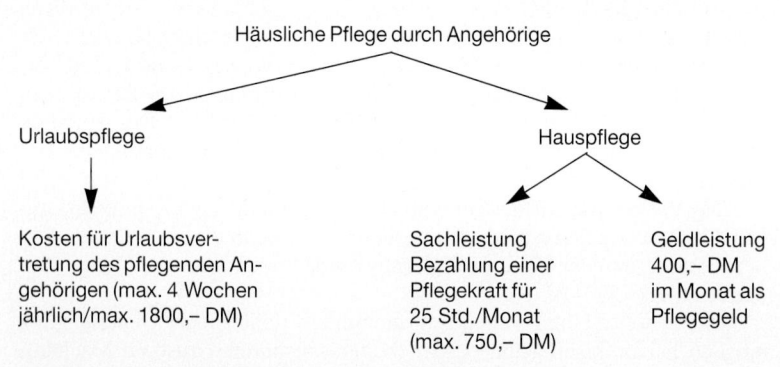

```
                  Häusliche Pflege durch Angehörige
                          /              \
              Urlaubspflege              Hauspflege
                   |                      /      \
```

Urlaubspflege:
Kosten für Urlaubsvertretung des pflegenden Angehörigen (max. 4 Wochen jährlich/max. 1800,– DM)

Hauspflege – Sachleistung:
Bezahlung einer Pflegekraft für 25 Std./Monat (max. 750,– DM)

Hauspflege – Geldleistung:
400,– DM im Monat als Pflegegeld

Abb. 7.1. Leistungen bei Schwerpflegebedürftigkeit

7.3 Leistungen der häuslichen Krankenpflege

Die Leistungen der häuslichen Krankenpflege (§ 37 SGB V) gehen den Leistungen der Schwerpflegebedürftigkeit vor. Die häusliche Krankenpflege ist Teil der ambulanten Krankenbehandlung und wird ärztlich verordnet. Man unterscheidet zwischen sog. Vermeidungspflege (§ 37 Abs. 1 SGB V) und sog. Sicherungspflege (§ 37 Abs. 2 SGB V). Bei der Vermeidungspflege unterscheidet das Gesetz drei Situationen:

- Krankenhausbehandlung ist geboten, aber nicht durchführbar.
- Vermeidung von Krankenhausbehandlung.
- Verkürzung von Krankenhausbehandlung.

Die Leistungsdauer der häuslichen Krankenpflege nach § 37 Abs. 1 SGB V ist auf einen Regelzeitraum von 4 Wochen begrenzt. Eine Verlängerung ist nur nach Gutachten durch den medizinischen Dienst möglich.

Anders ist dies bei der Sicherungspflege, die zeitlich unbegrenzt gewährt wird. Diese dient der Sicherung der ärztlichen Behandlungsziele. Von den Krankenkassen wird in der Regel nur die Behandlungspflege übernommen, nicht aber die Grundpflege. Behandlungspflege umfaßt ausschließlich medizinische Hilfeleistungen, die nicht vom behandelnden Arzt selbst erbracht werden, wie z. B. Verbands- und Katheterwechsel, Einläufe, Injektionen etc.

8 Erfolgreiches, gesundes Altern

(G. Schlierf)

8.1 Allgemeines

Maßnahmen für Gesundheit im Alter bestehen zum einen in der Verhütung bzw. im Abbau kardiovaskulärer und anderer Risikofaktoren vor dem Alter *(primäre Prävention),* zum zweiten in einer Minimierung der Abnahme von Gesundheit bei chronischen Erkrankungen durch *adäquate Rehabilitation* und drittens in einem Maßnahmenbündel für die *sekundäre Prävention,* also in der Vorbeugung von Rezidiven oder einer Verschlimmerung bestehender chronischer Erkrankungen und Behinderungen. Voraussetzung hierfür sind eine umfassende geriatrische Untersuchung jedes Patienten und das Wissen um die wesentlichen Risiken Betagter und Hochbetagter.

8.2 Primäre Prävention

Bei den Morbiditäts- und Mortalitätsstatistiken der Betagten und Hochbetagten dominieren Krankheiten des Kreislaufsystems, insbesondere von Herz und Gehirn, Erkrankungen der Atmungsorgane, speziell die chronische Bronchitis und ihre Folgen, Erkrankungen von Muskeln und Bindegewebe, Erkrankungen der Verdauungsorgane einschließlich der Leber sowie bösartige Tumoren. Dazu kommen Unfälle, Demenz und Depression. Neben anlagebedingten Faktoren bestehen hier starke Einflüsse der *Lebensweise vor dem Altwerden,* durch die der Krankheitsbeginn in erheblichem Maße moduliert werden kann. Von besonderer Bedeutung sind *Ernährung* und *Bewegung, Rauchen* und der Umgang mit *Alkohol.* Nach dem derzeitigen Wissensstand sind mindestens 50 % der Herz-Kreislauf-Erkrankungen über die Beeinflussung der Risikofaktoren Hypercholesterinämie, Hypertonie und Zigarettenrauchen, ein erheblicher Anteil chronischer Atemwegserkrankungen durch Nichtrauchen und die Mehrzahl chronischer Lebererkrankungen durch vernünftigen Umgang mit Alkohol „verhütbar". Vermeidung von Übergewicht durch vernünftige Ernährung und Bewegung dürfte – wenngleich noch nicht prospektiv getestet – schließlich die Rate chronischer Gelenkerkrankungen deutlich vermindern.

In die Zeit vor dem Alter fällt auch die Phase einer wirksamen *Prophylaxe der Osteoporose*. Analog der Epidemie an Herzinfarkten bei 40- bis 60jährigen ist es, bisher bei uns kaum beachtet, bei den Hochbetagten zu einer Epidemie von Schenkelhalsfrakturen durch die Kombination von erhöhter Knochenbrüchigkeit und Fallneigung gekommen. Nach Schätzungen von Minne (1990) dürften pro Jahr in der Bundesrepublik über 30000 Frauen und knapp 20000 Männer betroffen sein. Etwa 600 Millionen DM kostet die Behandlung einschließlich 6 Wochen Nachsorge – Folgeleistungen nicht mitgerechnet. Trotz exzellenter Operationsverfahren ist die mittel- und langfristige Prognose dieser Menschen schlecht: innerhalb des ersten Jahres sterben ca. 12–20%, von den Überlebenden sind ca. 25% bis zum Lebensende pflegebedürftig. Risikofaktoren sind mangelhafte (kalziumarme) Ernährung, Bewegungsmangel und Behinderungen sowie das Zigarettenrauchen. Von besonderer Bedeutung ist die hormonelle Situation. Programme zur Prävention durch eine *adäquate Kalziumzufuhr* mit der Nahrung und vor allem ausreichende Bewegung im Freien (Vitamin-D-Bildung) auf breiter Basis sind nötig und lohnend, jedoch noch nirgends realisiert.

Die Frage, bis zu welchem Alter eine Beeinflussung der klassischen kardiovaskulären Risikofaktoren Übergewicht, Hypertonie und Hypercholesterinämie sinnvoll ist, muß derzeit offen bleiben. Zahlreiche prospektive Studien zeigen, daß sie in der 8. Lebensdekade ihren prädiktiven Wert verlieren. Untersucht man 70- bis 80jährige, so leben die Dickeren länger als die Mageren, Menschen mit höherem Blutdruck haben eine höhere Lebenserwartung im Vergleich zu solchen mit niedrigem Blutdruck, und hohe Cholesterinspiegel sind mit einer besseren Prognose verknüpft als niedrige. Für solche Beobachtungen gibt es verschiedene Deutungsmöglichkeiten. So dürfte sich in der Gruppe der Untergewichtigen mit niedrigem Blutdruck und niedrigem Serumcholesterin ein höherer Anteil mit chronisch konsumierenden Erkrankungen finden, der die Prognose dieser Gruppe insgesamt verschlechtert. Zum anderen ist denkbar, daß die genannten Risikofaktoren, wenn sie bis ins hohe Alter ohne faßbare krankmachende Auswirkungen geblieben sind, durch das genetische Potential oder andere noch unbekannte Schutzfaktoren unwirksam waren oder stark abgeschwächt werden konnten. Nur prospektive Untersuchungen könnten klären, inwieweit eine gezielte und vorsichtige Behandlung der genannten Risikofaktoren auch im hohen Alter Morbidität und Mortalität zu verzögern imstande ist.

Ernährung und Bewegung in der Prävention
Die Richtlinien für vernünftiges Essen und Trinken vor dem und im Alter sind an anderer Stelle behandelt.

Körperliche Inaktivität führt zu einer Abnahme der aeroben Kapazität in solchem Ausmaß, daß Tätigkeiten wie Anziehen, Bettenmachen und Einkaufen mehr als 50% der maximalen körperlichen Leistungsfähigkeit in Anspruch nehmen und damit Müdigkeit und Erschöpfung bewirken können. Bereits ein Leistungszuwachs von 10–15 % – durch wenige und einfache körperliche Aktivitäten wie z. B. regelmäßiges Gehen erreichbar – führt zu einer merklich besseren körperlichen Leistungsfähigkeit und Lebensqualität und zur Erhaltung selbstbestimmter Lebensführung. Ein minimales Bewegungsprogramm besteht daher in **Gehen** und **Gymnastik** zum Erhalt von Beweglichkeit und Koordination; selbst bei Betagten sind jedoch auch anspruchsvollere aerobe Trainingsprogramme möglich und sinnvoll. Neben dem **Zuwachs an aerober Leistungsfähigkeit** werden dadurch die **Gewichts-** und **Blutdruckhomöostase** erleichtert und die **Stoffwechselsituation** (Fette, Glukose, Kalzium) verbessert. Eine kräftige Muskulatur schützt die Gelenke – körperliche Fitness bedingt ein **besseres Körpergefühl** und **allgemeines Wohlbefinden**.

Risiken des Sports im Alter betreffen bei koronarer Herzkrankheit und eingeschränkter linksventrikulärer Funktion das kardiovaskuläre System oder beziehen sich auf Verletzungen.

Vor Beginn eines Trainingsprogramms ist mit Ausnahme klinisch Herzgesunder, die nur spazierengehen oder wandern wollen, ein **Belastungs-EKG** sinnvoll. Es zeigt Kontraindikationen für das geplante Programm und ermöglicht bei Koronarpatienten eine sichere „Dosierung" durch die Pulsvorgabe.

Bei unauffälligem Belastungs-EKG läßt sich die für das Eintreten eines Trainingseffekts erforderliche Herzfrequenz dadurch berechnen, daß 30–45 % der Frequenzreserve zum Ruhepuls addiert wird (= Zielfrequenz). Die Frequenzreserve ist gleich maximale Herzfrequenz (220 minus Lebensalter) minus Ruhefrequenz.

Rechenbeispiel:

1. 220 – Alter = maximale Herzfrequenz (MHF): 220–70=150
2. MHF – Ruhepuls = Frequenzreserve: 150–84=66
3. 30–45 % der Frequenzreserve sind 20 bzw. 30
4. Addition von Ruhefrequenz und Frequenzreserve: 84+20 (bis 30) = 104 (bis 114)

Also: Zielfrequenz = 104 bis 114

Ein optimaler Trainingseffekt ergibt sich bei **3- bis 4mal 30 Minuten Sport pro Woche**. Bei mehr als fünf Tagen mit Sport erhöht sich die Verletzungsgefahr.

Von erheblicher prognostischer Bedeutung ist das **psychosoziale Wohlbefinden**. Probleme mit Angehörigen und Partner, Isolation („soziales Netzwerk") und Armut beeinträchtigen psychische und physische (verminderte Immunabwehr!) Gesundheit.

8.3 Sekundäre Prävention

Wenig erforscht und genutzt ist das Potential für die sekundäre Prävention, also die Vorbeugung von Rezidiven oder einer Verschlimmerung bestehender chronischer Erkrankungen und Behinderungen.

Jeder Arzt, der sich mit Akutgeriatrie befaßt, muß von der Zahl der Patienten beeindruckt sein, die in einem Stadium ihrer Krankheit eingeliefert werden, in dem Hilfe nicht mehr möglich ist. In vielen Fällen hätte es solche Hilfen zweifellos gegeben, wenn rechtzeitige Vorbeugemaßnahmen das Stadium der Dekompensation verhindert hätten. Prävention in diesem Sinn bedeutet also weniger das Einwirken auf etablierte Risikofaktoren (Fettstoffwechselstörungen etc.), sondern die *Vorbeugung bezüglich einer Exazerbation und Progression,* der akuten Entgleisung bestehender Gesundheitsstörungen und das Erkennen von Behinderungen im weitesten Sinne, die solche Entgleisungen einleiten und begünstigen. Im *„geriatrischen Assessment",* der Erfassung des physischen, psychischen und sozialen Status, liegen Chancen für eine entscheidende Verbesserung des Gesundheitszustands im Alter. Vorsorgemedizin ist für den Patienten die beste Form der gesundheitlichen Betreuung. Sie bietet außerdem allen im Gesundheitswesen Tätigen ungleich mehr Erfolgserlebnisse als Behandlung bestehender Erkrankungen.

Eine „Routineuntersuchung" beim älteren Menschen, wenn sie unter dem Aspekt der Vorbeugung durchgeführt wird, wird fast immer wichtige Befunde erbringen und in der Regel auch Möglichkeiten für einen Vorsorgebeitrag. Untersuchungen in Großbritannien zeigen, daß betagte Menschen selbst Krankheitserscheinungen oft nicht als solche erkennen („ist wohl das Alter") oder ihren Arzt nicht informieren. Andererseits sind aber auch Ärzte noch nicht ausreichend geschult, um gezielt zu fahnden; auch vom Arzt werden viele Symptome einfach auf das Alter geschoben. Dies betrifft weniger Probleme seitens des Herzens oder des Bewegungsapparats mit Atemnot oder Schwäche einer Extremität als vielmehr beispielsweise solche der Harnwege (Inkontinenz), Schmerzen, Demenz usw. Als Gruppen mit hohem Risiko, bei denen besondere Aufmerksamkeit nötig ist, gelten Alleinlebende, Senioren nach Verlust eines Partners, Menschen mit motorischen Behinderungen oder psychischen Beeinträchtigungen, Patienten, die kürzlich aus dem Krankenhaus entlassen wurden, besonders wenn sie dort mit Anzeichen von Verwahrlosung aufgenommen worden waren, und schließlich alte Menschen mit der Tendenz, sich zu isolieren. Wichtige Bereiche für präventive Maßnahmen ergeben sich aus Tabelle 8.1.

Tabelle 8.1. Prävention durch geriatrisches Assessment. (Nach Kennie 1986)

Krankheitsprävention

- Hypothyreose
  Routinebestimmung der Schilddrüsenfunktionsparameter

- Flüssigkeits- und Nahrungsmangel
  Laboruntersuchung sowie klinisches Bild

- Depression
  Entsprechende Tests. Exogene Ursachen beseitigen

- Demenz
  Entsprechende Tests. Gespräche mit den Angehörigen

- Iatrogene Krankheiten
  „Geriatrisches" Vorgehen bei Diagnostik und Therapie

- Medikamentenabusus
  Sorgfältige Anamnese. Berücksichtigung geriatrischer Aspekte

Erhaltung der Funktionen

- Stürze
  Umfangreiche medizinische Abklärung

- Inkontinenz
  Entsprechende Tests. Versorgung mit Hilfsmitteln (z. B. Nachtstuhl)
  Eingehende Beratung, auch von Angehörigen

- Unfähigkeit zur Hausarbeit
  Hausbesuch. Geeignete Veränderungen im Haushalt vornehmen. Hilfsmittel verordnen

- Seh- und Hörstörungen
  Routineuntersuchung im Assessment

- Obstipation
  Ernährungsberatung. Medikamentenanamnese

- Schlaflosigkeit
  Ursachen beheben. Entsprechende Zubettgehregeln beachten. Ausreichende körperliche Bewegung. Medikamentenanamnese

Erhaltung des sozialen Umfeldes

- Finanzielle Notlagen
  Inanspruchnahme des Sozialarbeiters im Assessment-Team. Hilfe bei Behörden, Stellung von Anträgen usw.

- Partner- oder Familienprobleme
  Inanspruchnahme des Psychologen im Assessment-Team, Familiengespräch, Pflegehilfe, Pflegeurlaub

- Unzulängliche, nicht den Erfordernissen angepaßte Wohnung
  Hausbesuch durch Assessment-Team. Entsprechende Abhilfe

8.4 Ziele der Prävention

Selbst die effektivste Prävention wird den Wunsch des Menschen nach Unsterblichkeit nicht erfüllen können, da nach derzeitigem Wissen die Lebensdauer durch biologische Grenzen vorgegeben ist. Eine wirksame primäre Prävention kann allerdings dazu beitragen, den Anteil der Lebensjahre in Gesundheit und Wohlbefinden zu erhöhen. Sie bietet somit wie eine effektive sekundäre Prävention die körperlichen und psychischen Voraussetzungen für eine gute 3. Lebensphase.

Prävention vor dem Alter und im Alter bedeutet für mehr Bürger lebenswerte Jahre bis zuletzt.

II Geriatrische Syndrome und häufige Symptome im Alter

9 Harninkontinenz

(Th. Nikolaus)

9.1 Allgemeines

Die Inkontinenz gehört zu den Hauptproblemen der Geriatrie. Kaum eine andere Störung wirkt sich so einschneidend aus und greift so tief in die Psyche und sozialen Strukturen der Betroffenen ein wie diese Erkrankung. Die Dunkelziffer ist sehr hoch, da Patienten aus Scham ihre Kontinenzprobleme verheimlichen. Genaue Zahlen über die Prävalenz existieren deshalb für Deutschland nicht, jedoch gehen verläßliche Schätzungen von rund 10% bei den Betagten aus, die zu Hause leben. Der Anteil inkontinenter Menschen in Alten- und Pflegeheimen ist noch wesentlich höher.

Ein therapeutischer Nihilismus ist nicht gerechtfertigt, denn bei einer angemessenen Behandlung läßt sich bei den meisten Patienten eine deutliche Besserung, oft sogar eine Heilung der Beschwerden erreichen. Voraussetzung dafür ist jedoch eine *exakte pathophysiologische Diagnose der Miktionsstörung* (Abb. 9.1).

Bei der normalen Blasenentleerung kommt es ab einem Füllungsvolumen von etwa 250 ml zu einer Zunahme der afferenten Impulse von der Blasenwand in das sakrale Miktionszentrum (Abb. 9.2). Dadurch wird das Empfinden des Harndrangs ausgelöst. Vom Sakralmark aus werden die Impulse über die obere Brückenregion fortgeleitet und gelangen zu den motorischen Neuronen ins sakrale Miktionszentrum zurück. Die weitere Fortleitung erfolgt über die parasympathischen Anteile des Nervus pelvicus zur Blasenwand. Hier wird eine Kontraktion des Detrusors ausgelöst. Gleichzeitig erschlafft der äußere Sphinkter durch eine Aktivierung des Nervus pudendus. Dieser Miktionsvorgang unterliegt der Willkürkontrolle. Vom Cortex cerebri gelangen die hemmenden Impulse zum Lumbalmark, wo sie als sympathische Fasern im Nervus hypogastricus zur Blasenmuskulatur ziehen. Bei der *Miktion* kommt es zu folgenden Vorgängen:

1. Erschlaffung des Spinkter externus.
2. Kontraktion des Detrusormuskels mit folgenden Effekten:
   - Senkung der Blasenbasis,
   - Öffnung des Blasenhalses und
   - Erweiterung der Urethra im Bereich des Sphinkter internus.
3. Kontraktion der Bauch- und Beckenbodenmuskulatur, Fixierung des Zwerchfells.

Form		Klinik	Ursachen	Therapie
Drang(Urge)-Inkontinenz	– Ungehemmte Detrusorkontraktionen – Blasenhals öffnet sich – Mangelhafter Verschlußwiderstand – Leck	Dranghafte, häufige Blasenentleerungen, Nykturie, Miktionsvolumen variiert	– Detrusorhyperreflexie bei neurologischen Läsionen – Detrusorinstabilität bei Infekten, Entzündungen der Blase, impaktiertem Stuhl	– Kausal (z. B. antibiotische Behandlung bei Infekt, evtl. Einlauf) – Anticholinergika – Ganglienblocker – Imipramin – Toilettentraining – Biofeedbackgestützte Verhaltenstherapie – Hochsaugfähige Einmalslips – Kondomurinal
Streßinkontinenz	– Intraabdomineller Druck steigt – Unphysiologischer Blasenhalswinkel – Schwache distale Verschlußmechanismen – Leck	Urinabgang in kleinen Mengen beim Lachen, Husten oder Pressen. Keine Nykturie; überwiegend sind Frauen (Multipara) betroffen	– Insuffizienz des Beckenbodens mit Tiefertreten des Blasenhalses – Veränderungen an Blasenhals und Urethralwand infolge Östrogenentzug – Iatrogene Schäden am externen Sphinkter	– Kausal (z. B. Raffung von Blasenhals u. Urethralwand bei Deszensus) – Beckenbodengymnastik – Sympatikomimetika – Pessar/Tampon – Evtl. Östrogensubstitution – Verhaltenstherapie – Hochsaugfähige Einmalslips
Überlauf(Overflow)-Inkontinenz	– Mangelhafte Detrusorkontraktion infolge Detrusorschwäche – Distales Ausflußhindernis – Leck, wenn der Druck bei hohem intravesikalem Volumen intraurethralen Druck übersteigt	Häufiger, oft nahezu konstanter Urinabgang. Kleines Miktionsvolumen (tröpfelnd); meist sind Männer betroffen	– Prostatahyperplasie – Harnröhrenstriktur – Tumoren, die den Harnausfluß behindern – Iatrogene Ursachen (Medikamente)	– Kausal (z. B. Prostatektomie) – Intermittierendes Selbstkathetern – Evtl. suprapubischer Katheter – Evtl. Sympatikolytika
Funktionelle Inkontinenz		Patient erreicht Toilette nicht rechtzeitig. Miktion in unangemessenen Situationen	– Immobilität – Psychische Störungen (z. B. Demenz)	– Toilette(-nstuhl) in erreichbarer Nähe – Regelmäßiger Gang zur Toilette – Toilettenringerhöhung – Flüssigkeitsrestriktion zur Nacht – Kondomurinal

Abb. 9.1. Harninkontinenz

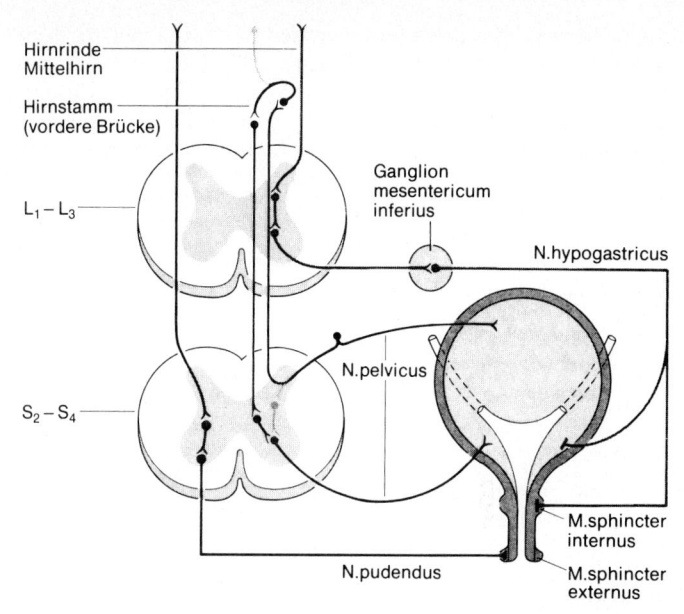

Abb. 9.2. Auslösung und Hemmung des Miktionsreflexes. *Schwarz:* Reflexbogen mit parasympathischer Efferenz. *Hellgrau:* Spinaler Reflexbogenschluß, der bei Rückenmarksläsion in Funktion tritt. *Grau:* Sympathische Hemmungsbahn. *Schwarz:* Willkürinnervation des äußeren Sphinkters. (Aus Thews-Vaupel 1990)

Die Miktion beginnt, wenn der Harnblasendruck den Druck in der Urethra übersteigt. Am Ende der Miktion läuft der Prozeß in umgekehrter Reihenfolge ab.

9.2 Evaluierung und Diagnostik

Zu jeder *Anamnese* des älteren Patienten gehört eine genaue Befragung zum Miktionsverhalten. Besonderer Wert sollte auf die Häufigkeit des Wasserlassens, Menge von unwillkürlich verlorenem Urin und die Begleitumstände gelegt werden, die dazu führen (z. B. Urinabgang beim Husten, Niesen, Lachen; Brennen beim Wasserlassen, imperativer Drang). Wichtig ist auch die Frage nach der Möglichkeit, die Miktion willkürlich zu unterbrechen, ob der Miktionsbeginn verzögert, der Urinstrahl abgeschwächt ist und ob ein Nachträufeln besteht.

Zu berücksichtigen ist ferner, inwieweit die Immobilität des Patienten, häusliche Umstände (z. B. die Toilette außerhalb der Wohnung) und der mentale Status zur Inkontinenz beitragen. Große Bedeutung kommt der Medikamentenanamnese zu, da bestimmte Substanzklassen in den Miktionsvorgang eingreifen (z. B. Anti-Parkinson-Mittel, Alphablocker, Neuroleptika).

Als nützliches Hilfsmittel hat sich bei Patienten, die stationär behandelt werden und an Inkontinenz leiden, die Anlage einer Kontinenzkarte (Abb. 9.3) erwiesen. Man erhält damit einen Überblick über die Entleerungszeiten, -mengen und -häufigkeit und den Zusammenhang mit Diuretika-, Schlaf- und Beruhigungsmittelgaben. Darüber hinaus kann man anhand der Kontinenzkarte das Toilettentraining planen. Zur Abschätzung der Urinmenge, die bei der Inkontinenz verlorengeht, kann man hilfsweise die absorbierenden Einlagen bzw. Slips in trockenem Zustand wiegen sowie beim Wechseln, nachdem sie etwa 3–4 Stunden getragen wurden. Obwohl diese Methode nur semiquantitativ ist, eignet sie sich aufgrund der einfachen Handhabung jedoch auch zur Beurteilung etwaiger Therapieerfolge.

An die Anamnese des Patienten schließt sich die *körperliche Untersuchung* an. Besonderes Augenmerk ist auf die rektale (Koprostase, vergrößerte Prostata!), die gynäkologische (vergrößerter, deszendierter Uterus, Zystozele) und neurologische Untersuchung zu richten (Analreflex und -tonus, Kremasterreflex, Bauchdeckenreflex, Bulbus-cavernosus-Reflex).

Eine *Urinanalyse* gehört grundsätzlich zu jeder Inkontinenzuntersuchung. Zur weiteren Abklärung sind teilweise noch zusätzliche diagnostische Verfahren notwendig. Das Einmalkatheterisieren nach Miktion zur *Bestimmung des Restharns* ist ein zuverlässiges und risikoarmes Verfahren. Der Restharn kann auch näherungsweise sonographisch ermittelt werden. Im *Ultraschall* erhält man zusätzliche Informationen über die Nierengröße, Nierenlage und -struktur, Harnblase und Prostata. Bei Verdacht auf eine Obstruktion sollte sich ein *intravenöses Pyelogramm* anschließen sowie eine *Zystoskopie.* Kompliziertere, urodynamische Verfahren wie Uroflow, Zystomanometrie, Sphinkter-EMG sind nur bei einer Minderheit der Patienten notwendig, z. B. bei gemischten Inkontinenzformen zur Erhärtung der Diagnose und vor operativer Sanierung einer Streßinkontinenz.

Die Screening-Untersuchungen bei Harninkontinenz gliedern sich wie folgt:
1. **Anamnese**
2. **Körperliche Untersuchung**
3. **Urinanalyse**
4. **Sonographie**
5. **Restharnbestimmung**

Datum   Zeit

	1	2	3	4	5	6	7	8	9	10	11	12	13	14	15	16	17	18	19	20	21	22	23	24
Stuhl																								
Urin																								
Medikamente Flüssigkeit																								
Stuhl																								
Urin																								
Medikamente Flüssigkeit																								
Stuhl																								
Urin																								
Medikamente Flüssigkeit																								
Stuhl																								
Urin																								
Medikamente Flüssigkeit																								
Stuhl																								
Urin																								
Medikamente Flüssigkeit																								
Stuhl																								
Urin																								
Medikamente Flüssigkeit																								
Stuhl																								
Urin																								
Medikamente Flüssigkeit																								
Stuhl																								
Urin																								
Medikamente Flüssigkeit																								

U=Urin   Ⓤ =Urininkontinenz   D=Diuretika
S=Stuhl   Ⓢ =Stuhlinkontinenz   T=Tranquillanzien/Schlafmittel

Abb. 9.3. Kontinenzkarte

9.3 Drang(Urge)-Inkontinenz

Die Drang- oder Urge-Inkontinenz ist die bei weitem häufigste Form der Inkontinenz bei Älteren. Sie wird durch eine Detrusorhyperreflexie bei neurologischen Läsionen (zerebrale Ischämien, Morbus Alzheimer, Morbus Parkinson) oder infolge Detrusorinstabilität bei Infekten und Entzündungen der Blase, Tumoren oder Koprostase hervorgerufen.

Typisch ist der plötzliche Drang zum Urinieren mit nicht verhinderbarer Miktion. Das Urinvolumen schwankt von wenigen Tropfen bis zu mehreren 100 ml bei kompletter Blasenentleerung. Diese Miktionen können zu jeder Tages- und Nachtzeit und in jeder körperlichen Position auftreten. Die Behandlung kann bei einigen Ursachen kausal erfolgen. Ein Infekt wird nach antibiotischer Testung entsprechend behandelt (s. Kap. 4.3), verhärteter (impaktierter) Stuhl in der Rektumampulle durch Einlauf oder manuelle Ausräumung beseitigt.

Medikamentös kann bei 80–85% der Patienten mit Hyperreflexie eine symptomatische Besserung erreicht werden. In erster Linie kommen hierfür Anticholinergika wie Flavoxat (Spasuret), Oxybutynin (Dridase), Ganglienblocker wie Baclofen (Lioresal) und Imipramin (Tofranil) in Betracht. Es ist allerdings darauf hinzuweisen, daß diese Medikamente gerade bei alten Menschen eine Reihe von Nebenwirkungen entwickeln können, wie Mundtrockenheit, Obstipation, akute Verwirrtheit und Schwindel.

Ein Toilettentraining sollte anhand einer Kontinenzkarte erfolgen. Es wird danach ein genauer Plan der Miktionszeiten mit langsam vergrößerten Intervallen festgelegt.

Bei kooperativen, nicht dementen Patienten kann auch die biofeedbackgestützte Verhaltenstherapie mit gutem Erfolg angewendet werden (s. Streßinkontinenz).

Bei immobilen Patienten oder Patienten mit eingeschränktem Sensorium sollte ein Nachtstuhl in erreichbarer Bettnähe aufgestellt werden. Daneben können bei Männern Kondomurinale Verwendung finden (Abb. 9.4). Bei einigen Frauen mit Dranginkontinenz gibt es die Möglichkeit, tagsüber hochsaugfähige Einmalslips (Abb. 9.5) und nachts große Urinmengen absorbierende Windelhosen zu tragen; ausgewählte Patientinnen kommen auch für andere externe Urinableitungssysteme in Betracht (Abb. 9.6 a–c).

Man sollte, wo immer möglich, vermeiden, inkontinente Patienten mit einem Dauerkatheter zu versorgen. Es gibt bei gravierender Inkontinenz jedoch einige Ausnahmen:

- *Passager* bei schwer immobilen, adipösen Patienten, bei denen die Gefahr besteht, einen Dekubitus zu entwickeln (***Prophylaxe***).
- *Passager* bei schwerer Immobilität und bereits bestehendem Dekubitus, bestehender Windeldermatose oder Genitalmykose zur besseren Behandlung dieser Komplikationen (***Therapie***).

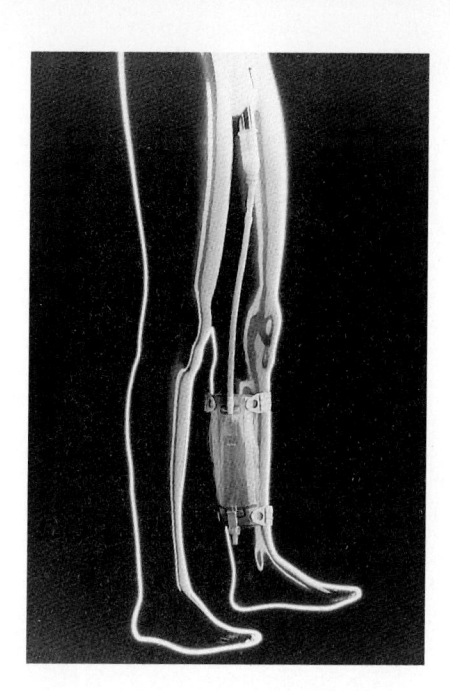

Abb. 9.4. Inkontinenzversorgungssystem für Männer: Anti-Reflux-Kondom mit Ableitungsschlauch, Beinbeutel und Beingürtel. (Mit freundlicher Genehmigung der Firma Hollister, München)

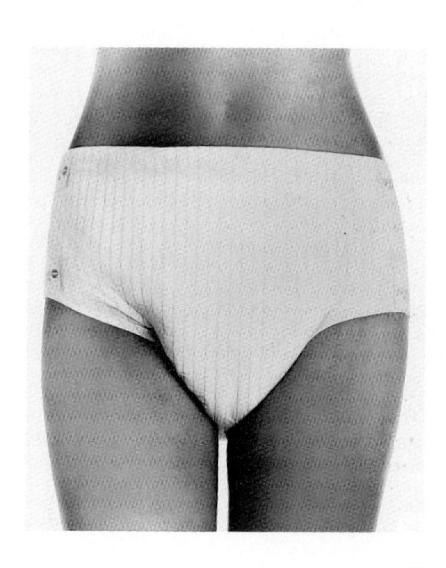

Abb. 9.5. Hochsaugfähige Einmalslips für Frauen und Männer. (Mit freundlicher Genehmigung der Firma Hartmann, Heidenheim)

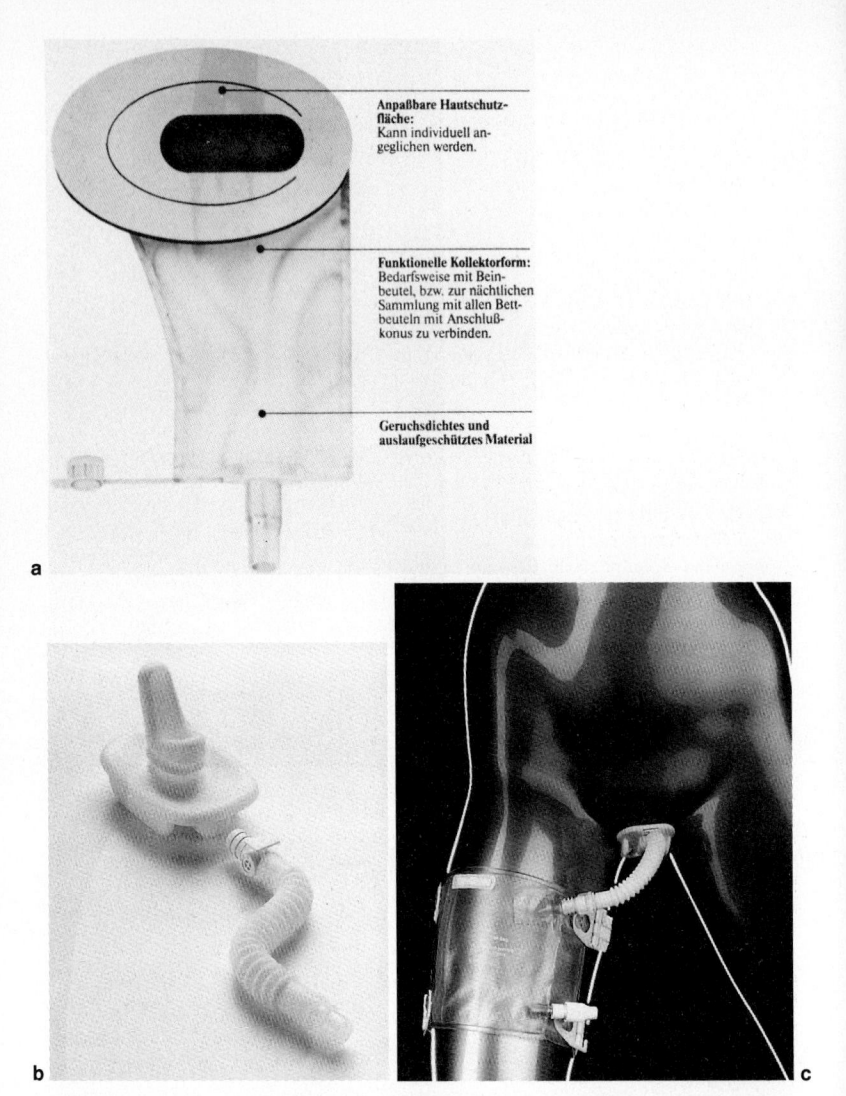

Abb. 9.6 a–c. Inkontinenzversorgungssysteme für Frauen. **a** Externer Urinableiter für Frauen, **b** Urindeflektor. Der Deflektor wird an die Vaginalöffnung angelegt und umschließt den Ausgang der Urethra. **c** Urindeflektor mit Ableitungsschlauch, Beinbeutel und Beingürtel. (Mit freundlicher Genehmigung der Firma Hollister, München)

- *Permanent* bei rezidivierender Urosepsis infolge Restharnbildung (Überlaufblase) und Versagen anderer Behandlungsmöglichkeiten (Therapie).

Wegen der geringeren Komplikationsrate (keine Epididymitis, keine Urethritis) sollte der *suprapubische Katheter* dem transurethralen vorgezogen werden. Grundsätzlich gilt im Umgang von Patienten mit Dauerkathetern folgendes:

- **Keine antibiotische Behandlung der obligaten Leukozyturie und Bakteriurie bei fehlenden Entzündungszeichen!**
- **Kein Blasentraining vor Entfernung des Dauerkatheters, da die Harnblase nicht an größere Volumina adaptiert werden muß und durch abgeklemmte Katheter die Gefahr der Urosepsis besteht.**
- **Keine großlumigeren Katheter verwenden, wenn dieser ein Leck aufweist. Vielmehr nach Infekt fahnden und entsprechend behandeln oder Blasenirritation mindern durch Verkleinern des Volumens im Ballon und/oder Gabe von Spasmolytika.**
- **In der Regel ist bei allen Patienten ein Katheter von 12 Charr ausreichend.**

9.4 Überlauf(Overflow)-Inkontinenz

Eine Überlaufinkontinenz tritt auf, wenn der intravesikale Druck nur bei sehr hohen Blasenvolumina den intraurethralen Druck übersteigt. Die Ursache hierfür liegt in einer Detrusorhypotonie (Medikamente!) und Areflexie infolge einer schweren Neuropathie (diabetisch, äthylisch) oder eines Ausflußhindernisses, meist hervorgerufen durch ein Prostataadenom. Klinisch imponiert ein ständiger Verlust kleiner Urinmengen (Tröpfeln) – periodisch oder konstant. Das Miktionsvolumen ist klein. Typisch ist ein verzögerter Miktionsbeginn sowie ein Nachträufeln nach Miktionsende. Betroffen sind meist Männer. Zur Abklärung ist die *Bestimmung des Restharns* unerläßlich (steriler Einmalkatheterismus, Sonographie).

Eine *Zystoskopie* ist erforderlich, um ein Harnabflußhindernis wie Prostataadenom oder Harnröhrenstruktur zu diagnostizieren und eine eventuelle Operation zu planen. Eine Prostataresektion erfolgt in der Regel transurethral, ebenso die Bougierung einer Striktur. Nur sehr große Adenome machen einen abdominellen Eingriff erforderlich. Patienten, bei denen eine Operation nicht möglich ist, sollten das intermittierende Selbstkatheterisieren erlernen. Dieses komplikationsarme Verfahren setzt natürlich voraus, daß die Patienten nicht dement sind. Die Miktion kann unterstützt werden durch die Gabe von Cholinergika wie Phenoxybenzamin (Dibenzyran) oder Carbachol (Doryl), die den Detrusor tonisieren und eine Erschlaffung des inneren Sphinkters bewirken. Die Kontraindikationen der Cholinergika wie Ulcus ventriculi, Herzinsuffizienz, Myokardinfarkt, Asthma bronchiale und Hyperthyreose gilt es streng zu beachten!

Die Ultima ratio stellt der suprapubische Blasenverweilkatheter dar, der als Therapie erst erwogen werden sollte, wenn die anderen Behandlungsmöglichkeiten versagt haben.

9.5 Streßinkontinenz

Die Ursache der Streßinkontinenz liegt in einer Schwäche des urethralen Sphinkters, für die eine erschlaffte Beckenbodenmuskulatur verantwortlich gemacht wird. Die Beckenbodenschwäche führt zu einem unphysiologischen Winkel zwischen Blasenhals und Urethra und damit zu einem insuffizienten Verschlußmechanismus. Tatsächlich sind von dieser Inkontinenzform hauptsächlich Frauen betroffen, die mehrere Geburten hinter sich haben.

Daneben trägt der Östrogenentzug nach der Menopause mit Veränderungen an Blasenhals und Urethralwand zur Entstehung der Streßinkontinenz bei. Bei Männern tritt diese Inkontinenzform praktisch nur durch Schäden am externen Sphinkter auf (iatrogen bei Prostatektomie!).

Charakteristisch für die Streßinkontinenz ist ein Urinabgang in kleinen Mengen bei abrupter Erhöhung des intraabdominellen Drucks, wie z.B. beim Husten, Niesen, Heben schwerer Lasten oder Lachen. Eine Nykturie besteht in der Regel nicht.

Durch eine exakte *Anamnese* und *körperliche Untersuchung* läßt sich eine Streßinkontinenz oft schon mit hoher Wahrscheinlichkeit diagnostizieren.

Durch einen Provokationstest, bei dem man ein Löschblatt zwischen die Oberschenkel der Patientinnen legt und diese bittet, bei voller Harnblase mehrmals zu husten, können auch mildere Formen diagnostiziert werden. Besteht eine ausgeprägte Inkontinenz und kommt eine operative Sanierung in Frage, sollten sich zur Beurteilung der genauen Morphologie und Funktion des unteren Harntrakts urodynamische Untersuchungen und ein Miktionszysturethrogramm anschließen.

Die Wahl der Operation (vordere oder hintere Kolporrhaphie, Schlingenoperation etc.) richtet sich nach den urodynamischen und radiologischen Untersuchungsergebnissen. Ziel ist es, durch den Eingriff den physiologischen Winkel zwischen Blasenhals und Urethra wiederherzustellen. Eine Besserung der Beschwerden läßt sich in etwa 2/3 der Fälle erreichen.

Bei mäßig ausgeprägten Formen sollte zuerst eine **Beckenbodengymnastik** durchgeführt werden, bei der in 30–50 % eine Beschwerdelinderung erzielt werden kann. Bei kooperationsfähigen, geistig klaren Patienten kann diese Rate noch durch **Biofeedbacktechniken** gesteigert werden. Hierbei hat die Patientin die Möglichkeit, durch Aufzeichnen der Druckkurven während der Übungen zur willkürlichen Kontraktion bzw. Relaxation der Beckenboden- sowie Bauchmuskulatur den Erfolg ihrer Übungen visuell zu kontrollieren. Unterstützt wird die Verhaltenstherapie durch die Gabe von Alphasympathikomimetika wie Oxedrin (Sympatol) oder Midodrin (Gutron), die die Blasenhalsmuskulatur stimulieren (Kontraindikationen: Hyperthyreose und koronare Herzkrankheit).

Die Gabe von Östrogen, obwohl theoretisch gut begründbar, ist in ihrer Wirkung umstritten. Die Langzeitverabreichung muß auch hinsichtlich der Risiken sorgfältig überprüft werden und sollte nur bei erwiesener Mukosaatrophie versucht werden.

Verbietet der Allgemeinzustand der Patientinnen eine Operation, ist bei schweren Inkontinenzformen mit Descensus uteri die Einlage eines Pessars bzw. von Tampons angezeigt, was in vielen Fällen zu einer deutlichen Besserung der Beschwerden führt. Die Nachteile dieses Verfahrens sind mögliche Drucknekrosen und Ausfluß. Eine weitere Gefahr besteht darin, daß der einmal eingelegte Pessar vom Arzt vergessen wird und der regelmäßige Wechsel bzw. die Kontrolle unterbleibt.

9.6 Funktionelle Inkontinenz

Bei der funktionellen Inkontinenz ist der Urintrakt intakt, aber der Patient ist aufgrund einer schweren körperlichen oder geistigen Behinderung nicht in der Lage, rechtzeitig zu einer Toilette zu gelangen. Bei Erreichen eines bestimmten Füllungsvolumens der Blase kommt es teilweise in unangemessenen Situationen und an unangemessenen Orten zur Miktion, die Blase entleert sich dabei meist vollständig. Typischerweise tritt diese Inkontinenz bei dementen Patienten auf, in einigen Fällen auch nach einem Schlaganfall. Die anderen Formen haben ihre Ursache in der körperlichen Gebrechlichkeit der Patienten. Ein regelmäßiger Gang zur Toilette vermindert die Frequenz der Spontanmiktionen, daneben können Windelhosen, Einlagen und bei Männern Kondomurinale angewendet werden. Liegen der funktionellen Inkontinenz körperliche Gebrechen zugrunde, z. B. schwere Arthrosen, primär chronische Polyarthritis, Muskelschwäche, Amputationen usw., kann ein Toilettenstuhl in erreichbarer Nähe (des Bettes) Abhilfe schaffen. Erleichterung bringt das Anbringen von Handgriffen oder Stützen neben der Toilette sowie die Anpassung der Toilettensitzhöhe an die Bedürfnisse des Patienten (s. auch Abb. 3.4e Hilfsmittelversorgung). Hilfreich für immobile Patienten ist auch der Verzicht auf allzu große Flüssigkeitszufuhr unmittelbar vor der Nachtruhe, das nochmalige Aufsuchen der Toilette und die Einnahme verordneter Diuretika am Morgen.

FALLBEISPIEL

Anamnese. Ein 83jähriger Mann wurde wegen auffälliger Verhaltensänderung mit Unruhe und Verwirrtheit ins Krankenhaus eingewiesen. Wie die besorgte Ehefrau berichtete, habe der Patient in der letzten Zeit Probleme mit dem Wasserlassen und -halten gehabt, deshalb wenig getrunken und soziale Kontakte gemieden. Er sei kaum noch aus dem Haus gegangen, aus Angst, unterwegs nicht rechtzeitig eine Toilette aufsuchen zu können.

Befund. Bei Aufnahme war der Patient örtlich, zeitlich und zur Person nicht orientiert. Ruhelos und ständig nestelnd. Starke Exsikkose. Im Labor: Kreatinin 3,5 mmol/l, Harnstoff 138 mmol/l, Hb 17,8 g%, Hämatokrit 54 Vol.-%, 14300 Leukozyten mit Linksverschiebung, Urinstatus: massenhaft Bakterien, Erythrozyten und Leukozyten. Temperatur 38,7 °C. Herz und Lunge unauffällig. Abdomen: leichte Abwehrspannung, spärliche Darmgeräusche, perkutorisch Blasenhochstand; rektal-digitale Untersuchung: vergrößerte Prostata.

Diagnose. Akuter Verwirrtheitszustand bei Harnverhalt und konsekutivem Harnwegsinfekt infolge Prostataadenom. Exsikkose.

Therapie und Verlauf. Suprapubische Harnableitung und antibiotische Therapie nach Antibiogramm. Rehydrierung. Darunter deutliches Aufklaren des Patienten, in allen Qualitäten orientiert, Rückgang der Nierenretentionswerte. Kausale Therapie durch transurethrale Resektion der Prostata.

10 Stuhlinkontinenz

(TH. NIKOLAUS)

10.1 Allgemeines

Verglichen mit der Harninkontinenz ist das Auftreten von Stuhlinkontinenz deutlich seltener, aber für die Betroffenen noch belastender und unangenehmer. Häufig weisen stuhlinkontinente Patienten auch eine Harninkontinenz auf. Schätzungen in Großbritannien gehen davon aus, daß etwa 1–3 % aller Personen über 65 Jahre zumindest an teilweiser Stuhlinkontinenz leiden.

Der Verschlußmechanismus des Mastdarms beruht auf 2 Komponenten: dem glatten Schließmuskel – Musculus sphincter ani internus – und dem willkürlich über den Nervus pudendus innervierbaren Musculus sphincter ani externus. Zusammen mit dem Musculus levator ani und coccygeus ist der externe Muskel für die Aufrechterhaltung des Winkels zwischen unterem Rektum und Analkanal verantwortlich, ein bedeutsamer Mechanismus zur Aufrechterhaltung der Kontinenz.

Über Rezeptoren, die wahrscheinlich in den Levatormuskeln liegen, wird bei Gesunden durch Dehnung der Rektumampulle ein Defäkationsreiz ausgelöst. Gleichzeitig spannt sich der externe Sphinkter an, um eine ungewollte spontane Entleerung zu verhindern. Diese reflektorische Anspannung ereignet sich auch bei anderen intraabdominellen Druckerhöhungen wie Husten, Niesen, Lachen etc.

Überschreitet die Dehnung der Rektumampulle ein bestimmtes Maß, das individuell sehr unterschiedlich ist, kommt es zu einer Umkehr der Reflexantwort mit völliger Inhibition der Schließmuskelaktivität. Dieser physiologische Vorgang spielt z.B. bei Patienten mit verhärtetem (impaktiertem) Stuhl und starker Erweiterung der Rektumampulle eine wichtige Rolle bei der Inkontinenzentstehung.

Neben der *Anamnese* ist zur diagnostischen Abklärung der Stuhlinkontinenz die *digitale Untersuchung* unabdingbar. Hierbei ist auf Sphinktertonus, impaktierten Stuhl (Koprostase) oder tastbaren Tumor zu achten sowie der Analreflex zu prüfen. Manometrische Untersuchungen bringen keine zusätzliche Information.

10.2 Überlauf(Overflow)-Inkontinenz

Diese Inkontinenzform beruht auf einer Obstipation mit verhärtetem Stuhl in der Rektumampulle. Das chronisch gedehnte Rektum führt zu einer Änderung des anorektalen Winkels, einer Verminderung des Sphinktertonus und einem Diskriminationsverlust zwischen Flüssigkeit, Flatus und Faeces. Eine Stuhlentleerung tritt mehrmals täglich auf (paradoxe Diarrhoe – s. Fallbeispiel am Ende dieses Kapitels).

Zur Behebung der Obstipation sollten *hohe Einläufe* durchgeführt werden, verhärteter Stuhl muß manchmal auch vorsichtig manuell ausgeräumt werden. Im Anschluß an die Rektumsäuberung sollte eine diagnostische Abklärung und Ursachenforschung der Obstipation erfolgen sowie prophylaktische Maßnahmen ergriffen werden (s. Kap. 20).

10.3 Anorektale Inkontinenz

Die anorektale Inkontinenz ist mit einer Schädigung des Nervus pudendus (traumatisch, iatrogen) verbunden, woraus eine Erschlaffung der Beckenbodenmuskulatur resultiert. Ein Verlust von Analreflex und Sphinktertonus sowie das Tiefertreten des Perineums sind ebenfalls charakteristisch. Eine Stuhlentleerung erfolgt bei dieser Form der Inkontinenz mehrmals täglich.

Bei geistig klaren Patienten kann ein *Training der Beckenbodenmuskulatur* durchgeführt werden, evtl. verbunden mit *Biofeedback* (s. Kap. 9.5). In einigen Fällen ist auch eine operative Herstellung der Kontinenz möglich.

10.4 Neurogene Inkontinenz

Diese Form tritt bei Patienten mit zerebralen Erkrankungen auf (z. B. Morbus Alzheimer), die nicht mehr in der Lage sind, den Defäkationsreflex zu unterdrücken.

Das therapeutische Vorgehen ist schwierig. In einigen Fällen hilft ein regelmäßiger Gang zur Toilette. Bei Erfolglosigkeit wird eine medikamentös induzierte Obstipation, verbunden mit regelmäßigen Abführmaßnahmen, empfohlen.

10.5 Symptomatische Inkontinenz

Bei der symptomatischen Inkontinenz richten sich Beschwerden und Stuhlhäufigkeit nach der zugrundeliegenden gastroenterologischen Erkrankung. Diese sollte deshalb umfassend abgeklärt werden, um eine entsprechende Therapie durchführen zu können (s. Kap. 20).

FALLBEISPIEL

Anamnese. Eine 83 jährige Patientin wird vom Pflegeheim ins Krankenhaus zur weiteren diagnostischen Abklärung unstillbarer Durchfälle verlegt. Ins Pflegeheim war die Patientin aufgenommen worden, nachdem sie einen schweren Schlaganfall erlitten hatte und ihr ebenfalls gebrechlicher Ehemann die weitere Versorgung nicht übernehmen konnte. Im Pflegeheim waren die Durchfälle erstmals vor 4 Monaten aufgetreten und hatten sich als therapierefraktär erwiesen. Die Stuhlfrequenz betrug trotz Gabe von obstipierenden Medikamenten im Schnitt 3 bis 5 pro Tag.

Befund. Örtlich, zeitlich und zur Person orientierte Patientin. Hemiparese links. Blutdruck 140/90 mmHg. Puls 72/min. Herz und Lunge perkutorisch und auskultatorisch unauffällig. Abdomen: Bauchdecken weich, Darmgeräusche spärlich, Druckdolenz im linken Unterbauch. Rektale Untersuchung: Schlaffer Sphinktertonus. Rektum ausgemauert durch große Mengen verhärteten Stuhls. Kein Blut am untersuchenden Finger.
  Röntgen-Abdomen: Massive Kotansammlung im Kolon. Keine Luft- oder Flüssigkeitsspiegel.
  Labor: Blutbild unauffällig. Stuhl auf okkultes Blut negativ. Keine pathogenen Keime nachweisbar. Chymotrypsin im Stuhl im Normbereich.

Diagnose. Paradoxe Diarrhoe bei verhärtetem Stuhl in der Rektumampulle.

Therapie und Verlauf. Aufweichen der rektalen Stuhlmassen und vorsichtige manuelle Ausräumung. Im Anschluß daran hohe Einläufe. Darunter vollständiges Sistieren der Diarrhoe. Zur Prophylaxe, neben ausreichender Flüssigkeitszufuhr, regelmäßige Einnahme von Joghurt und Laktulose empfohlen.

11 Stürze

(W. Kruse)

11.1 Allgemeines

Unfallfolgen sind eine der häufigsten Todesursachen bei über 75 jährigen Personen. Bei der Mehrzahl dieser Unfälle handelt es sich um Stürze, die im höheren Alter deutlich zunehmen. Von zu Hause lebenden Betagten stürzt $1/3$ mindestens einmal im Jahr. Heimbewohner stürzen etwa doppelt so häufig. Neben knöchernen, Kopf- und Weichteilverletzungen mit u. U. resultierenden körperlichen Behinderungen sind psychologische Auswirkungen von Stürzen von nicht zu unterschätzender Bedeutung. Furcht vor erneutem Fallen kann zu wachsender Unsicherheit, Unselbständigkeit und Immobilität führen, die mit Unterbringung im Alters- oder Pflegeheim endet. Trotz objektiv erfolgreich versorgter Schenkelhalsfraktur (gutes funktionelles Ergebnis) kann die Remobilisierung durch Angst erheblich erschwert sein. Dann hängt viel davon ab, dem Patienten das Vertrauen in die eigenen Fähigkeiten zurückzugeben.

Es ist wichtig, daß ein Sturz nicht überdramatisiert wird – auch im Hinblick auf die Verhaltensweisen besorgter Angehöriger. Andererseits ist wiederholtes Stürzen als ein Signalsymptom anzusehen.

> **Stürze in der Anamnese, langes Liegenbleiben, Unfähigkeit allein aufzustehen und Schwächeanfall oder Synkope vor dem Sturz sind Indikatoren einer insgesamt eher ungünstigen Prognose.**

11.2 Sturzabklärung

Nach einem Sturz ist neben der Beruhigung des Patienten eine erste Aufgabe die *Feststellung von möglichen Verletzungen.* Dabei ist es gar nicht so selten, daß Frakturen, z. B. Klavikula-, einfache Rippen- oder eine eingestauchte Schenkelhalsfraktur zunächst einmal übersehen werden. Dies kommt besonders leicht bei Patienten vor, die nicht in der Lage sind, gezielte Schmerzlokalisationen anzugeben (verwirrt, Aphasie, Demenz). Anhaltende, unerträgli-

Tabelle 11.1. Bestandteile der Sturzabklärung

1. Anamnese
- Aktueller Sturz (wann, wo, wie?)
- Frühere Stürze (wann, wo, wie?)
- Krankheiten, Behinderungen?
- Gleichgewichts-, Gangstörungen?
- Medikamentenanamnese

2. Klinische Untersuchung
- Neurologischer Status?
- Sehen?
- Hören?
- Gleichgewichts-, Gangprüfung
- Psyche

3. Gefährdende Umweltfaktoren
- „Stolperfallen"
- Hindernisse
- abgetretene Treppenstufen
- mangelhafte Beleuchtung
  etc.

4. Ergänzende Untersuchungen
- Blutzucker, Blutbild, Elektrolyte, Kreatinin
- Urinstatus
- RR im Sitzen und Stehen
- Schellong-Test
- EKG, Röntgen-Thorax
- Gezielte Röntgenuntersuchungen
- Schädel-CT

5. Weiterführende Diagnostik
- Valsalva-Versuch
- Karotissinus-Kompressionsversuch
- Echokardiographie
- Langzeit-EKG
- EEG

---

che Schmerzen oder offensichtliche Beinverkürzung bei abgerutschter Schenkelhalsfraktur führen dann zur Diagnose. Es sollte auch an ein subdurales Hämatom und innere Verletzungen gedacht werden, die erst nach einem symptomfreien Intervall, u. U. Wochen, erkennbar werden können.

Die **Anamnese** kann bereits wichtige Hinweise auf die Sturzursache erbringen. Es ist häufig notwendig, Zeugen des Sturzhergangs zu befragen, da sich ältere Menschen nicht immer genau erinnern (Bewußtlosigkeit, Aufregung, Verwirrtheit, Bagatellisierung).
Geht dem Sturz eine Bewußtlosigkeit voraus, handelt es sich um eine Synkope. Ursachen für Synkopen sind etwa zur Hälfte kardiologisch bedingt (Aortenstenose, Myokardinfarkt, Rhythmusstörung, Karotissinussyndrom). Eine sehr wichtige Ursache ist die *orthostatische Hypotension.* Etwa $^1/_3$ bis zur Hälfte aller Synkopen bleiben ungeklärt.

Wichtig sind *äußere Umstände* des Sturzes, Ort und Zeit: Ausgleiten auf rutschigem Läufer, Stolpern über Türschwelle, Stürzen auf schlecht einsehbarer (besonders erster und letzter) Treppenstufe, nächtlicher Sturz im unbekannten Krankenzimmer oder auf ungewohnter Toilette.

Die *klinische Untersuchung* gibt Aufschluß über prädisponierende Risikofaktoren; Sehen, Hören, Tastsinn, Propriozeption und mentale Funktionen (Kurzzeitgedächtnis) werden überprüft. Diesbezügliche Einschränkungen führen zu verminderter Orientierung und Wahrnehmung. Deshalb sind alte Menschen z. B. im Straßenverkehr besonders gefährdet.

Vor allem ZNS-wirksame **Medikamente** können Risikofaktoren für Stürze darstellen, auch **Alkohol**. Besonders **Hypnotika, Sedativa, Antidepressiva** und **Tranquilizer** sind überdurchschnittlich häufig mit Stürzen assoziiert. Beachtet werden müssen blutdrucksenkende Wirkungen einiger Psychopharmaka, die sich zur Wirkung hypotensiv wirksamer Medikamente addieren.

Ergänzt wird das umfassende Assessment durch einige orientierende Laborparameter und apparative Untersuchungen. Gezielte Zusatzuntersuchungen können notwendig sein (Tabelle 11.1). Hiermit gelingt es in der Regel, **Risikopatienten** zu erkennen und die Sturzätiologie einzugrenzen.

11.3 Sturzursachen

Etwa die Hälfte der Stürze ist *unfallbedingt.* Für die übrigen Sturzereignisse sind der Häufigkeit nach die wichtigsten Faktoren: *Gleichgewichts-* und *Gangstörungen, Schwindelanfälle, orthostatische Hypotension* und *„drop attacks".* Umgebungsfaktoren und einzelne, definierte Ursachen finden sich eher bei jüngeren Alten. Bei Hochbetagten hingegen dominieren multifaktorielle, krankheitsbedingte Ursachen. Ein Sturz kann den Beginn einer akuten oder die Verschlechterung einer chronischen Erkrankung signalisieren. Sturz- und Mobilitätsrisiken sind in Tabelle 11.2 dargestellt.

Wegen ihrer Häufigkeit und besonderen Bedeutung wird auf Gangstörungen im folgenden besonders eingegangen.

Tabelle 11.2. Risiken für Mobilitätsstörungen und Stürze

- Alter>75 Jahre
- Rezidivierende Stürze, Sturz mit Fraktur in der Anamnese
- Polypharmazie
- Polymorbidität (körperliche Behinderungen, kognitive Störungen)
- Rezidivierende Infekte
- Orthostatische Hypotension
- Malnutrition, Dehydratation
- Autonomieverlust (ADL-Funktionseinbußen, s. Abb. 3.1)
- Umweltrisiken

11.4 Gangstörungen

Störungen des freien, sicheren Gangs nehmen mit dem Alter zu und sollen bei $1/4$ der über 75 jährigen Personen vorkommen. Das Gehen setzt sich aus komplexen Bewegungsabläufen zusammen und wird erst möglich durch integriertes Funktionieren des zentralen und peripheren Nervensystems sowie des Bewegungsapparats (Haltung, Gleichgewichtsreaktionen). Viele Ursachen können zu Störungen der afferenten Seite (Informationsaufnahme und -leitung), der Koordination und/oder der efferenten, ausführenden Seite (Bewegungsapparat) führen.

Das *Gangbild* alter Menschen ist oft gekennzeichnet durch relativ kleine Schritte, geringes Mitbewegen der Arme, geringere Schnelligkeit, zunehmende Steifigkeit im Rumpf, Unsicherheit beim Drehen und Richtungswechsel und mehr oder weniger vornübergebeugte Haltung.

Es gibt *krankheitstypische Gangbilder,* z. B. bei Morbus Parkinson (Hypokinesie, Startschwierigkeiten, kleinschrittig, schlurfend, flektiert), bei Hemiparese (typisches pathologisches Muster, Zirkumduktion), bei Alkoholintoxikation (breitbeinig, schwankend mit Fallneigung nach hinten oder zur Seite), bei Depression (langsam, schlurfend) oder bei schwerer Osteoporose (vornübergebeugt, eher kleinschrittig, steif, vorsichtig). Nach Stürzen ist der Gang häufig unsicher-suchend, mit wechselnden, eher kleinen Schritten, staksig-steif, und der Patient hat die Tendenz, sich ständig festzuhalten.

Bei *multimorbiden Patienten* hat man es meistens mit *komplexen Gangstörungen* zu tun, die durch Medikamenteneffekte (Parkinsonismus) zusätzlich überlagert sein können. Von eingeschränkter Mobilität ist es oft nur ein kleiner Schritt zur Immobilität (s. Kap. 12). Eine relevante Gangstörung muß deshalb abgeklärt werden. Nicht wenige Störungen sind reversibel oder zumindest verbesserungsfähig. Die Diagnostik und Behandlung von Mobilitätsstörungen stellt damit eine besonders wichtige – auch präventive – Aufgabe in der Geriatrie dar.'

11.5 Abklärung von Gangstörungen

Die Basis der Abklärung von Gangstörungen ist die klinische Untersuchung unter besonderer Berücksichtigung eines ausführlichen neurologischen Status (Sinnesorgane, Kraftmessung, Lagesinn, Vibrationssinn). Wichtig ist die *funktionelle Beurteilung des Bewegungsapparats* einschließlich der Wirbelsäule und Inspektion der Füße. Ergänzt wird die Untersuchung durch eine funktionelle *Gang- und Balanceanalyse.* Sie zerlegt quasi die komplexen Haltungs- und Bewegungsphasen in Einzelbestandteile. Benutzt wird hierfür die Gehprobe nach Tinetti (Tinetti et al. 1986). Die Abbildungen 11.1 und 11.2 erläutern die praktische Durchführung von Gleichgewichts- und Gehprüfung. Das Ergebnis kann dann qualitativ beschrieben oder auch in einem Punktescore bewertet und zur Verlaufsdokumentation herangezogen werden (Tabelle 11.3 u. 11.4).

11.6 Prävention und therapeutische Ansätze bei Stürzen und Gangstörungen

Die Gefahr zu fallen wächst mit der Zahl vorhandener Risikofaktoren. Es ist deshalb sinnvoll, prädisponierende Faktoren möglichst vollständig zu erfassen, um wenigstens reversible Sturzursachen auszuschalten. Durch geziel-

Funktionsprobe	Normaler Ablauf
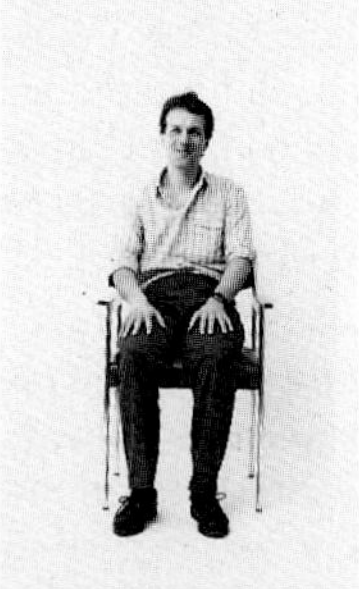 Gleichgewicht im Sitzen	Kein Schwanken und Festhalten

Abb. 11.1. (Legende s. S. 83)

Funktionsprobe	Normaler Ablauf
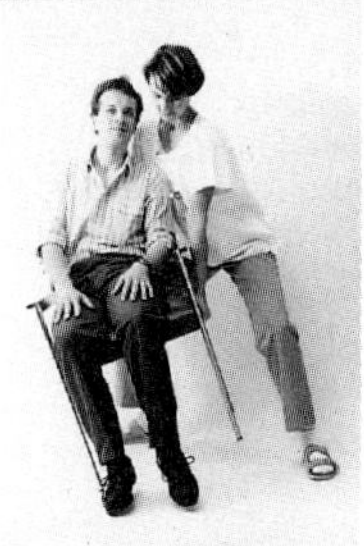 Kipptest im Sitzen (einfache Vestibularisfunktionsprobe) Langsames Kippen bis 20°	Körper korrigiert bei Kippen auf die Gegenseite
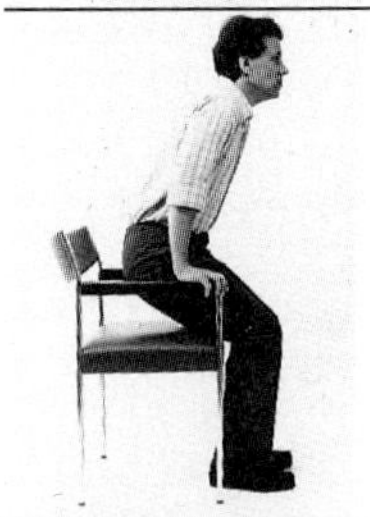 Aufstehen Absitzen	Flüssige Bewegung
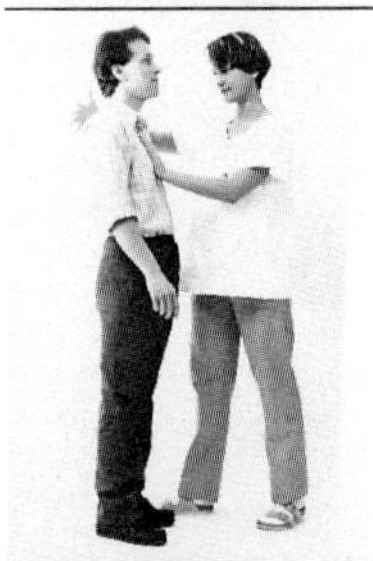 Stehsicherheit – mit offenen Augen – mit geschlossenen – mit Stoß gegen Brust	Sicher auch mit geschlossenen Füßen Sicher ohne Halt Kein korrigierender Schritt
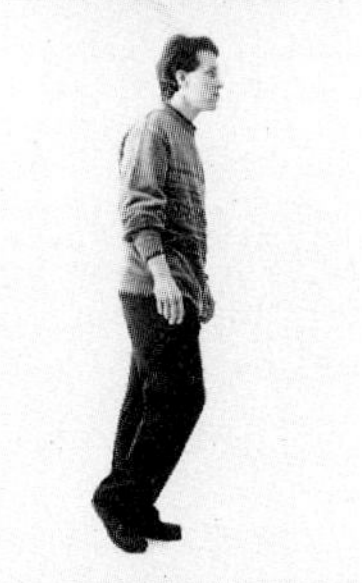 Rumpfstabilität beim Gehen	Rücken und Knie gestreckt, Arme werden nicht zur Stabilität gebraucht

Abb. 11.1. Gleichgewichtsprobe. (Nach Bopp u. Six 1991; mit freundlicher Genehmigung von Frau Dr. I. Bopp)

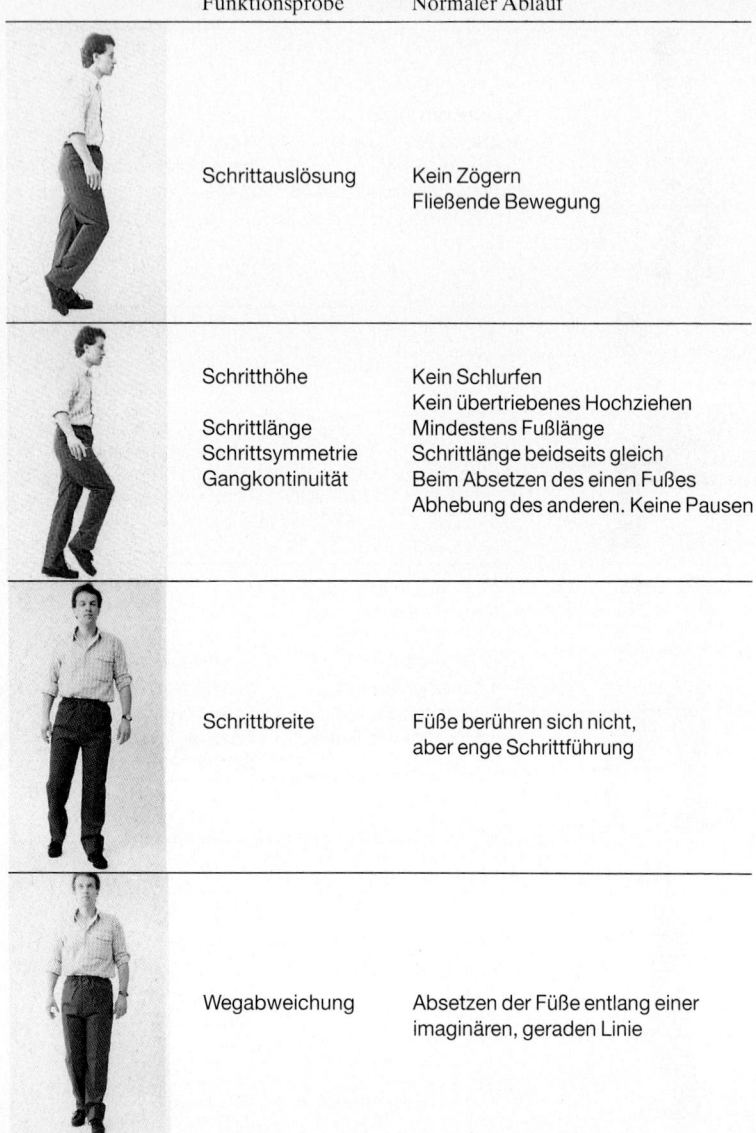

Funktionsprobe	Normaler Ablauf
Schrittauslösung	Kein Zögern Fließende Bewegung
Schritthöhe Schrittlänge Schrittsymmetrie Gangkontinuität	Kein Schlurfen Kein übertriebenes Hochziehen Mindestens Fußlänge Schrittlänge beidseits gleich Beim Absetzen des einen Fußes Abhebung des anderen. Keine Pausen
Schrittbreite	Füße berühren sich nicht, aber enge Schrittführung
Wegabweichung	Absetzen der Füße entlang einer imaginären, geraden Linie

Abb. 11.2. (Legende s. S. 85)

Funktionsprobe	Normaler Ablauf
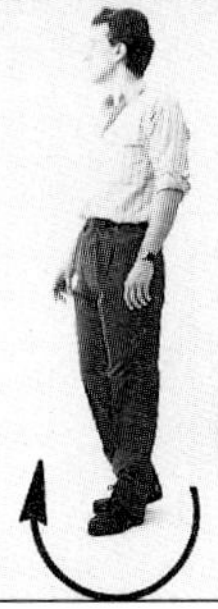 Drehung	Kontinuierlich, ohne Halt

Abb. 11.2. Gehprobe. (Nach Bopp u. Six, 1991; mit freundlicher Genehmigung von Frau Dr. I. Bopp)

Tabelle 11.3. Balancetest

	4	3	2	1	0
Gleichgewicht im Sitzen			sicher, stabil		unsicher
Aufstehen vom Stuhl Zeit: s	In einer fließenden Bewegung	Braucht Armlehne oder Halt (nur 1 Versuch)	Diverse Versuche, rutscht nach vorn	Nur mit Hilfe	Nicht möglich
Balance in den ersten 5 Sek.			Sicher, ohne Halt	Sicher mit Halt	Unsicher
Stehsicherheit			Sicher, mit geschlossenen Füßen	Sicher, aber ohne geschlossene Füße	Unsicher
Balance mit geschlossenen Augen				Sicher, ohne Halt	Unsicher
Drehung von 360° mit offenen Augen			Kontinuierliche Bewegung, sicher	Diskontinuierliche Bewegung, beide Füße am Boden vor dem nächsten Schritt	Unsicher, braucht Halt
Stoß gegen die Brust (3 mal leicht)			Gibt sicheren Widerstand	Muß Füße bewegen, behält Gleichgewicht	Fällt ohne Hilfe oder Halt
Hinsetzen Zeit: s				Flüssige Bewegung Punkte B:	Läßt sich plumpsen, unzentriert, braucht Lehne

Tabelle 11.4. Gehprobe

	2	1	0
Schrittauslösung (Patient wird aufgefordert zu gehen)	Beginnt ohne Zögern zu gehen, fließende Bewegung	Zögert, mehrere Versuche, stockender Beginn	Gehen ohne fremde Hilfe nicht möglich
Schritthöhe (von der Seite beobachtet)	Fuß total vom Boden gelöst, max. 2–4 cm über Grund	Schlurfen, übertriebenes Hochziehen	Kein selbständiges Gehen möglich
Schrittlänge (von Zehen des einen bis Ferse des anderen Fußes)	Mindestens Fußlänge	Weniger als Fußlänge	
Schrittsymmetrie		Schrittlänge beidseits gleich	Schrittlänge variiert, Hinken
Gangkontinuität	Beim Absetzen des einen wird der andere Fuß gehoben, keine Pausen	Phasen mit beiden Beinen am Boden. Diskontinuierlich	Kein selbständiges Gehen möglich
Wegabweichung	Füße werden entlang einer imaginären Linie abgesetzt	Schwanken, einseitige Abweichung	Kein selbständiges Gehen möglich
Rumpfstabilität		Rücken und Knie gestreckt, kein Schwanken, Arme werden nicht zur Stabilität gebraucht	Abweichung, Schwanken, Unsicherheit
Schrittbreite		Füße berühren sich beinahe	Gang breitbeinig oder überkreuz
Punkte G:			
Punkte B:			
Gesamtpunktzahl			
Untersucher			

te Verordnung von Hilfsmitteln bei Gangstörungen kann die Sturzgefahr vermindert werden. Das Erlernen und Trainieren ihres sicheren Gebrauchs ist unbedingt notwendig, damit Hilfsmittel auch akzeptiert und benutzt werden. Von großer Wichtigkeit ist die **Fußpflege** und ordentliches, d. h. bequemes, aber festsitzendes Schuhwerk. Die Überprüfung und ggf. Korrektur einer **Seh- und/oder Hörhilfe** (Batterien oft leer!) sind ebenso wichtig.

Die Behandlung bzw. gute Einstellung chronischer Krankheiten trägt letztlich auch dazu bei, das Sturzrisiko zu verringern. In den präventiven Bereich gehören alle Absicherungsmaßnahmen in der Wohnung der Patienten, aber z. B. auch ein Verkehrstraining. Die Prävention der Osteoporose muß ebenfalls in diesem Zusammenhang gesehen werden.

Eine Gangstörung ist am erfolgreichsten zu behandeln, wenn sie infolge einer einzelnen Erkrankung besteht, die mit Aussicht auf Heilung oder Besserung angegangen werden kann. Beispiele sind: Koxarthrose, Polymyalgia rheumatica, Morbus Parkinson, Hydrocephalus internus, Vitamin-B_{12}-Mangel und Medikamentenintoxikationen. Basierend auf einer funktionellen Mobilitätsprüfung können aber auch bei multifaktoriell bedingten Störungen häufig Besserungen erzielt werden. Möglichkeiten bestehen durch gezielte Übungsbehandlungen (Krankengymnastik, Ergotherapie), gezielten Einsatz von Hilfsmitteln, durch Ausschaltung zusätzlicher Risikofaktoren (Pharmakotherapie, schlechter Ernährungszustand) und Anleitung von Angehörigen zur Unterstützung.

FALLBEISPIEL

Anamnese. Eine 78jährige Patientin wird wegen eines hochfieberhaften Infekts in die Klinik aufgenommen. Sie habe vor etwa 9 Wochen einen grippalen Infekt durchgemacht, von dem sie sich noch nicht erholt habe. Die Patientin lebt in ihrer eigenen Wohnung und wird seit einigen Wochen von der Tochter, die im selben Ort wohnt, mit Essen versorgt.

Befund. Es handelt sich um eine adipöse Patientin, Körpergewicht 89 kg bei einer Größe von 1,58 m. Es bestehen Fieber, 39,4 °C, deutliche Dyspnoe bei starker bronchialer Sekretion (eitriges Sputum). Auffällig sind ältere Schürfwunden an beiden Ellenbogen sowie ältere Hämatome im Bereich der linken Hüfte und Schulter. Laborbefunde: Leukozyten 18000, HK 49 %, Blutzucker 310 mg/dl, Kreatinin 1,9, Harnstoff 142 mg/dl. Röntgen-Thorax: Infiltrat im rechten Unterlappen und eine kleine Ergußlamelle.

Diagnose. Pneumonie, rezidivierende Stürze.

Therapie und Verlauf. Unter parenteraler Flüssigkeitszufuhr, antibiotischer Behandlung mit einem Cephalosporin und vorübergehender Gabe niedriger Dosen Altinsulin kommt es zur Entfieberung und Normalisierung der Stoffwechsellage. Obwohl objektiv keine Behinderungen bestehen, ist die Patientin kaum dazu zu bewegen, aus dem Bett aufzustehen. Beim Aussteigen aus dem Bett versteift sie sich, um nach wenigen, sehr kleinen Schritten stehenzubleiben. Der Stand ist nicht besonders unsicher, dennoch sucht die Patientin verkrampft Halt an einem Stuhl. Sie könne nicht gehen, denn sie habe Schwindel. Es folgen Untersuchungen, die jedoch keine Hinweise für Orthostase, Gleichgewichts-, Rhythmusstörung oder eine neurologische Ursache erbringen. Der Schwindel stellt sich als Angst vor dem Fallen heraus. Nachdem die Patientin zuhause, im Verlauf des grippalen Infektes (Hypotonie) mehrfach gestürzt war, entwickelte sie eine panische Angst davor, erneut zu fallen. Deshalb verließ sie kaum noch das Bett. Die weitere Therapie besteht in: Balance- und Bewegungsübungen zunächst im Sitzen, dann im Stehen, Trainieren des sicheren Aufstehens, Gangschule mit zunächst 2 Hilfspersonen, dann selbständig mit dem Rollator, zuletzt wieder sicheres Treppengehen.

Zusatzdiagnose. „Postfallsyndrom"

12 Immobilität

(Th. Nikolaus)

12.1 Allgemeines

Die Immobilität alter Menschen hängt vom Zusammenwirken verschiedener Faktoren ab, die jeder für sich bereits zu einer Einschränkung der Beweglichkeit führen (Tabelle 12.1). Die Folge davon ist Bettlägerigkeit mit Abnahme der Vitalität und Auftreten einer Reihe von Komplikationen (Tabelle 12.2). Im Vordergrund stehen eine rasche Demineralisation des Skeletts, Atrophie der Muskulatur, Atelektasen und Pneumonien, das Auftreten von tiefen Beinvenenthrombosen mit konsekutiven Lungenembolien sowie die Bildung von Dekubitalulzera. Der Bewegungsmangel führt zu einer Verlänge-

Tabelle 12.1. Ursachen von Immobilität

- Komatöse Zustände
- Neurologische Erkrankungen
  - Zerebrale Ischämien mit Hemiparesen
  - Morbus Parkinson
  - Multiple Sklerose
  - Polyneuropathien
- Orthopädisch/Chirurgische Erkrankungen
  - Arthrosen
  - Kontrakturen
  - Frakturen
- Reduzierter Allgemeinzustand
  - Fieber
  - Kachexie
- Visuseinschränkung
- Muskelerkrankungen
- Schwere Depression
- Demenz
- Iatrogen
  - Verbände
  - Medikamente
    (Sedativa, Analgetika etc.)

Tabelle 12.2. Komplikationen der Immobilität

- Dekubitus
- Muskelatrophie
- Kontrakturen
- Demineralisation des Skeletts
- Obstipation
- Kreislaufdysregulation
- Venöse Thrombosen
- Lungenembolie
- Atelektase, Hypoxie, Pneumonie

rung der Kolontransitzeit auf weit über 60 Stunden mit der Entwicklung von Obstipation und Koprostase. Da die Folgen der Bettlägerigkeit oft nur schwer therapierbar sind und einen hohen pflegerischen Aufwand beanspruchen, ist bei gefährdeten Patienten auf prophylaktische Maßnahmen und frühe aktivierende Behandlung großen Wert zu legen. Daneben gilt es, iatrogene Ursachen der Immobilität auszuschalten (Medikamente!).

12.2 Phlebothrombose

Neben der Immobilität kommen für die Entstehung einer tiefen Beinvenenthrombose maligne Tumoren, Polyzythämie, Herzinsuffizienz und/oder eine medikamentöse Therapie mit Diuretika und Kortikoiden in Betracht. Angeborene Mangelzustände an den Gerinnungsfaktoren AT_3, Protein S und C treten im Alter in den Hintergrund.

Nur etwa 40 % der Phlebothrombosen werden klinisch richtig diagnostiziert. Besonders bei bettlägerigen Patienten treten oft kaum Symptome auf. Verdächtig sind ansteigende Pulsfrequenz, subfebrile Temperaturen und ein Spannungsgefühl im betroffenen Bein. Palpatorisch ist die Konsistenz vermehrt, es besteht manchmal ein umschriebener Druckschmerz, livide Verfärbung und ein Ödem. Bei Verdacht auf Phlebothrombose sollte immer eine vergleichende *Beinumfassungsmessung* an markierten Punkten (z.B. 10 cm oberhalb der Patella) durchgeführt werden. Eine Dopplersonographie kann den Verdacht weiter erhärten, für die Therapieplanung ist jedoch eine *Phlebographie* erforderlich. Die Behandlung verfolgt das Ziel, eine Lungenembolie zu verhindern, eine Thrombenapposition zu vermeiden und die venöse Abflußbehinderung so gering als möglich zu halten. Die wichtigste Behandlungsmaßnahme ist der *Kompressionsverband.* Unterschenkelthrombosen erfordern keine Bettruhe. Diese ist nur bei Oberschenkel- und Beckenvenenthrombosen notwendig und sollte für eine Woche bestehen. Eine Antikoagulation zur Verhinderung von Appositionsthromben ist auch im Alter indiziert (Kontraindikationen beachten!). Eine Thrombolyse kommt aufgrund der erhöhten Blutungsgefahr in der Regel nicht mehr in Betracht.

Zur *Verhütung* einer Phlebothrombose bei bettlägerigen Patienten wird eine Low-dose-Heparinisierung mit 2–3 mal 5000 IE subkutan durchgeführt. Die wichtigste prophylaktische Maßnahme ist jedoch die frühe und konsequente Mobilisierung bettlägeriger Patienten.

12.3 Lungenembolie

Keine andere Erkrankung wird so häufig übersehen wie die Lungenembolie. Schätzungen aufgrund von Sektionsergebnissen gehen davon aus, daß bei Patienten höheren Alters nur $1/5$ der Fälle klinisch richtig diagnostiziert wird. Die Letalität unerkannter Lungenembolien ist 4–5 mal höher als die der behandelten. Die Lungenembolie ist auch nach Einführung der Low-dose-Heparinisierung bei Älteren noch sehr häufig und nimmt in der Todesursachenstatistik den 3. Platz ein.

> **Die Schwierigkeiten bei der klinischen Diagnostik erklären sich aus der Unterschiedlichkeit der Befunde. Die klassische Trias mit Thoraxschmerz, Luftnot und Hämoptysen tritt im höheren Alter höchstens bei 25 % der Fälle auf.**

Die übrigen Symptome wie Husten, Fieber, Tachykardien, Blutdruckabfall bis zur Synkope, unklarer Schock, Verwirrtheitszustände oder Krampfanfälle aufgrund der zerebralen Hypoxie sind nicht richtungsweisend.

Ursache der Lungenembolie ist in über 90 % der Fälle eine *tiefe Beinvenenthrombose.* Pathophysiologisch lassen sich zwei Phasen unterscheiden: die Nachlastphase und die Hypoxämiephase. Durch die Verlegung der Lungenstrombahn kommt es zu einer variablen Erhöhung der Nachlast des rechten Ventrikels. Bei kleineren Embolien mit einer Strombahnverlegung von unter 50 % beschränkt sich das Geschehen auf die Nachlastphase. Bei massiven Lungenembolien tritt jedoch eine akute Rechtsherzinsuffizienz infolge der starken Druckerhöhung im kleinen Kreislauf mit konsekutiver Hypoxie auf. Dies kann über eine Sympathikusreizung zu einer Katecholaminausschüttung mit Tachykardie und Tachypnoe, Herzrhythmusstörungen, Unruhe, Blässe etc. führen. Die Freisetzung von vasoaktiven biogenen Aminen aus den aggregierten Thrombozyten beeinflußt die Lungenzirkulation (Shuntbildung, Anstieg des pulmonalen Drucks) und ruft eine Bronchokonstriktion hervor.

Bereitet die klinische Diagnose erhebliche Schwierigkeiten, so ist auch die apparative Diagnostik mit erheblichen Unsicherheiten belastet. Die klassischen EKG-Veränderungen ($S_I Q_{III}$-Typ, ST-Hebungen und T-Negativierungen in den Brustwandableitungen) treten höchstens in 20 % der Fälle auf. Das EKG ist jedoch wertvoll zum Ausschluß eines Myokardinfarkts. Echokardiographisch lassen sich bestenfalls indirekte Zeichen der Rechtsherzbelastung nachweisen, die röntgenologischen Befunde bei der Thoraxübersicht sind unspezifisch. Das Lungenperfusionsszintigramm hat eine Sensitivität von 70–90 %, aber nur eine geringe Spezifität von 30 %, insbesondere im höheren Lebensalter, in dem schon Perfusionsausfälle vorbestehen. Von praktischer Bedeutung ist, daß mit einem normalen Perfusionsszintigramm eine Lungenembolie sicher ausgeschlossen werden kann. Wichtig bei Verdacht auf Lungenembolie ist die *arterielle Blutgasanalyse.* Die Hypoxämie korreliert gut mit dem Schweregrad der Lungenembolie, sofern keine kardiopulmonalen Vorerkrankungen vorhanden sind. Einzig durch eine *Pulmonalisangiographie* läßt sich eine Lungenembolie beweisen. Sie sollte allerdings nur durchgeführt werden, wenn bei sonst gutem Allgemeinzustand des Patienten und fulminanter Ausprägung der vermuteten Embolie eine Fibrinolysetherapie erwogen wird.

Bei kleiner und mittlerer Embolie erfolgt eine *Vollheparinisierung.* Bei massiver und fulminanter Ausprägung wird eine *Lyse* durchgeführt, um rasch eine rechtsventrikuläre Nachlastsenkung zu erreichen. Angesichts der hohen Letalität bei unbehandelter Embolie in diesen Stadien relativieren sich die Kontraindikationen für eine Lysetherapie! Empfohlen wird eine Bolusinjektion von 1–2 Mio. Einheiten Urokinase und anschließend eine kontinuierliche Therapie für 12 Stunden. Daneben wird eine Sauerstoffapplikation und suffiziente Schmerzbekämpfung durchgeführt.

Einen wichtigen Bestandteil der Behandlung stellt die *Rezidivprophylaxe* dar. Diese umfaßt sachgemäßes Wickeln der Beine bzw. angepaßte Kompressionsstrümpfe sowie eine Antikoagulation für mindestens 6 Monate, sofern keine Kontraindikationen bestehen.

> **Bei unklaren pulmonalen Krankheitsbildern muß stets an eine Lungenembolie gedacht werden.**

12.4 Dekubitus

Die Immobilität ist eine grundlegende Voraussetzung für die Entwicklung von Dekubitalgeschwüren. Grundsätzlich sind deshalb alle Patienten, die an bewegungseinschränkenden Erkrankungen leiden, dekutibusgefährdet (Ta-

Tabelle 12.3. Risikofaktoren für Dekubitusentstehung

- Immobilität
- Harninkontinenz
- Stuhlinkontinenz
- Kreislaufschock
- Anämie
- Exsikkose
- Arterielle Verschlußkrankheiten
- Adipositas

belle 12.3). Ein weiteres Risiko stellt die Verminderung der Durchblutung mit Gefahr der Gewebeanoxie dar. Daneben verringert sich mit zunehmendem Alter die Motilität, und beim Schlafen oder Ruhen treten kaum mehr Spontanbewegungen auf. Daher lasten auf bestimmten Körperstellen ununterbrochen hohe Auflagedrücke. Dies erklärt das Auftreten der Ulzera an bestimmten *Prädilektionsstellen* (Abb. 12.1) und ihre Entwicklung vor allem nachts. Entscheidend für die Dekubitusentstehung ist die Stärke des Drucks, der auf die Haut ausgeübt wird, und die *Einwirkungszeit.* So können Druckamplituden ab 2 kPa und Druckverweilzeiten ab 2 Stunden bereits zur Ausbildung von Dekubitalgeschwüren führen. Aus diesen Tatsachen lassen sich

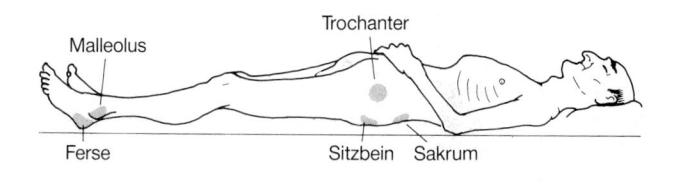

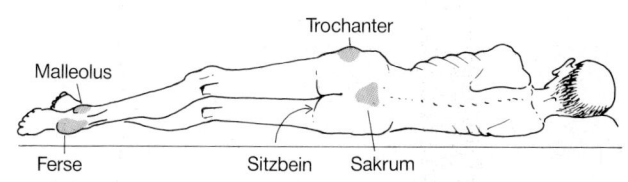

Abb. 12.1. Prädilektionsstellen für Ulzera. Regelmäßige tägliche Kontrolle der gefährdeten harten Stellen ist bei bettlägerigen Patienten wesentlich und erlaubt die rechtzeitige Einleitung von zusätzlichen prophylaktischen Maßnahmen zur Verhütung von Dekubitalulzera. (Aus Zöllner 1991)

bereits die grundlegenden Empfehlungen für eine Dekubitusprophylaxe ableiten:

- Frühestmögliche Mobilisation des Patienten. Ohne Druck kein Geschwür.
- Die Druckeinwirkzeit wird durch regelmäßiges, zweistündliches Umbetten verkürzt (30° Schräglage rechts, links und Rückenlage). Eine 90° Seitenlage birgt die Gefahr eines iatrogenen Trochanterdekubitus und muß in jedem Fall vermieden werden.
- Reduktion des Auflagedrucks durch Betten des Patienten auf einer superweichen Matratze. Der Weichheitsgrad einer Matratze verhält sich bis zu einem gewissen Grad proportional zur Sauerstoffversorgung der Hautzelle.
- Schutz der besonders gefährdeten Fersen durch Freilagerung.
- Hautpflege. Haut sauber und trocken halten. Keine Seifen oder Schampoos verwenden, die den schützenden Fettmantel der Haut zerstören.
- Durchführung der Prophylaxe bei allen Patienten, die einen der in Tabelle 12.3 genannten Risikofaktoren aufweisen.

Die Dekubitusprophylaxe ist sehr zeitintensiv, aber ein einmal bestehendes Ulkus erfordert noch mehr Pflegeaufwand!

Bestehen bereits Dekubitalgeschwüre, so hat sich die Therapie nach den folgenden Grundsätzen zu richten.

Druckentlastung
Ohne Druck kein Geschwür, ohne Entlastung keine Heilung! Die Druckdauer wird durch regelmäßiges Umbetten verkürzt, die Druckamplitude durch Lagerung auf superweichen Matratzen. Freilagern der entsprechenden Stellen sorgt für Druckentlastung. Nur die Entlastung führt zu einer Zunahme der nutritiven Zirkulation und der Gewebeoxygenation.

Nekroseabtragung
Die Nekrose bildet einen idealen Nährboden für das Bakterienwachstum mit der Gefahr einer Sepsis und verhindert die Bildung von Granulationsgewebe. Hinzu kommt bei schlecht heilenden Wunden eine fehlende Fibrinolyse. Die Fibrinpersistenz führt zu einer Diffusionsbarriere für Sauerstoff und andere Energieträger. Große nekrotische Bezirke werden alle zwei Tage chirurgisch abgetragen, bei kleinen genügt die enzymatische Entfernung mit Fibrolan, Iruxol, Varidase oder Leukase.

Behandlung relevanter Lokalinfektionen/Sepsis
Tritt lokal eine Erwärmung, Rötung, Schwellung und Druckdolenz auf oder zeigt sich gar eine Infektion mit Fieber und Leukozytose, wird eine systemische antibiotische Therapie gemäß Keimtestung eingeleitet. Eine lokale Applikation von Antiseptika oder Antibiotika schädigt wahrscheinlich das zarte Granulationsgewebe und erreicht dort keinen ausreichenden Gewebespiegel.

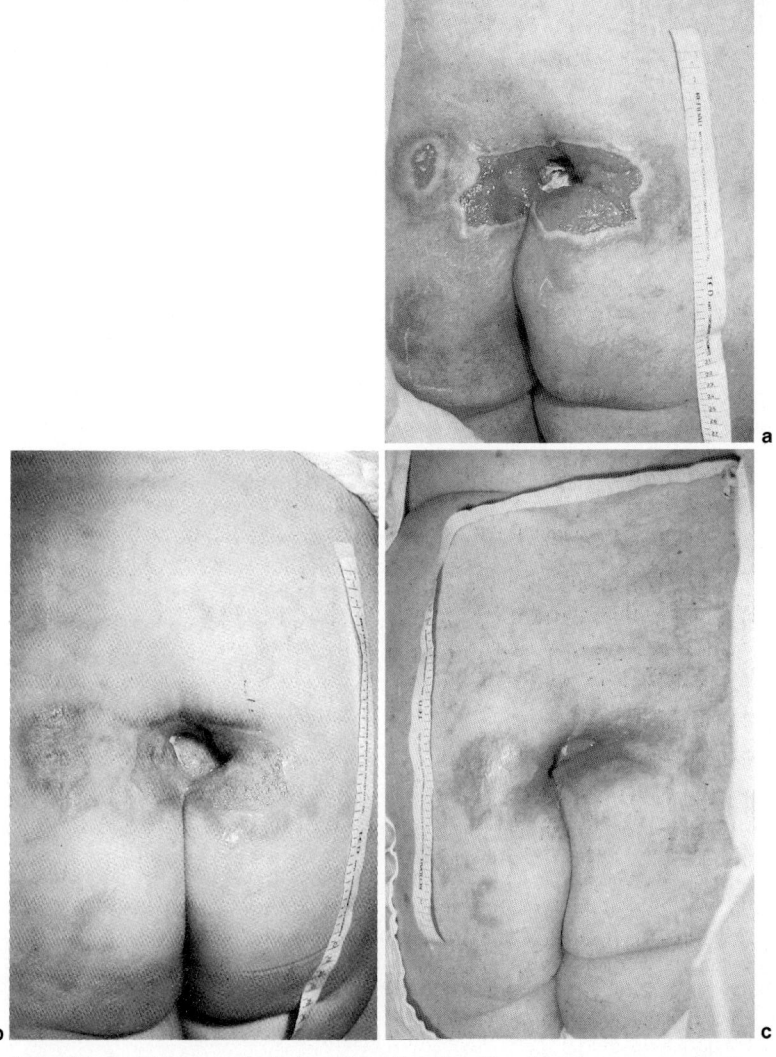

Abb. 12.2 a–c. Heilungsverlauf eines Dekubitalulkus über dem Os sacrum. **a** Zu Beginn; **b** nach 1 Woche; **c** nach 3 Wochen

Wundverband
Es hat sich gezeigt, daß die Wundheilung unter einem Feuchtverband schneller vonstatten geht als unter einem trockenen. Bei Experimenten mit Zellkulturen zeigte sich Ringerlösung allen anderen Mitteln zum Befeuchten weit überlegen. Ein Verbandswechsel sollte mindestens 2mal täglich erfolgen. Bei einer Ulkustiefe von >2 mm sollte eine dünne (1 mm), poröse Gaze verwendet werden, bei oberflächlichen Ulzerationen dient der Verband dem Schutz des jungen Granulationsgewebes. Hier kommt eine dünne, nicht klebende, paraffinhaltige Gaze (z. B. Adaptic) in Betracht. Den Heilungsverlauf bei sachgerechter Behandlung dokumentieren die Abb. 12.2 a–c.

Reduktion der Risikofaktoren
Die der Immobilität zugrundeliegende Erkrankung oder Störung kann oft therapeutisch beeinflußt werden (z. B. Medikamentenreduktion, Fiebersenkung, ausreichende Flüssigkeitszufuhr und hochkalorische, eiweißreiche Kost). Die wichtigste Maßnahme ist die frühe Mobilisierung des Patienten.

Eine Reihe von Dekubitalgeschwüren läßt trotz konsequenter Durchführung der Therapierichtlinien kaum Heilungstendenzen erkennen, andere sind so groß, daß unter konservativen Bemühungen keine Heilung zu erwarten ist. Hier sollte eine plastisch-chirurgische Behandlung durchgeführt werden. Das Dekubitalgeschwür wird radikal exzidiert, die Defektdeckung erfolgt durch Lappenplastiken mit gut durchblutetem, gesunden Gewebe. Hier haben sich aufgrund der Weichteilaufpolsterung und der größeren Druckbelastbarkeit muskulokutane Lappen bewährt.

FALLBEISPIEL

Anamnese. Eine 71jährige Patientin, die wegen eines Mediateilinfarkts mit armbetonter Hemiparese rechts und Aphasie stationär behandelt wird, hat immer wieder Fieberschübe bis 39 °C, die jeweils für 1–2 Tage bestehen, um dann wieder auf Normaltemperatur abzufallen.

Befund. Aphasische Patientin. Armbetonte Hemiparese rechts (Arm: Kraftgrad 2, Bein: Kraftgrad 3). Deutliche Adipositas (90 kg bei 167 cm). Blutdruck 130/70 mm Hg, Puls 96/min. Herz und Lunge perkutorisch und auskultatorisch unauffällig. Adipöse, weiche Bauchdecken, keine pathologischen Resistenzen palpabel, Darmgeräusche o. B. Nierenlager bds. frei. Wirbelsäule nicht klopfschmerzhaft. Adipöse Beine mit leichten Unterschenkelödemen bds. Periphere Pulse seitengleich palpabel.
 Labor: Rezidivierende Leukozytose bis 12 000 und Linksverschiebung, übriges Blutbild unauffällig. Blutzucker 180 mg/dl, Triglyzeride 320 mg/dl, übrige Werte im Normbereich. Urinstatus o. B. Stuhl auf okkultes Blut 3fach negativ. Mehrere Blutkulturen steril.

Röntgen-Thorax im Sitzen: kein Anhalt für Infiltrate oder tumoröse Veränderungen. Soweit im Sitzen beurteilbar, keine Herzvergrößerung, keine Lungenstauung. Röntgen der Nasennebenhöhlen: sämtliche Höhlen regelrecht angelegt, von normaler Transparenz. Oberbauchsonographie: Leber, Milz und Nieren unauffällig. Pankreas wegen Darmgasüberlagerung nicht zu beurteilen. Gallenblase flüssigkeitsgefüllt und konkrementfrei, keine Entzündungszeichen.

EKG: Sinustachykardie, 110/min, Mitteltyp, unauffällige Erregungsausbreitung und -rückbildung.

Therapie und Verlauf. Die Ursache für die rezidivierenden Fieberschübe konnte nicht gefunden werden. Krankengymnastisch und logopädisch Fortschritte in der Therapie, jedoch erschwerte Mobilisation aufgrund der Adipositas.

Die Patientin entwickelte plötzlich Atemnot, eine ausgeprägte Tachykardie von 140/min und einen Blutdruckabfall. Trotz sofort eingeleiteter Intensivmaßnahmen verstarb die Patientin nach 3 Stunden. Die Sektion ergab eine fulminante Lungenembolie aufgrund einer tiefen Oberschenkelthrombose rechts. Zuvor waren bereits mehrere kleine Lungenembolien abgelaufen, die Ursache für die rezidivierenden Fieberschübe waren.

13 Mangelernährung und Störungen im Salz- und Wasserhaushalt

(P. Oster)

13.1 Allgemeines

Unterernährung und Flüssigkeitsmangel gehören zu den häufigsten geriatrischen Symptomen; obwohl pathogenetisch nicht immer Auslöser des Krankheitsbildes, erhalten diese Störungen oft eigenen Krankheitswert.

13.2 Malnutrition

Während bei zu Hause und im selbständigen Altenheimbereich lebenden Personen die Unterernährung nur in etwa 3–5 % gefunden wird, sind im Pflegeheim und im Krankenhaus mehr als $1/3$ der Patienten betroffen.

Erfassungskriterien. Die *klinische Beurteilung* des Patienten kann eine Malnutrition recht genau erfassen und ist vielen Meßparametern (z. B. Akutproteine, Vitaminstatus) in der Aussagekraft fast ebenbürtig. Die Anthropometrie (Körpergewicht, Körperlänge) und daraus abgeleitete Parameter (Body-mass-Index etc.) sind im Alter schwierig zu beurteilen, weil durch osteoporotische Wirbelkörpereinbrüche oft wenig vergleichbare Meßwerte entstehen; auch die verschiedenen Hautfalten- und Umfangsmessungen sind nicht unproblematisch.

Folgen. Mit der Malnutrition geht eine *Schwächung der Abwehrkräfte des Körpers* einher, deutlich zu sehen an der schlechten Antwort auf diverse immunologische Testverfahren. Äußerliche Zeichen wie Mundwinkelrhagaden, Hautveränderungen, brüchige Nägel etc. sind beim alten Menschen schwierig zu interpretieren. Viele Probleme entstehen mit der Medikamentendosierung, da das Körpergewicht vermindert ist und Verschiebungen in der Körperzusammensetzung stattfinden. Unterernährte Patienten sind auch vermehrt *dekubitusgefährdet.*

Ursachen und Risikofaktoren
Einzelne Mangelzustände sind eher selten; meist treten kombinierte Störungen auf. Zu denken ist aber beispielsweise an Vitamin-D-Mangelzustände

Tabelle 13.1. Risikofaktoren für das Auftreten einer Mangelernährung im Alter

- Fehler bei der Essenszubereitung (langes Weichkochen, viele Konserven, verdorbene Produkte)
- Schwierigkeiten bei der Nahrungsaufnahme (schlechter Zahnstatus, nicht passende Prothese, Schluckstörungen, Dyspnoe)
- Nachlassendes Interesse an der Ernährung (Demenz, Depression, Geschmacksstörungen)
- Körperliche Gebrechen, die das Kochen (Arthrose der Hände, Sehprobleme) oder Einkaufen erschweren
- Finanzielle Probleme

bei älteren Personen, die ihre Wohnung nicht mehr verlassen können, oder an Folsäure- bzw. Vitamin-B_{12}-Mangel bei Demenz oder Anämie.

Die Risikofaktoren für eine Mangelernährung sind aus Tabelle 13.1 zu entnehmen; dabei wird deutlich, wie sehr die Ernährung im Alter von psychosozialen Faktoren beeinflußt wird. Das Risiko steigt exponentiell an, wenn mehrere dieser Faktoren vorhanden sind.

Selbstverständlich müssen bei Malnutrition die organischen Ursachen bedacht und ausgeschlossen werden. *Schluckstörungen* sind im hohen Lebensalter bei sehr vielen Patienten vorhanden (danach fragen!), *maligne Erkrankungen* vorwiegend des Gastrointestinaltrakts oder entzündliche Veränderungen (Ulcera ventriculi und duodeni, klinisch oft stumm) und auch *chronische Infektionen* (Endokarditis, Tuberkulose) können eine Malnutrition verursachen. Ist die ermittelte zugeführte Kalorienzahl eher hoch, muß auch *Malabsorption* oder *Hyperthyreose* bedacht werden.

Behandlung

Die Behandlung der Malnutrition richtet sich nach der Ätiologie. Unverträglichkeiten sind zu berücksichtigen, bei Schluckproblemen kann entsprechende Vorbereitung der Nahrung (Zerkleinern, Passieren etc.) helfen. Die Beachtung des Umfelds der Nahrungsaufnahme ist oft wichtiger als spezielle Ernährungstips, z. B. Bestellung von Essen auf Rädern. Häufig sind aber nur allgemeine Ratschläge möglich im Sinn einer abwechslungsreichen Ernährung mit ausreichend frischen und Milchprodukten. Anreicherung von Speisen, z. B. mit Sahne, ist möglich. Von der Industrie werden auch trinkfähige, vitaminangereicherte Supplemente angeboten *(„Sondenkost"),* die auch nach der Akzeptanz ausgesucht werden sollten. Liegen entsprechende Voraussetzungen vor, kann eine Malnutrition durch Kalorienzufuhr über *Magensonde, perkutane endoskopische Gastrostomie (PEG)* oder *parenterale Ernährung* ausgeglichen werden. Die PEG (Abb. 13.1 a–g) stellt eine ef-

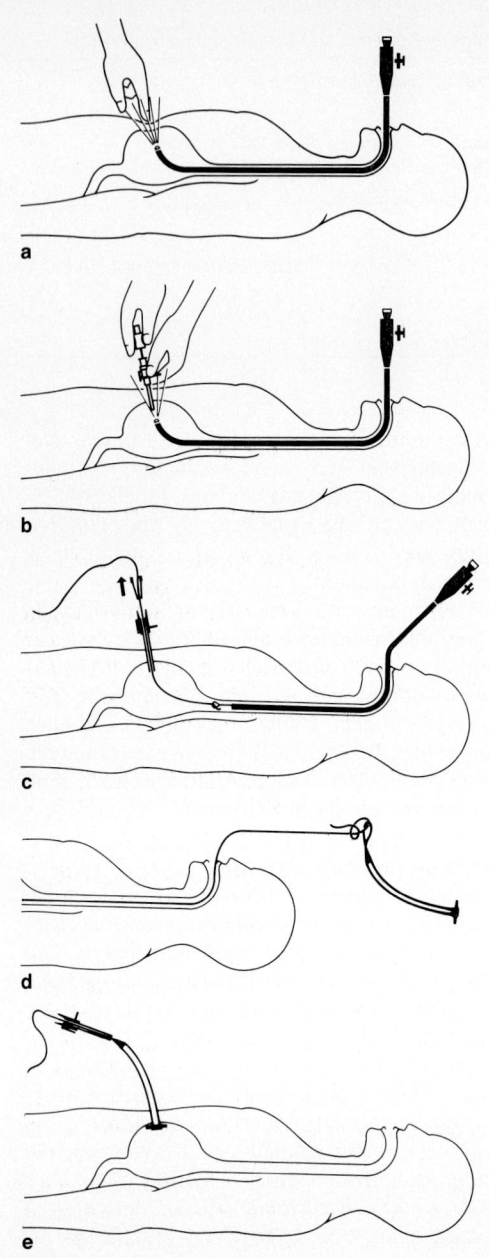

Abb. 13.1 a–e. (Legende s. S. 101)

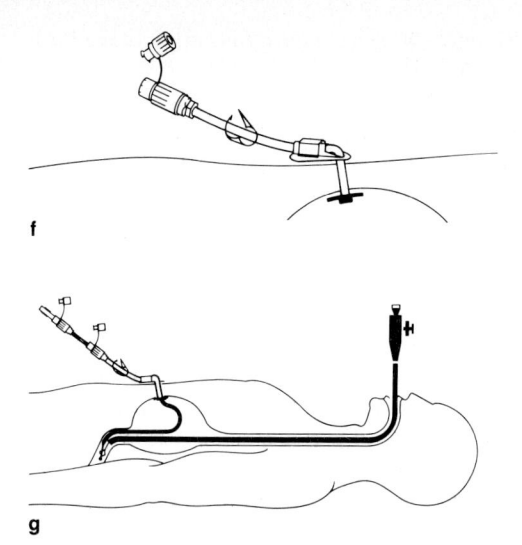

Abb. 13.1 a–g. Durchführung der perkutanen endoskopischen Gastrostomie (PEG). **a** Kontrolle der Punktionsstelle; Lokalanästhesie aller Bauchwandschichten; **b** Einführung der Punktionskanüle unter endoskopischer Kontrolle; **c** Herausziehen des Führungsfadens mit dem Gastroskop; **d** Verknoten des proximalen Fadenendes an der Sonde; **e** Plazierung der Sonde langsam intragastral; **f** endgültige Katheterlage; **g** Doppellumige Variante: aspirationssichere Ernährung. (Aus Geriatrie Praxis Depesche 1991; mit freundl. Genehmigung der Fresenius AG, Bad Homburg)

fiziente Methode zur enteralen Langzeiternährung dar. Die Akzeptanz ist höher als bei einer Magensonde, die Komplikationsrate (Infektion, Blutung, Fistel) mit etwa 3 % niedrig.

Sondenkost. Die *Zusammensetzung* der Sondenkost richtet sich nach der Indikation; in den meisten Fällen soll sie an eine normale Ernährung angepaßt sein, da sie diese auch ersetzt. 1000–1500 kcal sind im hohen Alter als Erhaltungskalorien meist ausreichend, dazu etwa 1 l Wasser. Die Konzentration der Sondenkost sollte *300 mOsm/l* nicht übersteigen. Der Patient sollte beim Einlaufen der Sondenkost möglichst mit *erhöhtem Oberkörper* sitzen; die Nahrungsaufnahme erfolgt als Bolus von jeweils 100–200 ml oder durch kontinuierliche Zufuhr (Schwerkraft, in einzelnen Fällen u. U. auch mit Ernährungspumpe). Zur Vermeidung von Aspiration ist vor erneuter Verabreichung oder vor einer neuen Flasche mit einer Ernährungsspritze zu prüfen, ob die vorher gegebene Sondenkost den Magen bereits verlassen hat.

Komplikationen. Tritt als Komplikation eine *Aspiration* auf, so ist die Lage der Sonde zu überprüfen; evtl. muß sie ins Duodenum vorgeschoben werden. Ebenso ist die regelrechte Lagerung des Patienten zu kontrollieren (aufrecht!) und der Füllungszustand des Magens zu beachten. Das Auftreten von *Durchfall* als weitere Komplikation bei Sondenernährung kann z. B. durch gleichzeitige Antibiotikagabe verursacht sein. Ist die Kost zu hochkonzentriert oder wird sie zu schnell gegeben, kann es zur osmotischen Diarrhoe kommen. Möglicherweise liegt eine Laktoseunverträglichkeit vor; die Therapie der Wahl besteht dann in laktosefreier Sondenkost. Zudem bietet sie einen guten Nährboden für Bakterien; auch Verunreinigung der Sondenkost kann Durchfälle zur Folge haben.

Ethische Gesichtspunkte künstlicher Ernährung. Schwierige Entscheidungen stehen bei unzureichender Nahrungszufuhr immer dann an, wenn die Prognose eines Patienten infaust ist oder Endstadien einer Demenz vorliegen. Hier muß mit allen Beteiligten eine Entscheidung über Sinn und Nutzen einer künstlichen Ernährung gefällt werden.

13.3 Dehydratation – Störungen im Natrium- und Wasserhaushalt

Unter einer *Dehydratation* ist ein *reiner Wassermangel* zu verstehen, welcher zu einer *Hypernatriämie* führt; im klinischen Alltag werden unter dem Begriff Dehydratation auch oft (nicht ganz korrekt) kombinierte Mangelzustände von Natrium und Wasser (Volumenverlust) oder gar Hyponatriämien eingeordnet, die mit erhöhtem Extrazellulärvolumen einhergehen können. Die Unterscheidung ist wegen der unterschiedlichen Therapieansätze wichtig.

Im Alter ist das *Durstempfinden* zunehmend vermindert. Selbst bei erheblichem Flüssigkeitsmangel trinkt der alte Mensch häufig nicht. Dazu kommt eine eingeschränkte Konzentrationsfähigkeit der Niere mit der Folge einer schlechten Natriumkonservierung, besonders bei Wassermangel.

Dies führt zu einer erhöhten Anfälligkeit gegenüber Störungen im Elektrolyt- und Wasserhaushalt: die Homöostase funktioniert nicht mehr. Zusätzliche Faktoren (s. unten) lösen dann schnell eine Dekompensation aus, die absoluten Krankheitswert erhält und häufig erst nach entsprechenden Folgen wie Verwirrtheit, Stürzen etc. erkannt wird.

Eine entsprechende Störung besteht bei der Hälfte der ins Akutkrankenhaus eingewiesenen geriatrischen Patienten. Dabei sind *unterernährte und pflegebedürftige Patienten sowie Pflegeheimbewohner erfahrungsgemäß besonders gefährdet.* Wegen Immobilität oder unsachgemäßer Sedierung

Tabelle 13.2. Hyponatriämie durch Medikamente

- Diuretika
- Chlorpropamid
- Carbamazepin
- Clofibrat
- Indometacin
- Narkotika
- Amitriptylin
- Acetaminophen
- Vincristin

werden die Getränke nicht erreicht; durch Kommunikationsprobleme wird dieses Problem manchmal noch verstärkt.

Die beiden häufigsten Formen von Flüssigkeitsverlust in der Geriatrie sind Wassermangel mit Hypernatriäme *(Dehydratation)* und kombinierter Natrium- und Wassermangel *(Volumenverlust)*. Letztere Kombination kann mit einer Hyponatriämie einhergehen. Andererseits kann eine Hyponatriämie auch mit extrazellulärem Volumenverlust und Ödemen verbunden sein (z. B. bei schwerer Herz- und Lebererkrankung) oder mit relativ normalem Extrazellulärvolumen ohne Ödeme (bei Niereninsuffizienz, Glukokortikoidmangel, Hypothyreose) einhergehen. Gerade im Alter ist bei der Differentialdiagnose der Hyponatriämie auch das *Syndrom der inadäquaten ADH-Sekretion (SIADH, Synonym = Schwarz-Bartter-Syndrom)* zu nennen, das im Zusammenhang mit Infektionen des Respirationstrakts, (Bronchial-)Tumoren, ZNS-Läsionen, starken Schmerzen und Emotionen auftritt sowie von einer Vielzahl von Medikamenten induziert werden kann (Tabelle 13.2).

Phenothiazine können den Appetit stimulieren und, vor allem bei Thioridazin, auch zu gesteigertem Durst mit Wasserintoxikation und Verdünnungshyponatriämie führen.

Wassermangel mit Hypernatriämie (Dehydratation)

Vorkommen. Eine nennenswerte Hypernatriämie tritt praktisch nur auf, wenn die Wasserzufuhr über den Durst nicht mehr willentlich reguliert werden kann. Gefährdet sind demnach – neben Kleinkindern – *alte Menschen mit zerebralen Erkrankungen.* Normalerweise ist selbst bei Patienten mit Diabetes insipidus der Durst so stark, daß die Natriumkonzentration bzw. die Plasmaosmolarität konstant gehalten wird.

Auslösende Faktoren. Häufig sind von einer schweren Dehydratation (Natrium >155 mmol/l) zu Hause oder im Pflegeheim lebende, mehrfach behinderte Patienten betroffen. Auslösend sind exzessive Flüssigkeitsverluste,

z. B. bei Diarrhoe, starkem Schwitzen (hypotoner Schweiß) oder erhöhter Ventilation. Liegen keine derartigen Begleiterscheinungen vor, muß auch an Vernachlässigung durch die Pflegepersonen gedacht werden: es wurde nicht ausreichend auf die normale Flüssigkeitszufuhr geachtet.

Symptomatik. Die Symptomatik ist gekennzeichnet durch den Wassermangel auch innerhalb der Zelle; dabei entstehen die wesentlichen Symptome durch die Dehydratation der Zellen des ZNS. Bei einer leichten Hypernatriämie (ab 145 mmol/l) findet sich eine uncharakteristische *Schwäche*. Mit ansteigender Natriumkonzentration verändert sich der geistige Zustand zunehmend, es kommt zu neuromuskulären Reizungen bis zu *Krämpfen*, Verlangsamung bis zum *Koma*. Eine schwere Hyperosmolarität kann irreversible neurologische Schäden hervorrufen.

Ursachen. Liegt ein komatöser Zustand vor, ist naturgemäß eine willentliche Wasseraufnahme nicht mehr möglich. In der Geriatrie ist hier einerseits besonders an zu *starkes Schwitzen*, andererseits an das *hyperosmolare, nicht ketotische, diabetische Koma* und an das *hyperosmolare Syndrom* nach Verabreichung zu hoch konzentrierter, meist auch sehr eiweißreicher *Sondenkost* zu denken. Bei der dadurch ausgelösten osmotischen Diurese (Zucker bzw. Harnstoff) ist die Natriumkonzentration im Urin geringer als im Plasma mit der Folge der Hypernatriämie.

Therapie. Die Therapie der Dehydratation erfolgt durch *orale Flüssigkeitszufuhr* oder durch *5 %ige Glukoselösung i. v.* Dabei sollte die Korrektur des Wasserdefizits langsam erfolgen, d. h. etwa nur die Hälfte während der ersten 24 Stunden; andernfalls besteht die Gefahr eines Hirnödems. Da sich in den Gehirnzellen osmotisch aktives Material kompensatorisch vermehrt hat und plötzlich wieder Wasser zur Verfügung steht, schwellen die Zellen entsprechend an.

Rechenbeispiel zur Kalkulation eines Wasserdefizits. 80 jähriger Mann, Körpergewicht (K) 70 kg, Na^+ 160 mmol/l, erwünscht: Na^+ 140 mmol/l. Sollwert Gesamtkörperwasser (G): $\frac{K}{2} = 35$ kg;

$$Na^+_{Soll} \times G_{Soll} = Na^+_{Haben} \times G_{Haben}$$

$$140 \times 35 = 160 \times G_{Haben}$$

$$G_{Haben} = \frac{140 \times 35}{160} = 30,6 \, l$$

$$G_{Soll} - G_{Haben} = 35 \, l - 30,6 \, l = 4,4 \, l$$

Es fehlen 4,4 l.

Trotz Hypernatriämie kann auch ein *kombinierter Salz/Wassermangel* (s. oben komatöser Zustand) vorliegen; in diesem Fall, klinisch erkenntlich an der *Kreislaufinsuffizienz zusätzlich zu den ZNS-Symptomen,* sind im Verlauf der Behandlung *Salzlösungen* indiziert.

Kombinierter Natrium- und Wassermangel (Volumenverlust)

Ursachen. Dies ist die häufigste Form gerade im Alter, weil die Kapazität der Niere zur Natrium- und Wasserretention leichter überschritten wird; dies geschieht bei entsprechend großen extrarenalen oder renalen Verlusten.

Bei *starkem Schwitzen, Verbrennungen* und den gastrointestinalen Ursachen *Erbrechen* und *Durchfall* ist die Ursache meist offensichtlich; häufiger übersehen werden *Subileus- und Ileuszustände,* bei denen es zu erheblichen Flüssigkeitsverlagerungen in den Darm kommen kann. *Renale Verluste* kommen vor bei akuten (z. B. polyurische Phase der Niereninsuffizienz) und chronischen Nierenkrankheiten (z. B. Salzverlustniere), nach exzessiver Diuretikatherapie, bei osmotischer Diurese (Diabetes, Sondenkost, Mannit etc.) und seltener bei Nebenniereninsuffizienz.

Symptomatik. Die Symptomatik bei Volumenverlust ist gekennzeichnet durch die *Kreislaufinsuffizienz,* die sowohl mit relativ normalem Blutdruck im Liegen mit Tachykardie und orthostatischen Regulationsstörungen als auch mit ausgeprägtem Schockzustand mit Abfall des Blutdrucks auch im Liegen einhergehen kann. Damit verbunden sind wechselnde zerebrale Symptome, i. allg. auch Oligurie (außer bei osmotischer Diurese). Der *Hautturgor* ist herabgesetzt, die *Zunge* trocken, Symptome, welche im Alter oft schwierig zu interpretieren sind.

Auch die Beurteilung von Laborveränderungen ist im Alter schwieriger, am besten noch bei Kenntnis von Vorwerten. Erhöhung von *Kreatinin* und *Harnstoff,* oft mit einem Harnstoff/Kreatininquotienten von über 30 als Ausdruck der prärenalen Niederinsuffizienz sind am aussagekräftigsten. *Hämatokrit* (bei normalem Hb) und *Gesamteiweiß* sind erhöht. Das *Plasmanatrium* kann vermindert, normal oder erhöht sein, je nach dem Verhältnis von Wasser- zu Salzverlust.

Die Konzentration von Natrium im Urin sinkt bei extrarenalen Verlusten unter 10 mmol/l ab, bei renalen Verlusten bleibt sie meist über 20 mmol/l (außer bei extremem Salzverlust).

Therapie. Die Therapie besteht in entsprechendem *Salz- und Flüssigkeitsersatz,* vorsichtig genug, um nicht eine Herzinsuffizienz auszulösen; klinische Parameter sind zur Erfolgskontrolle am sinnvollsten *(Kreislauf, Urinausscheidung, Hautturgor).*

13.4 Störungen des Kaliumstoffwechsels

Das Gesamtkörperkalium geht zwar im Alter zurück, ist aber im wesentlichen durch die reduzierte Zellmasse zu erklären. Trotzdem sind Hyper- und Hypokaliämien häufige Laborbefunde wegen der zahlreichen im Alter auftretenden Krankheiten.

Hypokaliämie

Ursachen. Ätiologisch sind in der Geriatrie *Flüssigkeitsverluste* aus dem Gastrointestinaltrakt am häufigsten, z. B. bei *Laxanzienabusus* und als Nebenwirkung von *Diuretika;* besonders bei gleichzeitiger Digitalisgabe können bei Hypokaliämie fatale Rhythmusstörungen ausgelöst werden.

Symptomatik. Die Symptomatik der Hypokaliämien hängt vorwiegend mit *veränderten neuroexzitatorischen Mechanismen* zusammen: (Muskel-) Schwäche, Apathie, Verwirrtheit, träge Darmfunktion bis Ileus, gestörte Kreislaufregulation, Herzrhythmusstörungen.

Therapie. Die Therapie besteht in Kaliumgabe per os (gelegentlich sind relativ große Dosen erforderlich, dann auch an Magnesiummangel denken) oder vorsichtig intravenös.

Hyperkaliämie

Ursachen. Die häufigste Ursache für die Entwicklung von Hyperkaliämien in der Geriatrie sind die *kaliumsparenden Diuretika* und die *ACE-Hemmer,* besonders in Verbindung mit einer leichten Dehydratation und/oder mäßig eingeschränkter Nierenfunktion, begünstigt durch die Verminderung der Aktivität des Renin-Angiotensin-Systems (hyporeninämischer Hypoaldosteronismus). Hyperkaliämie entsteht auch bei Zellzerfall (Nekrose, Zellquetschung bei schwieriger Blutabnahme), und auch bei Azidose kommt es zu starker Erhöhung der Kaliumwerte. Die selteneren Ursachen von Kaliumstoffwechselstörungen und die Therapie der Hyperkaliämie sind den Lehrbüchern für Innere Medizin zu entnehmen.

Symptomatik. Das gefährlichste Symptom der Hyperkaliämien sind *Herzrhythmusstörungen.*

14 Akute Verwirrtheitszustände

(W. KRUSE)

14.1 Allgemeines

Akute Verwirrtheitszustände sind als *Notfallsituationen* anzusehen, da sie Patienten und u. U. auch die Umgebung gefährden können. Sie sind nicht selten Anlaß zur stationären Einweisung und treten sehr häufig als Komplikation bei Krankheiten im Alter auf. Verwirrtheit ist oft begleitet von anderen uncharakteristischen Krankheitszeichen, z.B. Stürzen und Inkontinenz. Mögliche Folgen von Verwirrtheitszuständen sind Nahrungsverweigerung, aggressives und destruktives Verhalten, Unfähigkeit zur Kooperation, Verweigerung der Therapie und Abwehr pflegerischer Maßnahmen. Mögliche Weglauftendenz und „aufgedrehte" nächtliche Aktivität strapazieren die Geduld aller betreuenden Personen erheblich.

Die Häufigkeit von Verwirrtheitszuständen bei über 70jährigen Patienten auf internistischen Stationen liegt bei über 10%, in geriatrischen Abteilungen bei 30% und höher. Akute Verwirrtheit ist mit deutlich erhöhter Mortalität (bis >30%) verbunden, verglichen mit gleichaltrigen, nicht verwirrten Patienten. Daraus folgt, daß ein akuter Verwirrtheitszustand ein ernstzunehmendes Ereignis ist, das sorgfältiger Abklärung und Betreuung bedarf.

14.2 Symptome

Kennzeichen eines Verwirrtheitszustandes sind in Tabelle 14.1 aufgeführt. Ein wichtiges – jedoch nicht obligates – Leitkriterium ist die Bewußtseinsstörung. Der Wachheitsgrad kann dabei von *Apathie* oder sogar Koma bis zur maximalen psychomotorischen Erregtheit *(Delir)* wechseln! Das Denken ist verwirrt und inkohärent. Mit einer Bewußtseinsstörung gehen oft eingeschränkte Wahrnehmung und verminderte Aufmerksamkeit einher. Weitere häufige Merkmale sind: ausgesprochene *Ängstlichkeit,* Mißtrauen, Verkennungen und fakultativ Halluzinationen, die auch akustischer Art sein können. Verwirrtheitszustände können wahnhaft ausgestaltet sein (z.B. Angst, vergiftet oder verfolgt zu werden).

Tabelle 14.1. Diagnostische Kriterien des akuten Verwirrtheitszustands (Delir)

- Bewußtseinstrübung
- Gestörte Wahrnehmung
- Sprache (zeitweise) zusammenhanglos
- Gestörter Schlaf-Wach-Rhythmus
- Mangelnde Orientierung und Gedächtnisstörungen
- Klinisches Bild wechselhaft ausgeprägt
- Anamnestische Angaben, körperliche Befunde, Laborbestimmungen

14.3 Ursachen

Als Mechanismus werden Störungen im Gleichgewicht der die Vigilanz beeinflussenden Systeme angenommen. Bei Störungen kann es zu überschießenden Reaktionen nach beiden Richtungen kommen („Überwachheit", „Apathie"). Die Schwelle für derartige Störungen ist bei zerebraler Schädigung erniedrigt (z. B. Demaskierung einer Demenz bei Harnwegsinfekt).

> **Praktisch jede körperliche Störung im hohen Alter kann akute Verwirrtheit auslösen (Tabelle 14.2).**

Äußere Einflüsse wie Dunkelheit (Wegfall der optischen Orientierung), z. T. auch scheinbar minimale Veränderungen der Umgebung, können ebenfalls zu Verwirrtheit führen. *Medikamente, besonders aber Pharmaka mit einer anticholinergen Wirkkomponente, gehören zu den häufigsten Ursachen!* Besonders häufig sind ZNS-wirksame Arzneimittel verantwortlich. Denken sollte man jedoch auch an H_2-Rezeptoren-Blocker, Gyrasehemmer, Digitalis und einige Antiarrhythmika. (Tabelle 14.3).

14.4 Abklärung und Differentialdiagnose

Abklärung. Offensichtliche, z. B. delirante Verwirrtheitszustände sind relativ leicht erkennbar. In anderen Fällen wird man mit taktvollen, aber bestimmten Fragen zu kognitiven Funktionen versuchen, sich ein Bild zu verschaffen *(Orientierung zu Person, Ort und Zeit)*.

Tabelle 14.2. Ursachen akuter Verwirrtheit

1. Intrakranielle/zentralnervöse Erkrankungen

Zerebrovaskulär	TIA (Transitorische ischämische Attacke), PRIND (Prolongiertes reversibles ischämisches neurologisches Defizit), Infarkt, Subarachnoidalblutung
Infektion	Meningoenzephalitis, Neurolues, septische Embolie
Neoplasma	
Trauma	Chronisches subdurales Hämatom, Kontusion
Iktal und postiktal	Intrakranielle Raumforderung, posttraumatische Läsion, idiopathisches Anfallsleiden

2. Extrakranielle Erkrankungen

Infektionen	Harnwegsinfektionen, Pneumonie
Kardiovaskulär	Herzinsuffizienz, Arrhythmie, Vitium, Myokardinfarkt
Hypotension	Hypovolämie, orthostatische Hypotension, vasovagale Symptome
Stoffwechselstörungen	
Hypoxie	Anämie, respiratorische Insuffizienz
Elektrolytstörung	Hyponatriämie
Störungen im Säure-Basen-Haushalt	Azidose, Alkalose
Urämie	
Endokrinologische Erkrankungen	Hypothyreose, Thyreotoxikose, apathische Hyperthyreose, Hypo-, Hyperglykämie, Hypo-, Hyperparathyreoidismus
Mangelzustände	Eisen, Vitamin B_{12}, Thiamin, Folsäure
Trauma	Verbrennungen, Frakturen
Störungen der Sinnesorgane	
Exogene Toxine	Medikamente, Alkohol, Entzugssyndrome
Thermoregulationsstörungen	Hypothermie, Hitzschlag, Fieber

Tabelle 14.3. Arzneimittel, die zu Verwirrtheit führen können (ohne Anspruch auf Vollständigkeit)

- Antiarrhythmika (Procainamid, Chinidin, Lidocain, Disopyramid)
- Antidepressiva
- Antihistaminika
- Antikonvulsiva
- Antiparkinsonmedikamente
- Betasympathikomimetika
- Bromocriptin
- Cimetidin
- Digitalisglykoside
- Gyrasehemmer
- Kortikosteroide
- Nichtsteroidale Antiphlogistika
- Theophyllin
- Zentralwirksame Antihypertensiva

Erforderlich ist eine *Fremdanamnese,* die neben der ausführlichen Krankengeschichte auch Aufschluß geben sollte über folgende Fragen:

- Wie lange besteht die Verwirrtheit?
- Hat sie plötzlich eingesetzt, oder trat sie allmählich ein, u. U. fluktuierende Ausprägung?
- Traten bereits früher Verwirrtheitszustände auf, unter welchen Bedingungen?
- Liegen besondere Veränderungen der Lebensumstände vor, Belastungssituationen, Sorgen, Trauer?

Der Verlust des Lebenspartners zählt zu den folgenschwersten Ereignissen. Die ausführliche *Medikamentenanamnese* unter Berücksichtigung auch der Selbstmedikation und die Frage nach Alkoholkonsum sind unverzichtbar.

Differentialdiagnose. Es gibt akute Verwirrtheitszustände bei zugrundeliegender Demenz, die sich verschlechtert („Demaskierung"). „Bunte" Bilder sind nicht selten, z. B. depressiv gefärbte Demenz, Depressionen, die eine zugrundeliegende Demenz verschlechtern.

Frühstadien einer Demenz sind nur durch detaillierte *neuropsychologische Untersuchungen* zu erfassen und im Verlauf zu dokumentieren. In Zweifelsfällen sollte immer ein psychiatrisches Konsil angestrebt werden.

> **Verwirrte Patienten müssen in jedem Fall gründlich untersucht werden, um körperliche Erkrankungen nicht zu übersehen.**

Dies ist nicht immer einfach (Abwehr, mangelnde Kooperation). *Laboruntersuchungen* (BKS, Blutbild, Elektrolyte, Kreatinin, Harnstoff, Blutzucker und Urinstatus), EKG und Röntgen-Thorax, ggf. Lumbalpunktion ergänzen die klinische Untersuchung. Zusätzlich sollte TSH, Vitamin B_{12}, ggf. Luesserologie, HIV-Test zum Ausschluß seltenerer Ursachen bestimmt werden. Apparative Untersuchungen bilden Computertomographie und Kernspintomographie.

14.5 Behandlung

Postoperativ ist akute Verwirrtheit oft reversibel (besonders häufig nach urologischen Eingriffen). Der größte Teil akuter Verwirrtheitszustände beruht auf der „Demaskierung" einer Demenz. In diesen Fällen ist es als Therapieerfolg anzusehen, wenn der Stand vor der Verschlechterung wieder erreicht werden kann. Die Behandung konzentriert sich zunächst auf die Grunderkrankung und mögliche Auslöser, z. B. Ausgleich einer Exsikkose oder

Hyponatriäme, Behandlung einer Herzinsuffizienz (Hypoxie), Absetzen von angeschuldigten Medikamenten usw. Großes Augenmerk ist auf die Prävention möglicher Folgen der Verwirrtheit zu legen, beispielsweise auf Verletzungsgefahr, Exsikkose, Aspirationspneumonie etc. (Circulus vitiosus!). Um eine konsequente Therapie, z. B. Infusionen und pflegerische Maßnahmen, durchführen zu können, ist initial bei einem Delir die Sedierung meist unumgänglich. Hierzu eignen sich z. B. Clomethiazol oder verschiedene Neuroleptika in niedrigen Dosierungen, z. B. Melperon (25–50 mg und höher), Pipamperon (10–20 mg und höher) oder auch Haloperidol (1–1,5 mg und höher), ggf. wiederholt in 24 Std. Bei ausgesprochener Aggressivität kann auch Carbamazepin in Dosierungen von 100–200 mg versucht werden.

Die sorgfältige Rundum-Betreuung (24 h!) verwirrter und dementer Patienten (geordneter Tages-Nacht-Ablauf, Orientierungshilfen, Toilettentraining etc.) ist mindestens genauso wichtig wie die Medikation. *Sedierende Medikation ist eine ausschließlich symptomatische Maßnahme.* Sie soll den Patienten den Leidensdruck nehmen und andere Hilfen im Rahmen der Betreuung ermöglichen (s. Kap. 26). Die Sedierung muß ausreichend sein, soll die Patienten aber nicht unnötig lange „flachlegen". Dazu ist es notwendig, daß man flexibel dosiert – unter engmaschiger Beobachtung klinischer Effekte. Keine verzettelten Dosen, keine unnötigen Kombinationen verschiedener Sedativa! Bei Verschlechterung sind die Medikamente abzusetzen und der klinische Verlauf zu beobachten.

Benzodiazepine sind in diesen Fällen fast immer ungeeignet (paradoxe Reaktionen). Das Fixieren mit Gurten oder Manschetten ist nicht nur die denkbar ungeeignetste Möglichkeit, Patienten „ruhigzustellen", und menschenunwürdig, sondern führt so gut wie immer zu verstärkter Unruhe.

Eine abwartende, beobachtende Vorgehensweise ist in der Klinik natürlich eher möglich; zu Hause stößt dieses Vorgehen in der Regel rasch an die Toleranzgrenzen der Angehörigen.

FALLBEISPIEL

Anamnese. Eine 90jährige Patientin wird in die Klinik aufgenommen, weil zunehmende Verwirrtheit und motorische Unruhe zu Hause, im Haushalt der Schwiegertochter, unerträglich geworden sei.

Befund. 90jährige, verlangsamte bis somnolente Patientin in erheblich reduziertem Ernährungs- und Kräftezustand, Körpergewicht 43,7 kg, intertriginöse und Genitalmykose, Mundsoor. Ausgeprägte, generalisierte Steifheit macht schon das Sitzen fast unmöglich. Die Patientin kann kaum sprechen und nur unter größten Anstrengungen schlucken. Letzte Medikation zu Hause: 2×5 mg Flunarizin, Haloperidol 3×20 Tropfen, Melperon 50 mg und zur Nacht 1 mg Lormetazepam.

Therapie und Verlauf. Die Patientin erhält eine Infusion, sämtliche Medikamente werden abgesetzt. Die Mykosen heilen unter lokaler Behandlung mit Sol. Castellani und Gabe von Amphotericin-B-Suspension ab. Nach 2 Tagen klart die Patientin auf, bleibt jedoch auch im weiteren Verlauf desorientiert. Die Schluckstörung und der Rigor bilden sich innerhalb einer Woche zurück. Verbesserte Nahrungsaufnahme führt zu einer Gewichtszunahme von 1,5 kg während des stationären Aufenthalts. Nach 11 Tagen beginnt die Patientin, besonders nachts unruhig und laut zu werden, während sie tagsüber mit einigen Unterstützungen (Gedächtnishilfen zum Wiederfinden des Zimmers) gut zurechtkommt. Die nächtlichen Unruhezustände können mit 25 mg Melperon erfolgreich beseitigt werden.

Diagnose. Es handelt sich um eine demente Patientin, die unter Neuroleptika offenbar zu Hause verwirrter geworden war, eine reversible Dyskinesie (hochpotentes Neuroleptikum!) entwickelt hatte und dann unter zusätzlicher Therapie mit einem weiteren Neuroleptikum (niedrigpotent) und einem Benzodiazepin somnolent wurde. Durch Reduktion der Polypharmakotherapie auf das notwendige Maß und Dosisreduktion wurde eine wesentliche Verbesserung erzielt.

Die demente Patientin konnte zurück nach Hause entlassen werden.

15 Iatrogene Störungen

(W. Kruse)

15.1 Allgemeines

Iatrogen bedeutet wörtlich „vom Arzt herrührend". Unter iatrogenen Störungen sind im weitesten Sinn jedoch sämtliche die Gesundheit beeinträchtigenden Einwirkungen und Folgen durch medizinische Maßnahmen (Diagnostik, Therapie und Pflege) zu verstehen. Sinngemäß fallen hierunter auch nachteilige Konsequenzen aufgrund nicht durchgeführter diagnostischer, präventiver und therapeutischer Maßnahmen.

Im Alter >65 Jahren treten Komplikationen im Zusammenhang mit medizinischen Maßnahmen insgesamt mehr als doppelt so häufig auf als bei jüngeren Patienten. In Abteilungen, in denen ausschließlich geriatrische Patienten versorgt werden, besteht sogar etwa für jeden 3. Patienten das Risiko einer Komplikation. *Multimorbidität* erhöht das Risiko für ernste Ereignisse im Krankenhaus um das 7fache. Zwischen 3 und über 10 % aller Patienten werden wegen iatrogener Störungen stationär aufgenommen. Der Anteil alter Patienten ist auch hier überdurchschnittlich hoch. Die herausragende Bedeutung dieses Problemkomplexes in der geriatrischen Medizin wird durch seine Häufigkeit begründet. Nicht alle Komplikationen sind vorhersehbar oder zu vermeiden, aber etwa $1/3$ der Fälle ist auf mangelnde Sorgfalt, Nichtwissen und – noch schlimmer – auf Ignoranz zurückzuführen. Aktuelle Untersuchungen zeigen, daß der Anteil prinzipiell vermeidbarer Komplikationen mit dem Alter der betroffenen Patienten ansteigt.

15.2 Ursachen

Die häufigsten Ursachen iatrogener Störungen sind in Tabelle 15.1 aufgeführt.

Krankenhausaufenthalt. Eine außergewöhnliche Belastungssituation ist bereits die *Krankenhausaufnahme.* Sie ist verbunden mit einem Wechsel der Umgebung, des Tagesablaufs, des Essens und der gewohnten Bezugsperson(en). Multimorbide Patienten können bereits nach kürzester Zeit „dekompensieren" (s. Fallbeispiel am Kapitelende).

Tabelle 15.1. Häufige iatrogene Komplikationen bei alten Patienten

- Arzneimittelbedingte unerwünschte Ereignisse
- Unfälle, vor allem Stürze
- Komplikationen im Zusammenhang mit diagnostischen und (nicht-)invasiven therapeutischen Eingriffen
- Postoperative Komplikationen
- Schäden durch Immobilisierung
- Schäden durch unsachgemäße Pflegemaßnahmen
- Im Krankenhaus erworbene Infektionen

Arzeimittel. Sehr viele Komplikationen stehen im Zusammenhang mit medikamentöser Therapie. *Polypragmasie* erhöht u.a. auch das Risiko für Verwirrtheitszustände und Stürze (s. Kap. 14 und 11). Die Berücksichtigung weniger Prinzipien rationaler Arzneimitteltherapie sowie altersbedingter Besonderheiten kann iatrogene Störungen vermeiden. Die konsequente und regelmäßige Überprüfung ("Durchforsten") der Medikamentenverordnungen führt fast immer zur Verringerung überflüssiger und gefährlicher Anwendung von Arzneimitteln.

Diagnostische Maßnahmen. Die *Indikation* besonders für invasive *Diagnostik* muß im Hinblick auf therapeutische Konsequenzen gestellt werden. Bei Abführprozeduren vor gastrointestinalen Röntgenuntersuchungen besteht die Gefahr von Exsikkose, Kollaps und Stürzen. Magen-Darm-Passage und Kolonkontrastuntersuchungen sind für betagte Patienten außerordentlich anstrengend. Endoskopische Verfahren dagegen werden in der Regel gut toleriert und erbringen zudem den größeren Informationsgewinn. Risiken bei endoskopischen Untersuchungen ergeben sich vorwiegend aus kardiopulmonalen Begleiterkrankungen und Prämedikation (Atemstillstand, Aspiration) sowie mangelnder Kooperation der Patienten (Perforationsgefahr). Komplikationen sind häufiger bei Notfalluntersuchungen (ungenügende Vorbereitung).

Die Gabe großer Kontrastmittelvolumina für venöse oder arterielle Angiographie birgt die Gefahr der akuten Linksherzinsuffizienz. Wochen nach Gabe jodhaltiger Röntgenkontrastmittel kann eine Hyperthyreose auftreten (dekompensiertes autonomes Adenom).

Schwierig zu interpretierende oder unklare Befunde – nicht selten aufgrund *unzureichender Vorbereitung,* aber auch infolge nicht immer optimaler Untersuchungsbedingungen – sind Gründe für Wiederholungsuntersuchungen und möglicherweise invasivere Methoden mit erhöhtem Risiko.

Kommunikation. Im Prinzip überflüssig sind *Wiederholungsuntersuchungen,* die allein aufgrund mangelnder Informationsübermittlung vorgenommen werden (müssen). Unterlassene oder nicht korrekte Weitergabe wichtiger Informationen, sowohl bezüglich diagnostischer Ergebnisse als auch der Therapie, hat für Patienten u. U. deletäre Folgen. Dies betrifft sowohl die *Kommunikation* zwischen ambulantem und stationärem Bereich, als auch die zwischen verschiedenen Abteilungen einer Klinik oder zwischen verschiedenen Kliniken. Hieraus resultierende Fehlleistungen sind vermeidbar!

Die Folgen nachlässiger Krankenbeobachtung und -untersuchung sowie unsachgemäßer Pflege sind vielfältig. Ihre Konsequenzen sind oft nur langwierig oder gar nicht mehr auszugleichen, z. B. Verletzungs- und Infektionsgefahr mit späterer Harninkontinenz nach unnötiger Harnblasenkatheterisierung, Dekubitus, Kontrakturen, Behinderung der Rehabilitation beim Hemiplegiker, Aspirationspneumonie beim Essen und Trinken im Liegen etc. nach fehlerhaften Lagerungstechniken. Folgen unnötiger Immobilisierung sind Muskelschwäche, Kollapsneigung, Thrombosegefährdung, Zunahme der Unselbständigkeit und Pflegeabhängigkeit (s. Kap. 12).

15.3 Maßnahmen zur Prävention vermeidbarer Ursachen

Es liegt in ärztlicher Verantwortung, daß keine vermeidbaren Fehler bei der Pflege und der Prävention auftreten; hierzu liegen einschlägige und eindeutige Gerichtsurteile vor, z. B. in Hinblick auf Dekubitusentstehung. *Die Ausführungsverantwortung liegt beim Pflegepersonal.* Gründe für das Vorkommen vermeidbarer iatrogener Komplikationen sind in Tabelle 15.2 aufgeführt.

In geriatrischen Kliniken hat es sich bewährt, Risikopatienten durch Sichtvermerke (ggf. abgestufte Risikokategorien) am Krankenbett und/oder in den Krankenunterlagen zu kennzeichnen. Auf diese Weise kann z. B. die Häufigkeit von Dekutibalulzera drastisch gesenkt werden.

Voraussetzung für die Prävention von Komplikationen ist die *Erfassung von Risikopatienten.* Dies gelingt nur erfolgreich mit Hilfe einer systematischen und konsequenten Arbeitsweise (s. Kap. 3). Risikopatienten sind z. B.

Tabelle 15.2. Ursachen vermeidbarer Komplikationen bei geriatrischen Patienten

- Ungenügende Informationserhebung und Kommunikation
- Automatisierte, „reflexartige" Diagnostik und Therapie
- Nichtbeachtung von Risikofaktoren
- Unzureichende Prävention

Verwirrte (Unfall-, Sturzgefährdung), aber auch Patienten mit anamnestisch bekannter Verwirrtheit (erhöhtes Risiko für postoperative Verwirrtheitszustände). Immobile Patienten sind Dekubitus gefährdet (vgl. Kap. 12). Multimorbide Patienten, die zahlreiche Arzneimittel erhalten, haben ein erhöhtes Risiko für Arzneimittelnebenwirkungen und -interaktionen (vgl. Kap. 4).

> **Bei verwirrten Patienten muß besonders sorgfältig nach Gründen der Unruhe gesucht werden – keine „reflexartige" Sedierung!**

FALLBEISPIEL

Anamnese. Eine 84 jährige Patientin, die im Haus ihrer Tochter lebt, fühlt sich unwohl, ißt und trinkt kaum noch. Nach 3 Tagen wird der Hausarzt gerufen, der eine rechtsseitige Pneumonie diagnostiziert und sie stationär einweist.

Befund. Bei Aufnahme hat die Patientin mäßiges Fieber, um 38 °C, ist tachypnoisch und tachykard, Puls um 110/min, unregelmäßig. Sie erscheint geschwächt und leicht exsikkiert, hat eine trockene Zunge, belegte und kraftlose Stimme, Hämatokrit 42 Vol.-%, Harnstoff 97, Kreatinin 2,3 mg/dl.

Therapie und Verlauf. Sie erhält eine Infusion und wird antibiotisch mit Amoxycillin behandelt. Gegen 23 Uhr alarmiert die Bettnachbarin die Nachtschwester. Die Patientin liegt vor ihrem Bett, die Infusion ist herausgerissen. Die Patientin ist ängstlich verwirrt, nestelt am Nachthemd und ist kaum zu beruhigen. Der Dienstarzt kann keine offensichtlichen Verletzungen feststellen. Die Patientin wird beruhigt ins Bett zurückgelegt. Nachdem ein Bettgitter montiert worden ist, steigert sich die Unruhe der Patientin jedoch, so daß die Nachtschwester nach Rücksprache 5 Trophen Haldol verabreicht. Gegen 1 Uhr in der Nacht klingelt die Bettnachbarin erneut. Die Patientin ist motorisch maximal unruhig, atmet heftig und faßt immer wieder auf ihren Bauch. Sie wehrt die Schwester ab. Bei Untersuchung des Abdomens ist dieses druckdolent und gespannt. Auf Einmalkatheterisierung entleeren sich 750 ml Urin. Eine halbe Stunde später schläft die Patientin erschöpft ein.

Diagnose. Diese Patientin mit Pneumonie erleidet in der ersten Nacht im Krankenhaus 3 Komplikationen. Im Dunkeln in ungewohnter Umgebung tritt bei ihr eine akute Verwirrtheit auf (1). Bei dem Versuch, zur Toilette zu gelangen, stürzt sie aus dem Bett (2). Aufgrund des Erregungszustands ist sie nicht mehr in der Lage mitzuteilen, daß sie zur Toilette muß. Auf die Verwirrtheit wird mit einem Bettgitter und der Verordnung eines Neuroleptikums reagiert – ohne Erfolg. Die Patientin hat aufgrund der Immobilisierung einen schmerzhaften Harnverhalt (3), der zunächst nicht erkannt wird.

16 Schlafstörungen

(W. Kruse)

16.1 Allgemeines

Gestörter Schlaf hat für Patienten einen hohen Stellenwert und gehört deshalb zu den beim Arzt of geklagten Beschwerden. Schlafstörungen werden mit steigendem Lebensalter häufiger und auch komplizierter, da meistens mehrere Ursachen in Betracht gezogen werden müssen. *Wenig erholsamer Schlaf oder Schlaflosigkeit sind Symptome!* Unabdingbare Voraussetzung für eine adäquate Betreuung und Behandlung ist zunächst die sorgfältige Klärung der Ursachen. Für eine praktische Vorgehensweise ist die Beachtung von 4 größeren Ursachenkomplexen in den allermeisten Fällen bereits richtungsweisend. Diese Komplexe sind: Änderungen des Schlafverhaltens im Alter, äußere Störfaktoren im weitesten Sinn, Morbidität im Alter und mit dem Schlaf assoziierte Syndrome.

16.2 Schlaf im Alter

Veränderungen des Schlafs bei gesunden alten Personen sind vorwiegend qualitativer Art. Nicht richtig ist die Annahme, daß die Schlafdauer generell mit dem Alter abnimmt, daß der ältere Mensch also weniger Schlaf benötigt als der jüngere. Vielmehr nimmt die *Variabilität des Schlafverhaltens* etwa ab dem 6. Lebensjahrzehnt erheblich zu. Es gibt unter den sehr alten Menschen im Vergleich zu jungen mehr, die kürzer und mehr, die länger schlafen. Oft besteht allerdings die Tendenz, früher ins Bett zu gehen sowie während des Tages häufiger ein Nickerchen zu machen. Etwa ab dem 7. Lebensjahrzehnt wird die Zeit vom Zubettgehen bis zum Einschlafen (Schlaflatenz) deutlich länger. Frauen sollen hierüber häufiger klagen als Männer.

Veränderungen der Schlafarchitektur (im EEG) gehen dahin, daß Tiefschlafphasen deutlich und der REM-Schlaf relativ abnehmen bzw. häufiger unterbrochen sind. Die Schlafphasen können von Nacht zu Nacht sehr schwanken. Veränderungen des Schlafs im Alter sind in Tabelle 16.1 aufgeführt.

Das subjektive Empfinden älterer Menschen geht mit den objektiven Befunden relativ gut parallel. Etwa eine von 3 Frauen und einer von fünf

Tabelle 16.1. Altersveränderungen des Schlafs

- Zunahme der Schlaflatenz
- Zunahme kurzer Wachphasen während des Nachtschlafs
- Abnahme der Tiefschlafphasen
- Zunahme frühen morgendlichen Aufwachens
- Zunahme des Schlafs tagsüber

Männern benötigt länger als 30 Minuten bis zum Einschlafen. Auch die Schwierigkeit, während der Nacht durchzuschlafen, wird häufiger von Frauen als von Männern beklagt.

Frühes morgendliches Aufwachen scheint nicht so eindeutig geschlechtsspezifisch vorzukommen. Wachen etwa 2 % der unter 55jährigen morgens häufiger vor 5 Uhr auf, so sind es bei den über 65jährigen 15 %. Dennoch sind die meisten gesunden älteren Menschen insgesamt mit ihrem Schlaf zufrieden und fühlen sich morgens wohl. Es ist wichtig, die altersbedingten Schwierigkeiten nicht in den Status des Pathologischen zu erheben. Der weniger tiefe und effiziente Schlaf des Älteren ist jedoch durch äußere Einflüsse leichter störbar.

16.3 Schlafstörungen

Das wichtigste diagnostische Instrument, das bereits therapeutisch wirksam sein kann, ist das *Gespräch.* Häufig ist es sehr nützlich oder sogar notwendig, zusätzlich eine *Fremdanamnese* heranzuziehen. Die für eine Differentialdiagnose wichtigste Frage gilt der Dauer der Schlafstörung. Die Anamnese muß unbedingt eingehen auf die *Schlafgewohnheiten,* wie die Zubettgehzeit, den üblichen Tagesablauf (Mittagsschlaf?), körperliche Aktivität und die äußeren Bedingungen des Schlafens (Lärmbelästigung, Raumtemperatur etc.). Der zeitliche Zusammenhang mit *situativen Belastungen* wie familiäre Sorgen, Angst und Trauer sind zu eruieren.

Zur Schlafhygiene gehört der vernünftige Umgang mit Kaffee, Tee, Nikotin und Alkohol. Ebenso unverzichtbar ist eine eingehende *Medikamentenanamnese.* Sie muß sowohl verordnete Medikamente als auch die Selbstmedikation erfassen, um arzneimittelbedingte Störungen aufzudecken. Zu denken ist an Bronchodilatoren, Diuretika, an latente Hypoglykämien beim Diabetiker und koffeinhaltige Schmerzmittel. Um den morgendlichen Stuhlgang zu gewährleisten, werden Abführmittel gern am Nachmittag oder abends eingenommen. Sie lassen den Darm dann während der Nacht nicht zur

Tabelle 16.2. Regeln für guten Schlaf

- Regelmäßige, nicht zu frühe Bettzeit (Ritual)
- Das Schlafzimmer nur zum Schlafen nutzen
- Herausfinden, wieviel Schlaf man persönlich benötigt
- Nicht längere Zeit wach im Bett liegen, ggf. wieder aufstehen
- Abends Kaffee, Tee, Alkohol und Tabak im Übermaß, schwere Mahlzeiten sowie anstrengende körperliche und geistige Tätigkeit vermeiden

Ruhe kommen. Nicht zu vergessen ist natürlich die Frage nach Schlafmitteln, die, langfristig genommen, nicht nur nicht mehr wirken, sondern ihrerseits zu einer Verschlechterung der Schlafstörung beitragen können.

Vorübergehende, kurzdauernde Schlafstörungen
Ursachen für *situationsbedingte,* transiente (einige Nächte) und kurzdauernde Schlafstörungen (kürzer als etwa 3 Wochen) lassen sich im Gespräch eruieren. Beispiele sind der Verlust eines Angehörigen, einschneidende Veränderungen der Lebensumstände, Umzug ins Heim und die Auseinandersetzung mit eintretenden Behinderungen. Belastend ist auch die Aufnahme ins Krankenhaus sowie die Zeit vor und nach Operationen. Während des Gesprächs (ausreichend Zeit!) können bereits Hinweise zur Schlafhygiene gegeben und falsche Vorstellungen korrigiert werden (Tabelle 16.2). Die Aussprache kann manches Problem lösen, indem Ängste genommen und Zusammenhänge für den Patienten verdeutlicht werden. Der Wert von unterstützenden Maßnahmen und Hinweisen zur Schlafhygiene kann nicht hoch genug eingeschätzt werden.

Chronische Schlafstörungen
Die Gefahr der Chronifizierung besteht in der Verselbständigung einer Schlafstörung im Rahmen zugrundeliegender Erkrankungen, insbesondere dann, wenn eine langdauernde Hypnotikaeinnahme beginnt. Auch in diesen Fällen sind Aufklärung und allgemeine Hinweise, vor allem aber Geduld des Patienten und des Arztes wichtig. Unterstützt werden beratende Maßnahmen durch den sehr überlegten Einsatz von Hypnotika mit dem Ziel des allmählichen Abbaus dieser Verordnungen. *Beim Absetzen über längere Zeiträume eingenommener Hypnotika kommt es unweigerlich erneut zu Schlafstörungen.* Dann auftretende psychovegetative Symptomatik führt leicht zu Angst, die den Streß beim Schlafengehen verstärkt. Chronische Schlafstörungen finden sich bei Alkoholikern und polytoxikomanen Patienten. Die ausführliche Anamnese gibt Aufschluß darüber, ob eine primäre Schlafstörung besteht, deren Beginn meist lange vor dem Erreichen eines höheren Lebensalters liegt (zahlreiche Ärzte involviert, „Krankenhauskar-

riere"). Schlafprobleme bei Betagten korrelieren mit **Angst** als Ausdruck von psychischem oder psychosozialem Streß und mit der **Selbsteinschätzung eines schlechten Gesundheitszustands.** Dies unterstreicht die Notwendigkeit, nach möglichen körperlichen Ursachen für Schlafstörungen zu suchen.

Polymorbidität und Auswirkungen auf den Schlaf
Eine Vielzahl körperlicher Erkrankungen und Behinderungen kann den Schlaf erheblich beeinträchtigen. Nicht selten klagen Patienten primär über mangelnden Schlaf, der verursacht wird durch nächtliche Atemnot bei latenter oder manifester Herzinsuffizienz. Schmerzen aufgrund degenerativer Gelenkerkrankungen und schwerer Osteoporose lassen Patienten aufwachen bzw. nicht wieder einschlafen. Nykturie und Inkontinenz stören den Schlaf, was häufig dazu führt, daß aus Angst vor nächtlichem Wasserlassen zu wenig getrunken wird. Dies wird durch Angehörige gelegentlich unterstützt oder gefördert. Weitere Beispiele sind pektanginöse Beschwerden und Hustenanfälle bei chronischer Bronchitis. Die zugrundeliegenden Erkrankungen müssen natürlich kausal behandelt werden.

Bei Schmerzen hilft kein Schlafmittel!

Ein Beispiel für **komplexe Ursachen** von gestörtem Schlaf bietet der **Morbus Parkinson.** Schlafstörungen treten bei der Hälfte der Patienten auf und bewirken verlängerte Schlaflatenz, kürzere Gesamtschlafzeit und häufiges Wachliegen. Verantwortlich dafür ist in Anfangsstadien der Erkrankung vor allem die gestörte Spontanmotorik, die das Umdrehen im Bett beeinträchtigt. Die Schwere der Schlafstörung korreliert mit der Ausprägung der Akinese und bessert sich deutlich mit verbesserter Motorik. Es kann deshalb notwendig sein, L-Dopa oder Dopaminagonisten mehr oder weniger kurz vor dem Zubettgehen oder u. U. sogar während der Nacht zu geben. In fortgeschrittenen Krankheitsstadien muß eine gesteigerte Traumaktivität als erstes Zeichen einer exogenen psychotischen Symptomatik angesehen werden. Diese kann zum einen unter allen Arten der Parkinson-Therapie auftreten, aber auch Ausdruck zunehmender psychoorganischer Verschlechterung des M. Parkinson sein. Eine erste Therapiemaßnahme wäre die vorsichtige Reduzierung bzw. Titrierung der Parkinson-Medikation. Keinesfalls sollte eine abrupte Dosisänderung oder sofortige Verordnung eines Psychopharmakons vorgenommen werden. Bei Vorliegen eines **Psychosyndroms** mit nächtlicher Verwirrtheit kann z. B. kurzfristig Clomethiazol gegeben werden. Mehr als $^1/_3$ der Parkinsonkranken wird mit Fortschreiten der Erkrankung depressiv. Herrscht eine **depressive Symptomatik** vor, kommt ein Therapieversuch mit einem Antidepressivum in Frage. Mit der stationären Einweisung zum Zweck der medikamentösen Feineinstellung sollte man in Problemfällen nicht zu lange zögern (s. Kap. 25).

Gestörter Schlaf bei psychiatrischen Erkrankungen

Depression. Schlafstörungen sind auch im Alter ein wichtiges Symptom der Depression (s. Kap. 26). Im Vergleich mit nichtdepressiven Patienten werden solche mit einer Depression nachts viel häufiger wach. Der Schlaf ist gewissermaßen zerstückelt. Das Schlafleitsymptom für eine Depression ist jedoch das frühe morgendliche Aufwachen. Sowohl die Schwierigkeit durchzuschlafen als auch das frühe Aufwachen korreliert mit dem Schweregrad der Depression. Die primäre Behandlung ist auf die Depression gerichtet, unter der Vorstellung, daß sich mit der Grundkrankheit auch die Schlafstörung bessert. Schlafstörungen können jedoch lange persistieren, auch wenn sich das klinische Bild der Depression schon gebessert hat. Im höheren Alter ist eher mit noch langsamerem Ansprechen einer antidepressiven Behandlung zu rechnen. Die zusätzliche Verordnung eines Benzodiazepins kann deshalb zumindest vorübergehend notwendig und sinnvoll sein.

Als Monotherapie sind Benzodiazepine jedoch bei einer Depression nicht indiziert, auch wenn sie die vordergründig ängstlich gespannte Symptomatik mildern. Im Gegenteil, Benzodiazepine können die Manifestation einer depressiven Erkrankung fördern.

Demenz. Veränderungen des Schlafverhaltens und der Schlafarchitektur, die denen beim gesunden alten Menschen zum Verwechseln ähnlich sind, finden sich – wesentlich ausgeprägter – bei *Demenz* bereits in frühen Krankheitsstadien. Sie nehmen mit fortschreitender Erkrankung zu und sind Ausdruck eines allmählichen *Zusammenbruchs des zirkadianen Schlaf-Wach-Rhythmus*. Es kommt insbesondere zu einer Abnahme des Tiefschlafs, einer Zunahme der Wachphasen während der Nacht und zur erheblichen Zunahme des Schlafs während des Tages. In schweren Fällen ist überhaupt kein zirkadian geordneter Schlaf-Wach-Rhythmus mehr vorhanden. Diese Patienten schlafen u. U. keine einzige Stunde während der Nacht mehr durch und dösen während des Tages, um nur gelegentlich richtig wach zu werden. Es ist schwierig, medikamentös in diesen Fällen Verbesserungen zu erzielen, wenn nicht überhaupt unmöglich. Um so wichtiger ist es, nach zusätzlichen Störfaktoren zu suchen. Dies gilt besonders für Patienten, die sich nicht mehr geordnet mitteilen können.

Schmerzen, eine volle Harnblase, Obstipation, Juckreiz, Durst und auch Hunger können den Schlaf massiv stören!

Vor dem Einsatz sedierender oder schlafanstoßender Medikamente und zusätzlich dazu müssen die Bemühungen darauf abzielen, für demente Patienten einen *geregelten Tagesablauf* aufrechtzuerhalten, um so eine gewisse

Konsolidierung des Nachtschlafs zu erzielen. Dies bedeutet das Wiedererlernen und Gewöhnen an regelmäßige, nicht zu frühe abendliche Schlafenszeit und das Unterdrücken von zu viel Schlaf während des Tages.

Bei vorwiegend hirnorganisch bedingten Schlafstörungen mit psychomotorischer Unruhe, Agitiertheit und selbstgefährdendem Verhalten sind Benzodiazepine primär nicht geeignet, sondern führen nicht selten zu einer Verschlechterung.

Ist die Verordnung von Neuroleptika notwendig, so sollte die niedrigste wirksame Dosis herausgefunden und die Verordnung in regelmäßigen Abständen auf ihre Notwendigkeit hin überprüft werden. Überdosierungen sind genauso zu vermeiden wie Unterdosierungen, da letztere leicht dazu verleiten, mehrere Psychopharmaka kombiniert einzusetzen (s. Kap. 14 und 26).

16.4 Schlafassoziierte Syndrome

Schlaf-Apnoe-Syndrom. Das Schlaf-Apnoe-Syndrom (SAS) ist die am häufigsten mit Hypersomnie verknüpfte Regulationsstörung. Definitonsgemäß besteht ein SAS, wenn ein vollständiges Sistieren der Atmung oder mindestens eine 50%ige Reduktion des Atemluftstroms für wenigstens 10 Sekunden Dauer mindestens 5 mal pro Stunde Schlaf auftritt. Durch einen Abfall des pO_2 kommt es zu einer Wachreaktion; die dann verstärkte Atmung gleicht die Hypoxämie wieder aus. Der Schlaf wird ständig unterbrochen. Das Aufwachen wird den Patienten bewußt oder auch nicht. Der Schweregrad wird mit dem sog. Apnoe-Index bestimmt, der Anzahl der Apnoen pro Stunde Schlaf.

Unterschieden werden eine *obstruktive Form,* die durch extreme muskuläre Erschlaffung im Rachenbereich zur relativen Behinderung des Luftstroms führt. Das *zentrale SAS* beruht auf einer Störung der zentralnervösen Stimulierung der Atemmuskulatur (häufigste Form). Das *gemischte SAS* wird durch eine zentralnervöse Störung eingeleitet und von einer obstruktiven Komponente gefolgt.

Männer sind vom SAS wesentlich häufiger betroffen als Frauen. Zahlenangaben zur Häufigkeit sind uneinheitlich; die Prävalenz steigt jedoch mit Alter und Körpergewicht.

Das SAS ist überdurchschnittlich häufig assoziiert mit *Übergewicht* und *arterieller Hypertonie.* Eine Häufung findet sich bei schwerkranken, besonders *herzkranken* Patienten. Es ist bislang nicht eindeutig geklärt, ob das SAS unabhängig zu erhöhter Mortalität beiträgt. Neben kardialen sind weitere Folgen chronisch rezidivierender Hypoxämieen *zentralnervöse Funktionseinbußen.* Beziehungen zwischen SAS und Demenz wurden untersucht, was bisher nicht zu eindeutigen Ergebnissen geführt hat. Es ist jedoch davon auszugehen, daß ein schweres SAS eine gleichzeitig bestehende Demenz verschlechtern kann.

> Das Leitsymptom des SAS ist die Hypersomnie.

Betroffene Patienten sind fast ausnahmslos auch exzessive Schnarcher. Die *Fremdanamnese* gibt wichtige Hinweise. Besteht oder erhärtet sich der Verdacht auf ein SAS, so ist die wichtigste Konsequenz, daß *Hypnotika und Alkohol verboten* sind. Sie verlängern die Dauer der Apnoephasen und erhöhen die Frequenz der Attacken. Gewichtsreduktion um 10–15% soll bereits zu dramatischen Verbesserungen bis zum Verschwinden führen. Bei dringendem Verdacht auf ein ausgeprägtes SAS ist die gezielte Abklärung indiziert (Überweisung an eine Klinik mit einem Schlaflabor).

Andere Syndrome. *Nächtliche Myokloni* oder periodisch auftretende Spontanbewegungen sind lästig und können schmerzhaft sein, sind aber im Vergleich zum SAS harmlos. Es handelt sich um periodische, krampfartige Zuckungen der Füße, die von Mitbewegungen der Beine gefolgt sein können. Solche Patienten klagen häufig über *kalte Füße,* obwohl sie objektiv warm sind. Die Ätiologie ist unklar, ebenso für das Syndrom der *„restless legs".* Diese Mißempfindungen bessern sich, wenn der Patient aufsteht und kurz herumgeht. Bestehende Stoffwechsel- und Elektrolytstörungen sollten ausgeglichen bzw. gut eingestellt sein. Wichtig ist die Differentialdiagnose zur arteriellen Verschlußkrankheit (AVK) und neurologischen Erkrankungen.

16.5 Medikamentöse Behandlung von Schlafstörungen

Kritische Verordnungsweise. Der Verordnung eines Hypnotikums müssen folgende Überlegungen vorausgehen:

- Ist überhaupt ein Medikament notwendig?
- Welches Medikament soll verabreicht werden?
- Für wie lange soll es verordnet werden?

Man muß sich stets bewußt sein, daß es kein Hypnotikum gibt, das die Struktur des physiologischen Schlafs nicht mehr oder weniger beeinflußt. Alle Hypnotika verlieren nach einiger Zeit ihre Wirksamkeit. Arzneimittel mit Wirkung auf das ZNS können im höheren Lebensalter – insbesondere bei Vorliegen zerebraler Erkrankungen – verstärkte Wirkungen mit kognitiven und psychomotorischen Funktionseinbußen hervorrufen bzw. diese verschlechtern. Möglicherweise kommt es zu paradoxen Wirkungen, die zu Behandlungsbeginn nicht vorhersehbar sind.

Kann die kurzfristige Verordnung eines Hypnotikums für einen Patienten segensreich sein, so ist der Nutzen einer Dauerverordnung zum einen nicht erwiesen und zum anderen oft durch zusätzliche Probleme kompliziert.

Unkritische Langzeitverordnungen tragen wesentlich zur Chronifizierung von Schlafstörungen und zum Arzneimittelmißbrauch bei!

Ein Schlafmittel soll nur verordnet werden, wenn keine kausale andere Behandlungsmöglichkeit erfolgreich ist oder wenn eine kausale Behandlung eine längere Anlaufzeit benötigt. Wenn wirksame Hausmittel nicht ausreichend sind, können Phytopharmaka (z. B. Baldrian) oft mit vorübergehendem Erfolg versucht werden.

Chinin. Zur Linderung nächtlicher Krämpfe kann Chinin versucht werden, wobei jedoch bei längerem Gebrauch höherer Dosen die Gefahr des Chinismus beachtet werden muß.

Benzodiazepine. Mittel der Wahl zur symptomatischen Behandlung von Schlafstörungen sind Benzodiazepine aufgrund ihrer großen therapeutischen Breite und Sicherheit. Probleme entstehen allerdings, wenn pharmakokinetische Besonderheiten beim alten Patienten nicht berücksichtigt werden und wenn zu lange und unkontrolliert verordnet wird.

Mit Ausnahme des Antagonisten Flumazenil wirken Benzodiazepinderivate pharmakodynamisch gleichartig. Über eine Aktivierung des inhibitorischen GABAergen Neurotransmittersystems wirken sie *anxiolytisch, sedativ/hypnotisch, antikonvulsiv* und *muskelrelaxierend.* Unterschiede bestehen jedoch zwischen einzelnen Derivaten bezüglich ihrer Lipidlöslichkeit, der gastrointestinalen Absorptionsrate, hepatischen Biotransformation und Eliminationshalbwertszeit. Letztere bestimmt neben der Dosis die Häufigkeit und das Ausmaß unerwünschter Wirkungen (Kumulationsneigung). Zu beachten ist, daß zahlreiche Präparate zu lang anhaltend wirkenden Metaboliten verstoffwechselt werden, die für die Wirkdauer entscheidend sind (Tabelle 16.3). Benzodiazepine mit relativ langsamer Resorption sind mit ausreichendem Abstand vor dem Schlafengehen einzunehmen. Hierauf müssen Patienten aufmerksam gemacht werden.

Aufgrund erhöhter Empfindlichkeit alter Patienten sollten – zumindest zu Beginn einer Behandlung – niedrigere Dosierungen als die vom Hersteller angegebenen Erwachsenendosierungen (wenn nicht gesondert angeführt) gewählt werden. Dies gilt auch für kurz wirksame Benzodiazepinderivate, die für geriatrische Patienten empfohlen werden. Für Hochbetagte sind z. B. 5 mg Oxazepam oder 0,125 mg Triazolam geeignete Dosierungen.

Benzodiazepine sollen nur kurzfristig, 2–3 Wochen, eingesetzt werden. Unbestritten ist das Abhängigkeitspotential von Benzodiazepinen, insbe-

Tabelle 16.3. Benzodiazepine klassifiziert nach der Clearance; $t_{1/2}$ Eliminationshalbwertszeit, *Cl* metabolische Clearance, *M* Männer, *F* Frauen, + vorhanden, – nicht vorhanden. Pharmakokinetische Veränderungen im Alter sind angegeben, sofern signifikante Unterschiede aus vergleichenden Studien zwischen jungen und alten Personen vorliegen

Substanz und Handelsnamen (Auswahl)	Aktive(r) Metabolit(e)	$t_{1/2}$[a] Verlängert	Cl[a] Vermindert
Langsame Clearance			
Chlordiazepoxid (Librium)	+	M	M
Clobazam (Frisium)	+	M, F	M
Diazepam (Valium)	+	M, F	M
Flunitrazepam (Rohypnol)	–		
Flurazepam (Dalmadorm)	+		
Ketazolam (Contamex)	+		
Nitrazepam (Mogadan)	–	–	–
Prazepam (Demetrin)	+		
Mittlere und schnelle Clearance			
Alprazolam (Tafil)	–	M	M
Brotizolam (Lendormin)	–	M, F	M, F
Clonazepam (Rivotril)	–		
Clotiazepam (Trecalmo)	+		
Loprazolam (Sonin)	–	↑	↓
Lorazepam (Tavor)	–		↓
Lormetazepam (Ergocalm)	–		
Midazolam (Dormicum)	–	M	M
Oxazepam (Adumbran)	–	–	–
Temazepam (Remestan)	–	–	–
Triazolam (Halcion)	–		M, F

[a] Signifikante Änderungen bei alten im Vergleich mit jungen Personen

sondere bei langfristigem Gebrauch. Nach langdauernder Einnahme sollte in der Regel nicht abrupt, sondern ausschleichend abgesetzt werden. ***Entzugssymptome*** sind: Angst, Schlaflosigkeit, Agitiertheit, dysphorische Stimmungslage, verstärkte sensorische Wahrnehmungen, Depersonalisationsphänomene, Verwirrtheit und zerebrale Krampfanfälle. Es können schwerste Symptome wie Verwirrtheit und zerebrale Krämpfe ohne vorausgehende vegetative Entzugssymptome (Nausea, Schwitzen, Palpitationen, Tremor, Kopfschmerzen) auftreten. Sie können Anlaß zu Fehldiagnosen – organisches Psychosyndrom – sein! Dies unterstreicht die Bedeutung einer sorgfältigen Medikamentenanamnese.

Häufige ***unerwünschte Wirkungen*** im Alter sind Manifestationen verstärkter zentralnervöser Dämpfung: Benommenheit, Schwindel, Ataxie

(Sturzrisiko!), Müdigkeit während des Tages (Hang-over-Effekt), Beeinträchtigung der Vigilanz, Verwirrtheit und Depression. Andere ZNS-wirksame Medikamente und Alkohol verstärken die Wirkung. Andererseits benötigen Alkoholiker u. U. höhere Dosen (metabolische und zentralnervöse Toleranz). Bei gleichzeitiger Einnahme von Cimetidin kann die sedierende Wirkung der Benzodiazepine, die einer Phase-I-Metabolisierung unterliegen, verstärkt sein.

Barbiturate. Der Einsatz von Barbituraten ist bei geriatrischen Patienten wegen gehäufter gefährlicher Nebenwirkungen (Psychose, Atemdepression, allergische Reaktionen, Folsäuremangel, Arthralgien, orale Ulzerationen) als *kontraindiziert* anzusehen! Eine Ausnahme stellt die Verordnung von Barbituraten bei Epilepsie dar.

Clomethiazol. Bei verwirrten Patienten ist Clomethiazol (Distraneurin) zur Schlafinduktion geeignet. Es sollte längstens 10–14 Tage verordnet werden. Vorteile sind schnelle Resorption, im Alter nicht verlängerte, relativ kurze Eliminationshalbwertszeit (4–7 h), fehlende Kumulationsneigung und gute sedierende Wirksamkeit. Bei nächtlicher psychomotorischer Unruhe sind auch geringe Dosen (1–2 Kaps. oder 1 Tbl.) oft gut wirksam. Die Mixtur (5–10 ml) als zusätzliche Applikationsform kann von Vorteil sein, wenn Patienten keine Tabletten einnehmen. Andere sedierende Medikamente und Alkohol verstärken die Wirkung. Nebenwirkungen sind gesteigerte konjunktivale, nasale und gelegentlich bronchiale Sekretion sowie Sodbrennen.

Neuroleptika. Alternativen bei Schlafstörungen mit nächtlicher Unruhe sind Neuroleptika wie Melperon, Pipamperon, Promethazin oder Prothipendyl.

FALLBEISPIEL

Anamnese. Frau B., 78 jährig, lebt seit 4 Monaten in ihrem Appartment einer Seniorenwohnanlage am Rand einer Großstadt. Sie hatte 9 Monate nach dem Tod ihres Mannes die große Stadtwohnung aufgegeben. Frau B. war, von einer gynäkologischen Totaloperation abgesehen, nie ernstlich krank. Sie ist rüstig und versorgt sich selbständig. Seit einiger Zeit klagt sie jedoch über lästige bis starke Schmerzen im linken Knie. Gegen diese Beschwerden nimmt sie unregelmäßig ein freiverkäufliches Schmerzmittel. Seit Wochen klagt sie außerdem über anhaltende Schlaflosigkeit. Sie mache praktisch kein Auge zu und fühle sich morgens wie gerädert. Da Baldriantropfen auch nicht geholfen hätten, wünscht sie ein „mildes" Schlafmittel.

Im Gespräch wird deutlich, daß Frau B. sich am Stadtrand eigentlich nicht richtig wohl fühlt. Mangelnde Abwechslung und nur wenige Kontakte in der Seniorenwohnanlage hätten dazu geführt, daß sie oft schon gegen 21 Uhr ins Bett ginge. Morgens wache sie regelmäßig zwischen 5.30 und 6 Uhr auf. Die Schmerzen im Knie ließen sie häufig nicht einschlafen oder wieder aufwachen. Wenn sie wach im Bett liege, dann komme sie immer ins Grübeln und denke viel an früher. Mittags lege sie sich immer eine Stunde hin.

Befund. Die körperliche Untersuchung ist bis auf mäßiges Übergewicht unauffällig. Beide Knie sind jedoch in der Beweglichkeit schmerzhaft (Krepitation), das linke Knie ist überwärmt. Radiologisch bestätigt sich eine deutliche Cox- und Gonarthrose beidseits.

Therapie und Verlauf. Frau B. verbringt also in der Regel von 24 Stunden annähernd 10 Stunden im Bett, meistens schlafend. Sowohl den Tod ihres Mannes als auch den Umzug hat sie offensichtlich noch nicht „verarbeitet". Sie leidet an einer aktivierten Arthrose des linken Knies, die mit einem koffeinhaltigen Schmerzmittel unzureichend therapiert ist. Nach 10 Tagen Behandlung mit einem Antiphlogistikum, konsequentem Hinausschieben der Schlafenszeit und Verkürzung des Mittagsschlafs geht es Frau B. besser. Sie will ihre Bridgeabende in der Stadt wieder aufnehmen, wohin sie mit dem Omnibus fahren kann. Über die Möglichkeit einer Hüftgelenksoperation will sie nachdenken.

17 Chronischer Schmerz

(Th. Nikolaus)

17.1 Allgemeines

Eine treffende Beschreibung des Phänomens Schmerz mit seinen komplexen physiologischen und psychologischen Vorgängen ist schwierig.

Für die Praxis hat es sich bewährt, den Schmerz nach pathophysiologischen Gesichtspunkten zu unterteilen (Abb. 17.1). Mit der Schmerzempfindung sind Tonusverschiebungen im gesamten vegetativen Nervensystem verbunden. Es kommt zu einer Steigerung des Sympathikotonus mit Tachykardie, Tachypnoe und Erhöhung des Blutdrucks. Die Reaktion auf einen Schmerzreiz unterliegt jedoch einer erheblichen individuellen Variation und wird durch seelische Faktoren moduliert.

Kommt dem akuten Schmerz eine eindeutige Warnfunktion zu, so hat der chronische Schmerz diese Aufgabe verloren. Definitionsgemäß spricht man dann von chronischem Schmerz, wenn Beschwerden länger als 1/2 Jahr bestehen oder 1 Monat länger als der zu erwartende Genesungszeitraum. Mit dem chronischen Schmerz häufig verbunden sind depressive Gemütsstimmungen, wobei die Kausalität nicht immer eindeutig zu klären ist.

Die meisten chronischen Schmerzzustände im Alter sind durch degenerative Gelenkerkrankungen verursacht. Daneben kommen Neuralgien des N. trigeminus, nach Herpes-zoster-Infektionen, diabetische Polyneuropathien und Schmerzen bei Karzinomleiden häufig vor.

Chronische Schmerzzustände stellen einen der häufigsten Gründe alter Menschen dar, einen Arzt aufzusuchen.

17.2 Degenerative Gelenkerkrankungen

Die degenerativen Gelenkerkrankungen sind die häufigste Ursache für Schmerzen beim alten Menschen. Typische Beschwerden sind Anlauf- und Ermüdungsschmerz, Bewegungseinschränkung, Krepitation bei Bewegung und Schmerzen bei Wetterumschlag. Am häufigsten sind das **Hüftgelenk** (Coxarthrose), das **Kniegelenk** (Gonarthrose) und die **Interphalangealgelenke** betroffen. Eine häufig übersehene Ursache okzipitaler Kopfschmerzen liegt in der Spondylarthrose der Halswirbelsäule (s. Fallbeispiel in diesem Kapitel).

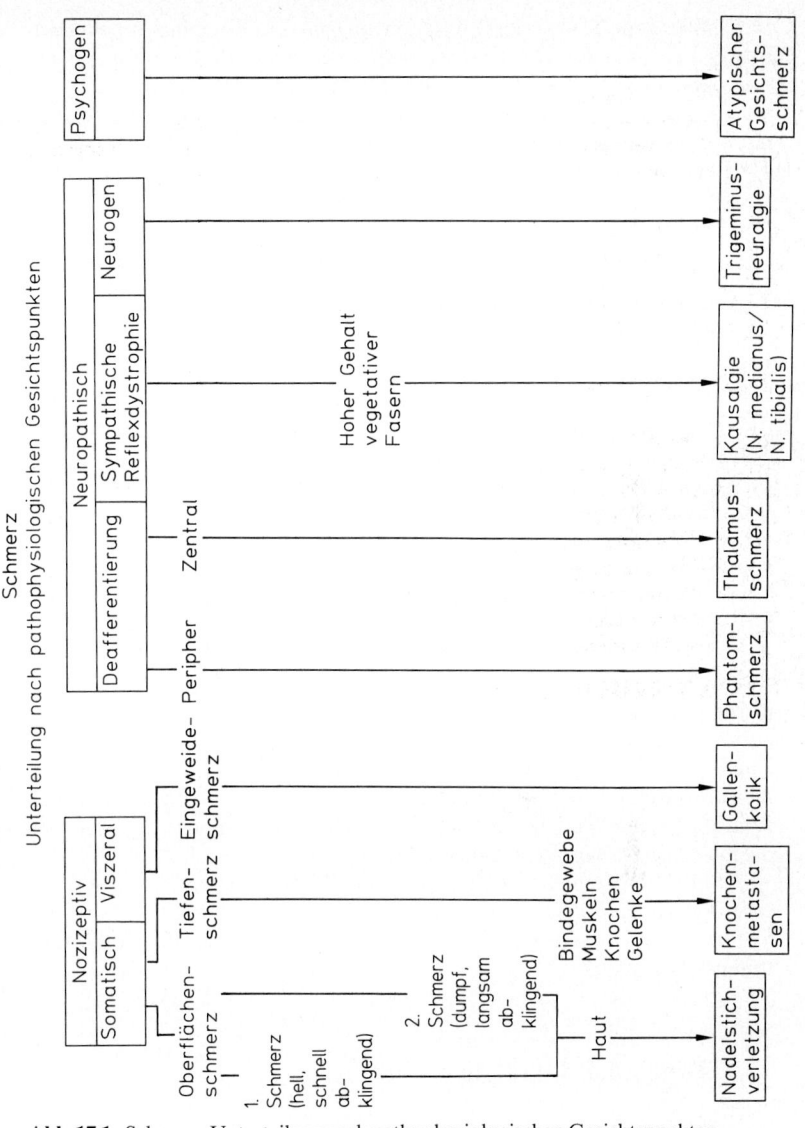

Abb. 17.1. Schmerz. Unterteilung nach pathophysiologischen Gesichtspunkten

Eine kausale Therapie ist nur selten möglich. Die Kombination *physikalischer und physiotherapeutischer Maßnahmen mit TLA (therapeutische Lokalanästhesie, s. 17.9)* ist sinnvoll und effektiv. Daneben ist jedoch oft eine passagere medikamentöse Therapie mit *nichtsteroidalen Antirheumatika* notwendig. Eine Alternative hierzu stellt, z. B. bei der Coxarthrose, die Implantation einer *Endoprothese* dar, insbesondere wenn sich unter konservativer Therapie keine ausreichende Schmerzlinderung erreichen läßt.

17.3 Postzosterneuralgie

Persistierende Schmerzen nach einer ausgeheilten Herpes-zoster-Infektion bestehen nach einem Jahr bei etwa 50 % der Patienten über 70 Jahren. Da die Therapie sich oft sehr schwierig gestaltet, ist das Hauptaugenmerk auf eine Prävention durch rechtzeitige Behandlung der akuten Infektion zu richten. Es wird empfohlen, Patienten, die älter als 50 Jahre sind, mit *Kortikoiden* (z. B. Prednison 60 mg/Tag) zu behandeln. *Antivirale Substanzen (Acyclovir)* sind zwar bei akuten Schmerzen wirksam, ob sie jedoch das Auftreten der Postzosterneuralgie verhindern können, ist nicht erwiesen.

Im akuten Stadium der Erkrankung sollte eine Serie von Sympatikusblockaden im Bereich der betroffenen Segmente durchgeführt werden, da durch diese Maßnahme mit großer Wahrscheinlichkeit die postzosterische Neuralgie verhindert werden kann.

Die Hauptstütze der medikamentösen Therapie bei bestehender Postzosterneuralgie stellen die *trizyklischen Antidepressiva* dar. Daneben kann *Carbamazepin* versucht werden. Die peripher wirksamen Analgetika haben meist nur wenig Effekt, sollten aber zuerst verabreicht werden, bevor man zentral wirkende Medikamente verordnet. Zur Schmerzlinderung trägt auch die lokale *Capsaicin-Applikation* bei.

Sind die Extremitäten betroffen, kann die *TENS (transkutane elektrische Nervenstimulation)* mit gutem Erfolg eingesetzt werden. Manchmal helfen selbst in diesem Stadium noch paravertebrale Blockaden des sympathischen Ganglions.

17.4 Trigeminusneuralgie

Die idiopathische Trigeminusneuralgie befällt typischerweise nur eine Körperseite, gewöhnlich ist das Gebiet des 2. oder 3. Astes betroffen. Die Schmerzen treten in Form von rasch aufeinanderfolgenden Attacken auf und werden durch äußere Reize wie Berührung, Kauen, Trinken, Sprechen,

Schlucken oder einen kalten Luftzug ausgelöst. Berührung bestimmter Triggerpunkte verstärkt den Schmerz.

Ursache der Neuralgie ist wahrscheinlich eine mechanische Schädigung des Nervs, z. B. durch eine arteriosklerotisch veränderte Hirnbasisarterie.

Therapeutisch erweist sich die medikamentöse Behandlung mit *Carbamazepin* in aufsteigender Dosierung in den meisten Fällen als erfolgreich. Auch der GABA-(γ-Aminobuttersäure)Agonist *Baclofen* ist häufig wirksam.

17.5 Polyneuropathie

Bei der *diabetischen Polyneuropathie* sind meist die unteren Extremitäten betroffen. Es bestehen Parästhesien mit brennenden Mißempfindungen auf den Fußsohlen und schmerzende Muskelkrämpfe, charakteristischerweise verstärkt im Liegen („restless legs"). An sensiblen Ausfällen steht die Aufhebung des Vibrationsempfindens an erster Stelle. Die Schmerzen sind oft therapierefraktär. Die Gabe von B-Vitaminen ist sinnlos! Bei starken Schmerzen wird *Carbamazepin* empfohlen. Manche Patienten profitieren von der Anwendung der *TENS* (transkutane elektrische Nervenstimulation). Im Vordergrund steht jedoch eine möglichst *optimale Einstellung der Stoffwechsellage,* die oft eine erstaunlich rasche und deutliche klinische Besserung der Beschwerden bringt.

Bei einer *alkoholisch bedingten Polyneuropathie* empfiehlt sich die zusätzliche Gabe vom *Vitamin B_1* (Thiamin), da bei Alkoholikern häufig ein entsprechender Mangel vorliegt. Ohne Alkoholentzug ist jedoch keine langfristige Besserung der Beschwerden zu erwarten.

17.6 Phantom- und Stumpfschmerzen

Nach Amputation können Schmerzen im Bereich des Stumpfs oder im Bereich des amputierten Glieds (Phantomschmerzen) auftreten. Ursachen für *Stumpfschmerzen* sind Neurinome, schlechte Narbenverhältnisse oder Mangeldurchblutung. Hier kann man durch TLA (therapeutische Lokalanästhesie), hyperämisierende Maßnahmen und Massage des Stumpfs oft eine Beschwerdelinderung erreichen.

Anders verhält es sich mit den *Phantomschmerzen.* Hier haben die Patienten das Gefühl, ihr amputiertes Körperglied sei noch vorhanden. Oft werden in dem Phantom starke Schmerzen erlebt. Diese Empfindung scheint zentral zu entstehen und in die Peripherie projiziert zu werden. Dies erklärt auch, warum nur zentral angreifende Analgetika wirksam sind.

Eine häufig gleichzeitig bestehende reaktive Depression sollte entsprechend behandelt werden.

17.7 Karzinomschmerzen

Die Führung und Behandlung von Patienten, die unheilbar an einem Tumorleiden erkrankt sind, stellt eine große Herausforderung an den Therapeuten dar. Schmerzen treten bei diesen Erkrankungen in aller Regel erst im Spätstadium der Krankheit auf und haben ihre Warnfunktion verloren. Die Schmerzen sind dann aber oft sehr stark. Sie führen dazu, daß die Gedanken des Patienten nur noch um seine Erkrankung und die dadurch verursachten peinigenden Schmerzen kreisen. Er hat Angst vor jedem neuen Tag, der ihm neue – vielleicht noch stärkere – Schmerzen bringt, fühlt sich hoffnungslos und alleingelassen. Der Schmerz bedroht ihn und sein Leben. Auf der anderen Seite besteht beim Therapeuten die Tendenz zur Flucht vor dem Sterbenden: aus Angst vor dem eigenen Tod, vor den unangenehmen Fragen des Patienten über seine Erkrankung und Zukunft und vor der Konfrontation mit den Grenzen der Medizin und seiner vermeintlichen Hilflosigkeit.

Man sollte als Therapeut nicht seine Unsicherheit im Umgang mit Sterbenden hinter einer Unzahl diagnostischer Maßnahmen oder fragwürdiger Therapien verbergen, die nicht das Leben, sondern das Leiden verlängern. Gefordert ist vielmehr Humanität, Zuwendung und Verständnis für die Bedürfnisse eines Sterbenden. Für ihn ist es wichtig, sich nicht alleingelassen zu fühlen. Mitfühlendes Zuhören und Reden bewirkt mehr als die alleinige Gabe von Tranquillanzien. Das Wissen um einen für alle Fragen und Wünsche offenen Sterbebegleiter mildert die Einsamkeit, Hoffnungslosigkeit und Angst.

Zum Angstabbau gehört natürlich auch eine suffiziente Schmerzbekämpfung. Diese kann meist medikamentös durchgeführt werden. Wichtig ist eine ausreichende Dosierung und ein angemessenes Zeitintervall bei der Verabreichung der Medikamente. Das Suchtpotential der einzelnen Medikamente und evtl. auftretende Nebenwirkungen durch Langzeitgabe können bei Patienten mit infauster Prognose vernachlässigt werden. Mit einem Stufenplan (Tabelle 17.1) läßt sich fast immer eine ausreichende Analgesie erreichen.

17.8 Medikamentöse Therapie

Die Behandlung des chronischen Schmerzes gestaltet sich oftmals schwierig. Nur selten gelingt es, eine kausale Therapie durchzuführen (z.B. Totalendoprothese bei Coxarthrose).

Tabelle 17.1. Medikamentöser Stufenplan bei chronischen Schmerzen. Alle Medikamente mit Ausnahme von Kalzitonin können per os verabreicht werden

---

1. Stufe
- *Peripher wirksames Analgetikum* (Prostaglandinsynthesehemmung)
  z. B. Ibuprofen (Brufen), 400 mg alle 8 h; Acetylsalicylsäure (z. B. Aspirin), 500 mg alle 8 h
- *Oder spasmolytisch wirksames Analgetikum*
  z. B. Scopolamin-butylbromid (Buscopan), 10 mg alle 4–6 h;
- Evtl. zusätzlich trizyklisches Antidepressivum
  z. B. Amitriptylin (Saroten), 75 mg alle 24 h; Doxepin (Aponal), 25(–75) mg alle 24 h

2. Stufe
- *Peripher wirksames Analgetikum*
- Plus *zentral wirksames Analgetikum* (Hemmung der Schmerzwahrnehmung)
  – nicht Btm-pflichtig –
  z. B. Tramadol (Tramal), 50 mg alle 4–6 h; Tilidin N (Valoron N), 50 mg alle 6 h
- Plus *trizyklisches Antidepressivum*
- Plus H_2-Blocker
  z. B. Ranitidin (Sostril, Zantic), 300 mg alle 24 h;
- Evtl. zusätzlich Carbamazepin (Tegretal, Timonil), 200 mg alle 4–8 h

3. Stufe
- *Zentral wirksames Analgetikum*
  z. B. Morphinsulfat (MST), 10(–100) mg alle 8 h; Levomethadon HCl (Polamidon), 5 mg alle 6 h
- Plus *Neuroleptikum*
  z. B. Haloperidol (Haldol), 1 mg alle 8 h
- Plus *trizyklisches Antidepressivum*
- Plus H_2-Blocker
- Plus *Lactulose* (Bifiteral), 15(–40) ml alle 24 h
- Evtl. zusätzlich Carbamazepin (Tegretal, Timonil), 200 mg alle 4–8 h
- Evtl. zusätzlich Kalzitonin (Karil), 100(–200) IE s. c. alle 24 h

---

Von großer Bedeutung ist deshalb auch hier eine möglichst umfassende Abklärung der Ursachen durch ein *Assessment* (s. Kap. 3) und eine sinnvolle, dem Einzelfall angemessene Kombination mehrerer Maßnahmen. Erst die Polypragmasie verspricht bei den meisten chronischen Schmerzen Erfolg.

Die medikamentöse Therapie hat sich streng an die bereits erläuterten allgemeinen Richtlinien der Arzneimitteltherapie im Alter zu halten (s. Kap. 4).

Bewährt hat sich die Gabe von Schmerzmitteln nach einem *exakten Zeitintervall,* also nicht „3mal täglich", sondern alle 6-8-12 Stunden. Das Intervall richtet sich nach der Wirkungsdauer des verabreichten Analgetikums.

Bei starken und stärksten Schmerzen geht man nach einem Stufenplan vor (Tabelle 17.1).
Es werden verschiedene Medikamente mit unterschiedlichen Wirkungsmechanismen miteinander kombiniert. Dies hat den Vorteil, die Dosis (und damit auch die Nebenwirkungsrate) der einzelnen Komponenten niedrig halten zu können, der Toleranzentwicklung einzelner Analgetika vorzubeugen und die Verordnung betäubungsmittelpflichtiger Schmerzmittel hinauszuzögern.

Eine Dauermedikation sollte vermieden werden, um einer Schmerzmittelabhängigkeit und anderen Nebenwirkungen durch Langzeitgabe vorzubeugen.

Peripher wirksame Medikamente. Unter diesen Schmerzmitteln weist *Metamizol* die stärkste Analgesie auf. Daneben hat die Substanz gute antipyretische, antiphlogistische und spasmolytische Eigenschaften. Wegen des Auftretens sehr schwerer Nebenwirkungen in Form von Agranulozytosen, aplastischen Anämien und Schock ist eine strenge Indikationsstellung erforderlich. Die erwähnten Nebenwirkungen sind allerdings sehr selten, wie die groß angelegte „Boston-Studie" zeigte (Inzidenz für Agranulozytose 1:800 000). Ein breiteres Indikationsspektrum hat das *Paracetamol* mit guten antipyretischen und analgetischen Eigenschaften, jedoch nur sehr geringer antiphlogistischer Wirkung, sowie die *nichtsteroidalen Antirheumatika* (NSA).

Bei den NSA unterscheidet man die Salicylate mit seinem Hauptvertreter, der Acetylsalicylsäure, sowie Ibuprofen, Indometazin, Diclofenac, Piroxicam u.a. Die NSA haben alle gute antiphlogistische und analgetische Eigenschaften, die Salicylate zudem auch antipyretische. Die häufigste Nebenwirkung der NSA ist die Schädigung der Magenschleimhaut.

Spasmolytika. Die wichtigste Substanz unter den Spasmolytika ist das *Scopolamin-butylbromid*. Als Nebenwirkung kann es zu Mundtrockenheit und Blasenatonie kommen (cave Prostataadenom!).

Zentral wirksame Medikamente. Bei diesen Analgetika wird die Schmerzleitung gehemmt und die Schmerzempfindung gedämpft bzw. verändert. Nicht dem Betäubungsmittelgesetz unterliegen die Präparate *Tramadol* und die *Kombination von Tilidin und Naloxon*. Beide Mittel sind gut verträglich und weisen eine sehr gute analgetische Wirkung auf. Die Gefahr einer Abhängigkeit wird als sehr gering eingeschätzt.

Alle *Morphinderivate* können zur Sucht führen und unterliegen dem Betäubungsmittelgesetz. Morphinsulfat und Levomethadon eignen sich durch gute orale Resorptionsraten besonders zur Schmerztherapie alter Menschen. Die häufigsten Nebenwirkungen der Opiate sind Übelkeit, Erbrechen, spastische Obstipation, Störungen der Blasenentleerung durch Sphinkterspasmus, Kopfschmerzen und Atemdepression.

Trizyklische Antidepressiva. In dieser Stoffklasse haben sich *Amitriptylin, Doxepin* und *Imipramin* bei der Behandlung von chronischen Schmerzen im Alter als wirksam erwiesen. Sie greifen in den Serotoninstoffwechsel ein und sollen dadurch schmerzhemmend wirken. Die Antidepressiva zeigen anticholinerge Eigenschaften (cave Prostataadenom, Engwinkelglaukom), die bei der Dosierung berücksichtigt werden müssen. Am verträglichsten bei alten Patienten scheint Doxepin zu sein.

Neuroleptika. Die Neuroleptika wie z. B. *Haloperidol* weisen neben ihren antipsychotischen Eigenschaften zugleich eine sedative, anxiolytische, antiemetische und schlafanstoßende Komponente auf. Aufgrund der Störung der extrapyramidalen Motorik verbietet sich der Gebrauch beim Parkinson-Syndrom. Die relativ hohe Nebenwirkungsrate bei alten Patienten schränkt die Anwendung zusätzlich ein.

Carbamazepin. Carbamazepin ist bei einschießenden Schmerzen wie z. B. der Trigeminusneuralgie indiziert. Die Dosierung muß einschleichend erfolgen, um dem häufig auftretenden Schwindel durch Blutdruckabfall vorzubeugen.

Kalzitonin. Bei tumorbedingten Knochenschmerzen hat Kalzitonin eine ausgeprägte analgetische Wirkung. Bei Osteoporosen, die auf einem erhöhten Knochenumsatz beruhen, bewirkt Kalzitonin eine Besserung. Bei Patienten mit starken Knochenschmerzen sollte deshalb ein Therapieversuch unternommen werden.

Kortikoide. Beim Mamma- und Prostatakarzinom mit ausgeprägten Knochenmetastasen bewirkt die systemische Glukokortikoidgabe (z. B. *Prednisolon, Dexamethason*) häufig eine Linderung der Schmerzen.

Andere. Die Verabreichung von H_2-Blockern (z. B. Ranitidin), *Laxantien* (Lactulose) und *Metoclopramid* dient der Ulkusprophylaxe und der Verhütung analgetikabedingter Nebenwirkungen (Obstipation, Übelkeit und Erbrechen bei Opiaten).

17.9 Therapeutische Lokal- und Leitungsanästhesie (TLA)

Durch Injektion eines Lokalanästhetikums in die Umgebung eines Spinalnerven oder in sogenannte Triggerpunkte kann durch Impulsleitungsunterbrechung sowohl der Afferenzen als auch der Efferenzen eine vorübergehende Schmerzlinderung erreicht werden.

Bei der Quaddelung injiziert man das Lokalanästhetikum intrakutan an der schmerzenden Körperregion selbst oder in die entsprechenden Head-Zonen.

Bei der lokalen Infiltration wird das Lokalanästhetikum in geringer Menge in die Haut, das subkutane Gewebe und/oder in die Muskulatur infiltriert. Diese Technik hat ihre Hauptindikation bei muskuloskeletalen Schmerzen (Myalgien, Myogelosen, Arthrosen).

17.10 Stimulationstherapie

Durch elektrische Impulse kann die afferente Stimulation von Nerven erhöht und segmentale Analgesie erreicht werden. Ein gängiges Verfahren ist die *transkutane elektrische Nervenstimulation (TENS)*. Die Elektroden werden innerhalb oder in der Nähe des Schmerzgebiets, auf dem Dermatom oder den das Schmerzgebiet versorgenden Nerven angelegt. Die Stimulation erfolgt mehrmals täglich für jeweils 20–30 Minuten. Die Handhabung der Geräte ist einfach, so daß – nach entsprechender Unterweisung – der Patient die Therapie selbst durchführen kann. Einzige absolute Kontraindikation ist das Tragen eines Herzschrittmachers.

Eine andere Stimulationstechnik ist die *Akupunktur* und die *punktförmige transkutane elektrische Nervenstimulation (PuTENS)*. Beide Techniken setzen jedoch spezielle Kenntnisse der chinesischen Akupunkturpunkte beim Therapeuten voraus.

17.11 Physikalische Therapie

Eine Reihe von Schmerzzuständen des rheumatischen Formenkreises und der degenerativen Gelenkerkrankungen sprechen gut auf *Wärme- oder Kälteapplikation* in trockener Form oder in Form feuchter Umschläge an (z. B. Heißluft, Fangopackungen, heiße Rolle oder Eispackungen).

Massagen im Anschluß an die Wärmeapplikation können die Muskelentspannung unterstützen.

Regelmäßige *krankengymnastische aktive oder passive Bewegungsübungen* beugen Versteifungen und Fehlstellungen befallener Gelenke vor und wirken muskulärer Atrophie entgegen.

Eine besondere Rolle spielt bei Bewegungseinschränkungen in einem Gelenk die *Chirotherapie*. Durch gezielte Manipulation können eine Blockierung aufgehoben und Schmerzen gelindert oder beseitigt werden. Diese Therapie setzt jedoch spezielle Kenntnisse und Erfahrungen voraus.

17.12 Andere Behandlungsformen

Neurochirurgische und psychologische Verfahren (z. B. autogenes Training) sind beim alten Menschen nur sehr begrenzt einsetzbar.

FALLBEISPIEL

Anamnese. Vom Hausarzt wurde ein 77jähriger Patient ins Krankenhaus eingewiesen, nachdem dieser in den letzten Tagen gehäuft über Schwindelattacken geklagt und zudem eine Schwarzfärbung seines Stuhls bemerkt hatte. Auf Befragen gab der Patient an, daß er seit Jahren unter Kopfschmerzen litt. Ursprünglich waren sie auf die Okzipitalregion beschränkt gewesen, seien aber längst einem diffusen Dauerkopfschmerz gewichen. Er habe in den zurückliegenden Jahren eine Menge verschiedener Analgetika ausprobiert, sie hätten jedoch alle nur einen begrenzten Zeitraum gewirkt. Jetzt bestünden die Kopfschmerzen ständig und ließen sich nur vorübergehend durch die Schmerzmittel (in steigender Dosierung) betäuben. Wenn er jedoch keine Analgetika einnähme, würden sich die Schmerzen ins Unerträgliche steigern. Seit 2 Wochen verspüre er zudem einen dumpfen Druck und Schmerz im Epigastrium.

Befund. Bewußtseinsklarer Patient, RR 105/70 mm Hg, Puls 120/min. Druckschmerz im Epigastrium, Bewegungseinschränkung im HWS-Bereich, sonst körperlich unauffälliger Befund. Labor: Hb 7,6 g/dl, Erythrozyten 2,8 Mio., übrige Werte unauffällig. EKG: Sinustachykardie, Mitteltyp. Unauffällige Erregungsausbreitung und -rückbildung. Röntgen-Thorax o. B. Gastroskopisch zeigte sich ein mit Fibrin bedecktes Ulcus ventriculi.

Diagnose. Blutendes Ulcus ventriculi bei Analgetikaabusus. Schwere HWS-Spondylarthrose mit Bewegungseinschränkung, Muskelkontraktion und Hyperalgesie. Ursprünglich okzipitale Kopfschmerzen, überlagert durch diffuse Kopfschmerzen infolge jahrelanger Einnahme von Kombinationspräparaten zur Analgesie (Medikamentenkopfschmerz).

Therapie und Verlauf. Durch die Kombination von TLA, manueller Therapie (Chiropraktik), Massage, physikalischer Therapie mit heißer Rolle sowie krankengymnastischer Übungsbehandlung gelang es, nach dem Schmerzmittelentzug eine weitgehende Beschwerdefreiheit des Patienten zu erreichen. Das Ulkus wurde mit H_2-Blockern behandelt und war bei der gastroskopischen Kontrolle nach 4 Wochen abgeheilt.

III Besonderheiten wichtiger Erkrankungen im Alter

18 Kardiovaskuläre Erkrankungen

(Th. Nikolaus)

18.1 Allgemeines

Die kardiovaskulären Erkrankungen verursachen die meisten körperlichen Behinderungen im Alter. In der Todesursachenstatistik stehen sie an erster Stelle. Von den 40jährigen überleben gut 70 % einen Herzinfarkt, von den 60jährigen nur noch 25 %. Die Inzidenz an frischen Herzinfarkten ist in der 9. Lebensdekade am höchsten.

Eine gestörte Kalziumhomöostase in den Zellen führt zur vermehrten Einlagerung von Kalziumsalzen in den Arterienwänden und daraus resultierendem erhöhtem systolischen Blutdruck. Daneben kommt es zu einer Zunahme des peripheren Widerstands. Als Anpassung an diese Vorgänge ist die im Alter häufig zu findende moderate konzentrische linksventrikuläre Hypertrophie zu sehen. Altersbedingt nehmen auch am gesunden Herzen die aerobe Leistungsfähigkeit, das Schlagvolumen und die maximale Pulsrate ab. Zurückgeführt werden diese physiologischen Veränderungen auf eine verminderte Ansprechbarkeit der Betarezeptoren.

18.2 Koronare Herzkrankheit

Symptome. Die typischen pektanginösen Beschwerden mit linksthorakalen Schmerzen und Ausstrahlung in den linken Arm zeigen sich bei alten Menschen seltener, da diese sich geringer körperlich belasten. Auch ein akuter Myokardinfarkt wird häufig als akuter Blutverlust, Hypotension oder schwerwiegende Infektion verkannt (s. Fallbeispiel am Kapitelende). Das Auftreten von Dyspnoe, Synkope, unerklärten Oberbauchbeschwerden, Lungenödem oder plötzlicher Herzinsuffizienz sollte an einen Myokardinfarkt denken lassen. Manchmal imponiert das kardiale Ereignis auch als akute Verwirrtheit durch die zerebrale Minderversorgung.

Diagnostik. Die Diagnostik wird durch die Tatsache erschwert, daß etwa 50 % aller Betagten bereits Veränderungen im Ruhe-EKG aufweisen und ein hochnormaler CK-Spiegel bei der reduzierten Muskelmasse im Alter bereits eine Myokardschädigung anzeigen kann.

Bei Verdacht auf eine koronare Herzkrankheit (KHK) sollte ein *Belastungs-EKG* durchgeführt werden, das allerdings mit zunehmendem Alter der Patienten an den häufig vorhandenen Begleiterkrankungen, z. B. Arthrosen, arterieller Verschlußkrankheit (AVK), Morbus Parkinson etc., scheitern kann. Die linksventrikuläre Pumpfunktion läßt sich durch das *Echokardiogramm* beurteilen. Zusammen mit dem *(Farb-)Doppler* sind auch Aussagen über hämodynamisch wirksame Klappenerkrankungen möglich.

Eine *Koronarangiographie* kann auch bei alten Patienten in sonst guter körperlicher und geistiger Verfassung durchgeführt werden, wenn sie trotz maximaler medikamentöser Therapie weiterhin pektanginöse Beschwerden in Ruhe oder bei geringer körperlicher Belastung aufweisen. Die Komplikationsrate dieser Untersuchung ist auch im höheren Alter relativ niedrig und läßt genaue Aussagen über Stenosegrad und Lokalisation zu. Ein Teil dieser Stenosen kann mittels perkutaner transluminaler Angioplastie (PTCA) erfolgreich dilatiert werden. Es ist allerdings mit einer Rezidivrate an Restenosen von etwa 30 % innerhalb eines Jahres zu rechnen.

Therapie und Rehabilitation. Strittig ist, wie weit die *Koronarchirurgie* bei alten Menschen zu einer Verlängerung der Lebenserwartung führt. Die Operationsmortalität ist mehr als doppelt so hoch wie bei jüngeren Erwachsenen. Große Statistiken weisen nur für die sogenannten „jungen" Alten (bis 75 Jahre) einen Nutzen aus, sofern bei diesen eine Hauptstammstenose oder eine Dreigefäßerkrankung mit nur mäßig eingeschränkter linksventrikulärer Funktion vorliegt.

Eine wichtige Voraussetzung für die Rehabilitation älterer Patienten nach Herzinfarkt ist die *Frühmobilisation.*

Die *medikamentöse Therapie* der KHK im Alter richtet sich ebenso wie die Akuttherapie des Myokardinfarkts nach den gleichen Grundsätzen wie bei den jüngeren Erwachsenen. Dies gilt auch für die Lysetherapie! Aufgrund der höheren Rate an Komplikationen und Nebenwirkungen müssen die Medikamente – zumindest anfangs – niedriger dosiert werden.

Die *Nitrate* sind bei KHK die Mittel der ersten Wahl. Da es auch im Alter häufig zu stummen Myokardischämien („Silent ischemia") kommt, ist bei gesicherter KHK eine Dauertherapie mit Nitraten sinnvoll. Bewährt haben sich hier die Retardformen, die nur einmal täglich verabreicht werden müssen. Zu beobachten ist beim geriatrischen Patienten nach „Nitro"-Gabe in manchen Fällen ein ausgeprägter Blutdruckabfall, der bis zur – seltenen – Nitratsynkope führen kann. Die Therapie mit *Kalziumantagonisten* und *Betablockern* kann, insbesondere bei gemeinsamer Verabreichung, eine latente oder manifeste Herzinsuffizienz provozieren. Es empfiehlt sich daher, die Behandlung in niedriger Dosierung zu beginnen. Eine Echokardiographie zur Beurteilung der Pumpfunktion des Herzens ist hilfreich.

Die Betablocker sind beim älteren Menschen in ihrer Indikation eingeschänkt (verminderte Ansprechbarkeit der Betarezeptoren, häufiger Sick-Sinus-Syndrom, Sinusbradykardie, chronisch-obstruktive Lungenerkrankungen). Eine Verlängerung der Lebenserwartung durch Betablockergabe nach Herzinfarkt ist nur für jüngere Erwachsene bewiesen.

18.3 Arterielle Hypertonie

Zahlreiche Untersuchungen weisen die arterielle Hypertonie auch im höheren Lebensalter als Risikofaktor für kardiovaskuläre und zerebrovaskuläre Morbidität und Mortalität aus. Dies gilt sowohl für die diastolische Hypertonie (RR diastolisch>95 mm Hg) als auch für die isolierte systolische Hypertonie (RR diastolisch<95 mm Hg, systolisch>160 mm Hg).

Von einer arteriellen Hypertonie kann erst gesprochen werden, wenn die Blutdruckwerte bei mindestens 3maliger Messung erhöht sind.

Diagnostik

> Zur Diagnostik eines Hypertonus und zum Ausschluß orthostatischer Dysregulationen, die im Alter zunehmen, sind mehrmalige Blutdruckmessungen in verschiedenen Körperpositionen und zu unterschiedlichen Tageszeiten notwendig.

Zum Hypertonie-Screening gehören neben *EKG* und *Röntgen-Thorax* (Hypertoniezeichen) auch die *Oberbauchsonographie* und eine *augenärztliche Untersuchung* (Funduskontrolle). Das Auftreten einer sog. *Pseudohypertonie* (falsch hohe RR-Werte bei indirekter Messung infolge Arterienwandrigidität) ist selten. Sie sollte aber bei langjährigem Diabetes mellitus, der zur ausgeprägten Mediasklerose führen kann, bedacht werden. Hinweise liefern „hohe" Blutdruckwerte ohne Organschäden an Herz, Niere und Augen, extreme Müdigkeit und Schwäche nach antihypertensiver Medikation und scheinbar normotensiven Werten und das sog. *Osler-Manöver.* Läßt sich nach Aufpumpen der Blutdruckmanschette über den systolischen Druck hinaus die normalerweise kollabierte Arteria radialis noch palpieren, besteht der Verdacht auf eine Pseudohypertonie.

Behandlung. Die Behandlung der Hypertonie sollte zunächst *diätetisch* erfolgen (Alkohol und mäßige Kochsalzreduktion, Normalisierung des Körpergewichts). Der Nutzen einer medikamentösen Langzeittherapie bis zum Alter von 80 Jahren ist einzig für *Diuretika* nachgewiesen. Die Nebenwirkungsrate ist vergleichsweise niedrig. *Bei gleichzeitig bestehender koronarer Herzkrankheit* und Ruhe-EKG-Veränderungen sollte allerdings auf eine andere Substanzklasse ausgewichen werden, da diese Patientengruppe von der

Diuretikagabe nicht profitiert. In Betracht kommen hier *Kalziumantagonisten, Betablocker, ACE-Hemmer* und *Ketanserin.* Diese Präparate stellen bei Beachtung der entsprechenden Kontraindikationen geeignete Mittel zur Blutdruckeinstellung im Alter dar, sind allerdings hinsichtlich ihrer Langzeitwirkungen noch nicht ausreichend untersucht. *Bei gleichzeitig bestehender Herzinsuffizienz* sind *Diuretika und/oder ACE-Hemmer* am besten zur Behandlung geeignet.

Bei der medikamentösen Blutdruckeinstellung müssen die RR-Werte auch immer im Stehen gemessen werden, um eine *orthostatische Dysregulation* unter der Therapie rechtzeitig erkennen zu können. Falsche medikamentöse Behandlung kann die Regulationsstörung verschlimmern, bis hin zur kardialen (Angina pectoris, Myokardinfarkt) oder zerebralen (Unruhe, Verwirrtheit, Insult) Ischämie. Fehler in der Auswahl und Dosierung der Antihypertensiva stellen eine häufige Sturzursache dar! Prinzipiell gilt der Rat, „slow and low" zu dosieren.

18.4 Herzklappenfehler

Unter den Herzklappenfehlern kommt der *Aortenstenose* eine besondere Bedeutung zu, da sie auch im hohen Alter noch erfolgreich behandelt werden kann. Der Verlauf mit zunehmender Verkalkung der Klappensegel ist schleichend. 20 % dieser Patienten zeigen als Erstmanifestation eine Herzinsuffizienz. Auch Schwindel, Synkopen und pektanginöse Beschwerden sind häufig. Erste Hinweise liefert die *Auskultation des Herzens. Echokardiographisch* kann die Verdachtsdiagnose bestätigt werden, mit dem *Doppler* ist eine Abschätzung des Druckgradienten möglich. Ist eine operative Sanierung des Klappenfehlers geplant, wird präoperativ eine *Koronarangiographie* und *Ventrikulographie* durchgeführt. Während die Ergebnisse der Klappendilatation mittels eines Ballonkatheters enttäuschten, zeigt die Operation mit Implantation einer Klappenprothese auch bei den über 80jährigen exzellente Ergebnisse. Der prothetische Ersatz der Mitralklappe bei schweren Mitralvitien ist im Alter durch eine hohe Mortalität postoperativ belastet, insbesondere wegen der häufig auftretenden ventrikulären Dysfunktion. Dies gilt auch für die prothetische Versorgung der Trikuspidal- und Pulmonalklappe.

Patienten mit Klappenfehlern haben ein erhöhtes Risiko für bakterielle Endokarditiden. Es sollte deshalb stets eine *antibiotische Prophylaxe* bei interkurrenten Infekten, Zahnextraktionen und Operationen erfolgen.

18.5 Herzinsuffizienz

Ursachen und Symptomatik. *Koronare Herzkrankheit, arterielle Hypertonie und Aortenstenose* sind die häufigsten Ursachen, die beim alten Menschen zur Herzinsuffizienz führen. Die Symptome sind anfangs oft diskret und uncharakteristisch. Im weiteren Verlauf können dann bei gewöhnlichen Alltagsbelastungen *Atemnot und Tachykardie* sowie ein kratzender Husten auftreten. Manchmal fehlen diese klinischen Zeichen, und nur Müdigkeit und eine Abnahme der Konzentrations- und Merkfähigkeit deuten indirekt auf eine Herzinsuffizienz hin.

Auskultatorisch ist ein 3. Herzton häufig. Objektivieren läßt sich die Verdachtsdiagnose durch die *Echokardiographie* und *Ergometrie*.

Therapie. Die *medikamentöse Therapie* zielt darauf ab, die Vor- und Nachlast zu senken, die Kontraktionskraft zu steigern und die Herzfrequenz zu normalisieren. In erster Linie kommen *ACE-Hemmer, Diuretika* und *Digitalis* in Betracht (3 Eckpfeiler der Herzinsuffizienzbehandlung). Die ACE-Hemmer sind am besten untersucht und zeigen bei Behandlung der mittleren bis schweren Herzinsuffizienz (NYHA-Klasse II–IV) bis zum Alter von 75 Jahren eine Reduktion der kardiovaskulären Mortalität.

Digitalispräparate wirken positiv inotrop, haben aber eine geringe therapeutische Breite und sind deshalb gerade beim alten Menschen mit Vorsicht anzuwenden. Der frühere Ratschlag: „Das Altersherz braucht Digitalis" kann heute als obsolet angesehen werden. Lediglich beim tachykarden Vorhofflimmern stellt die Digitalisierung das Mittel der ersten Wahl dar.

Bei einer Sonderform der Herzinsuffizienz, der erschwerten Dehnbarkeit des Herzmuskels in der Diastole *(diastolische Compliancestörung),* kommen Kalziumantagonisten und Betablocker zur Anwendung.

Eine „Herzinsuffizienz" wird manchmal vorschnell diagnostiziert. Längst nicht jede röntgenologisch festgestellte Herzvergrößerung oder Abnahme der körperlichen Leistungsfähigkeit ist gleichbedeutend mit einer Herzmuskelschwäche. Die einmal gestellte Diagnose kann aber zu einer Dauertherapie führen, da der Patient darunter ja offensichtlich kompensiert erscheint. In einem solchen Fall ist unter kontrollierten Bedingungen ein Auslaßversuch gerechtfertigt.

18.6 Herzrhythmusstörungen

Vorhofflimmern stellt bei alten Menschen die häufigste Rhythmusstörung dar. Da mit der fehlenden Vorhofkontraktion eine zusätzliche Leistungsminderung des Altersherzens um 10–20 % einhergeht und das Risiko einer kardialen Embolie besteht, sollte versucht werden, eine Konversion zum Sinusrhythmus zu erreichen. Der Ausschluß einer Hyperthyreose gehört zu jeder diagnostischen Abklärung. Besteht das Vorhofflimmern noch nicht lange und ist der Vorhof nicht oder nur leicht vergrößert (Echokardiographie!), sind die Erfolgsaussichten für eine Konversion gut. Diese kann nach vorheriger 3wöchiger Antikoagulation medikamentös oder elektrisch versucht werden. Gelingt diese nicht und tritt ein tachyarrhythmisches Vorhofflimmern auf, sollte der Patient digitalisiert werden.

Weitere typisch geriatrische Herzrhythmusstörungen sind das *Sick-Sinus-Syndrom,* oft verbunden mit einem *hypersensitiven Karotissinus,* sowie das Auftreten von *höhergradigen AV-Blockierungen.* Weist der Patient derartige Rhythmusstörungen auf und zeigt klinische Symptome, die wahrscheinlich darauf zurückzuführen sind (nachgewiesene Symptomkoinzidenz von Schwindel oder Synkope mit Rhythmusstörungen im Langzeit-EKG!), ist die Indikation für einen Schrittmacher gegeben.

Bei *supraventrikulären* und *ventrikulären Arrhythmien* ist nur in den seltensten Fällen bei geriatrischen Patienten eine medikamentöse Therapie gerechtfertigt. Bei nicht bewiesener Verlängerung der Lebenserwartung weisen die Antiarrhythmika z. T. schwere Nebenwirkungen auf (negative Inotropie, Blutdrucksenkung, Proarrhythmie!). Die Therapie sollte sich deshalb auf allgemeine Maßnahmen konzentrieren, wie Behandlung der Grundkrankheit (z. B. Hyperthyreose, Herzinsuffizienz), Ausgleich von Elektrolytstörungen, Störungen des Wasserhaushalts sowie Eliminierung arrhythmieprovozierender Medikamente, z. B. Antiarrhythmika (!), Psychopharmaka, Theophyllinderivate und Digitalis.

18.7 Arterielle Verschlußkrankheit

Wie bei einer Reihe anderer Erkrankungen steigt bei der peripheren arteriellen Verschlußkrankheit (AVK) die Häufigkeit von asymptomatischen Verläufen im Alter an. Besonderer Wert ist bei älteren Patienten deshalb auf eine eingehende Untersuchung des Gefäßstatus und die Erfragung möglicher Risikofaktoren (Nikotin!) zu legen.

Die AVK befällt im Alter bevorzugt den Becken- und Oberschenkelbereich. Die Prognose der Erkrankung hängt davon ab, wieviele Arterien im jeweiligen Bereich befallen sind und ob die Progredienz eine Kollateralbildung zuließ. Begleiterkrankungen wie beispielsweise der Diabetes mellitus verschlechtern die Prognose.

Die Basistherapie der Wahl im Stadium II ist das aktive Intervallmuskeltraining, bei dem der Patient angehalten wird, bis zum Einsetzen eines Ischämieschmerzes zu laufen und dann stehenzubleiben (reaktive Hyperämie). Besteht bei dem Patienten eine Immobilität, kann im Stadium II durch die intraarterielle Gabe von Adenylsäurederivaten der gleiche Effekt erzielt werden. Im *Stadium III und IV* ist bei nicht länger als 3 Monaten zurückliegenden Verschlüssen eine *lokale Fibrinolyse* zu erwägen. Die Erfolgsrate liegt bei etwa 30%. Oft läßt sich aber eine *Amputation* nicht vermeiden. Die Ablatio mit anschließender Prothesenversorgung bringt bei geriatrischen Patienten nur in 50% befriedigende funktionelle Ergebnisse.

In einigen Fällen kann die drohende Amputation durch die *perkutane transluminale Angioplastie (PTCA)* abgewendet werden. Die Aufdehnung von Stenosen oder Verschlüssen wird gerade bei älteren Patienten mit Erfolg durchgeführt. Es kommen für dieses Verfahren allerdings nur kurzstreckige Stenosen oder Verschlüsse in Betracht.

FALLBEISPIEL

Anamnese. Ein 72jähriger, bisher gesunder Patient wird ins Krankenhaus eingewiesen. Er klagt über seit dem Vortag bestehende heftige Oberbauchbeschwerden, Übelkeit und Schwindel. Der Blutdruck, den er selbst gemessen habe, da er Hypertoniker sei, läge nur noch bei etwa 110/60 mm Hg. Einweisungsdiagnose: Verdacht auf ein blutendes Magenulkus.

Befund. Herz und Lunge unauffällig, Puls 88/min, RR 105/55 mm Hg. Druckschmerz im Epigastrium. Abdomen sonst unauffällig. EKG: Sinusrhythmus, 88/min, überdrehter Linkstyp. Rechtsschenkelblock und linksanteriorer Hemiblock. Röntgen-Thorax: Herz im Transversaldurchmesser nicht vergrößert. Keine pulmonalen Stauungszeichen. Kein Anhalt für Infiltrat oder tumoröse Veränderung.
Labor: CK 80 U/l, CK-MB 12 U/l. GOT 24 U/l. LDH 225 U/l. Blutbild bis auf leichte Leukozytose (10 800) unauffällig. Stuhl auf okkultes Blut negativ.

Diagnose. Wegen der leicht erhöhten Enzymwerte besteht der Verdacht auf Myokardinfarkt. Die geplante Gastroskopie wird daher vorläufig zurückgestellt.

Therapie und Verlauf. Die Herzenzyme stiegen in den beiden Tagen nach Aufnahme noch an (CK_{max} 400 U/l), der Patient entwickelte zusätzlich typische linksthorakale Schmerzen. Unter „Nitro"-Gabe und Verabreichung eines Betablockers Schmerzfreiheit. Rasche Mobilisierung. Die 3 Wochen später durchgeführte Koronarangiographie zeigt einen distalen Verschluß der rechten Koronararterie und eine gute linksventrikuläre Pumpfunktion. Die zum Ausschluß eines Ulcus ventriculi durchgeführte Gastroskopie ist unauffällig.
Der Heilungsverlauf ist komplikationslos, der Patient wird im beschwerdefreien Zustand mit Betablocker und Thrombozytenaggregationshemmer nach Hause entlassen.

19 Pulmonale Erkrankungen

(TH. NIKOLAUS)

19.1 Allgemeines

Die Altersvorgänge der Lunge führen zu einer Reihe von physiologischen Veränderungen, die in ihrem Zusammenspiel prädisponierend für verschiedene Lungenerkrankungen wirken können. Es kommt im höheren Lebensalter zu einer Zunahme des Residualvolumens, des Atemwegwiderstands (Resistance), einer Abnahme der Dehnbarkeit (Compliance), der maximalen expiratorischen Strömung sowie der maximalen Sauerstoffaufnahme. Daneben ist die Antwort auf Hypoxie und Hyperkapnie als Atemreiz herabgesetzt, die Abwehrmechanismen wie Hustenreflex, humorale Immunität und mukoziliarer Transport sind gemindert.

Die diagnostische Abklärung umfaßt neben der wichtigen *physikalischen Untersuchung Röntgen-Thorax, Sputumdiagnostik* (Inspektion, Zytologie, Mikrobiologie) und eine *Blutgasanalyse*. Sie kann entsprechend der Fragestellung ergänzt werden durch ein *Computertomogramm* oder eine *Perfusions-/Ventilationsszintigraphie* (Ausschluß Lungenembolie). Diese Maßnahmen sind auch für ältere Patienten wenig belastend. Lungenfunktionsprüfungen mittels Spirometrie und Bodyplethysmographie können wichtige Meßdaten liefern, sind in ihrer Aussagekraft jedoch sehr von der Mitarbeit der Patienten abhängig und gerade bei alten Patienten mit Dyspnoe, Presbyakusis und/oder Angst unzuverlässig. Der Krankheitsverlauf kann durch regelmäßige Perkussion und Auskultation der Lunge meist hinreichend beurteilt werden. Weitergehende, oft sehr eingreifende Untersuchungen (z.B. Bronchoskopie) sind speziellen Fragestellungen vorbehalten.

19.2 Chronisch-obstruktive Lungenerkrankungen

Unter diesen Krankheitskomplex fallen die *chronische Bronchitis,* das *Asthma bronchiale* und das *obstruktive Lungenemphysem.* Da diese Erkrankungen bei geriatrischen Patienten in der Regel bereits irreversibel fortgeschritten sind, kommt dem konsequenten Abfangen der akuten Exazerbation eine große Bedeutung zu. Hierzu gehört das *Ausschalten inhalativer Noxen (Nikotin!)* und das *Sanieren vorhandener Infektionen.* Jeder Infekt der Atemwege bringt den Patienten in große Gefahr, weil die eingeschränkte Lungenfunktion innerhalb kurzer Zeit dekompensieren kann. Weitere Maßnahmen sind konsequente Atemgymnastik, Klopfmassage und die Gabe von Sekretolytika (hierbei ausreichende Flüssigkeitszufuhr notwendig!). Die Therapie des Asthma bronchiale in den Stufen:

1. β_2-Sympatikomimetikum
2. Plus Theophyllin und/oder Parasympatikolytikum
3. Plus inhalative Kortikosteroide
4. Plus orale Kortikosteroide

sollte bei geriatrischen Patienten in niedrigerer Dosierung begonnen werden als bei jüngeren Erwachsenen. Die Halbwertszeit von Theophyllin kann im Alter deutlich verlängert sein! Auf mögliche Nebenwirkungen ist zu achten. Insbesondere bei den Dosieraerosolen muß die Handhabung genau erklärt und mit den Patienten geübt werden.

19.3 Pneumonien

Betrachtet man die Altersvorgänge der Lunge, so ist es nicht verwunderlich, daß die Inzidenz an Pneumonien im hohen Lebensalter stark ansteigt. Die Mortalität für 80jährige liegt nahezu 100mal höher als für 20jährige. Die Ursache steht möglicherweise im Zusammenhang mit dem Zusammenbrechen komplexer humoral und zellulär vermittelter Abwehrmechanismen.

Die häufigsten Erreger sind im höheren Lebensalter *Pneumokokken, Staphylokokken* und *Klebsiellen.* Für klinische Zwecke bewährt hat sich die Einteilung in Pneumonien, die zu Hause oder in Institutionen (nosokomiale Infektionen) erworben wurden, wegen des unterschiedlichen Erregerspektrums. Die typischen klinischen Zeichen wie Husten, Auswurf und Fieber können beim alten Menschen nur sehr moderat ausgeprägt sein (s. Fallbeispiel am Kapitelende). Auch die Leukozytenzahl weist nicht immer Veränderungen auf. Wichtig ist deshalb eine gründliche *physikalische Untersuchung* und die Durchführung eines *Röntgen-Thorax.* Eine *Erregerisolierung* sollte für eine gezielte antibiotische Therapie angestrebt werden (Sputum, Blutkultur), gelingt aber nur in ca. 50 % der Fälle.

Bei *zu Hause erworbener Infektion* beginnt man (ex juvantibus) mit einem Breitspektrumpenicillin z. B. Amoxycillin (Clamoxyl, Amoxypen) oder Cotrimoxazol (Omsat, Bactrim, Eusaprim), bei *nosokomialer Infektion* hat sich die Antibiotikatherapie nach dem in der betreffenden Institution (Klinik, Heim) vorherrschenden Erregerspektrum zu richten. Man behandelt in der Regel anfangs mit einem Breitspektrumcephalosporin (z. B. Cefotaxim-Claforan, Cefamandol-Mandokef) oder Imipenem (Zienam). Bei Therapieversagen muß eine Kombinationsbehandlung durchgeführt werden, je nach Erregerwahrscheinlichkeit z. B. mit einem Aminoglykosid (z. B. Gentamicin-Refobacin, Tobramycin-Gernebcin) und/oder einem penicillinasefesten Penicillin (z. B. Flucloxacillin-Staphylex).

Eine *Viruspneumonie* durch Influenza A ist zwar selten und meist sekundär bakteriell superinfiziert, jedoch führen Influenza-A-Epidemien zu einer hohen Mortalität unter älteren Menschen. Eine *prophylaktische Impfung* ist deshalb empfehleswert (insbesondere bei Altenheimbewohnern).

19.4 Tuberkulose

Die Morbidität und Mortalität der Tuberkulose ist seit der Entwicklung hochpotenter Tuberkulostatika stark zurückgegangen. Eine ebenfalls rückläufige Inzidenz ist in allen Altersgruppen zu verzeichnen, allerdings in den höheren Altersklassen weniger ausgeprägt. Die über 65jährigen stellen einen

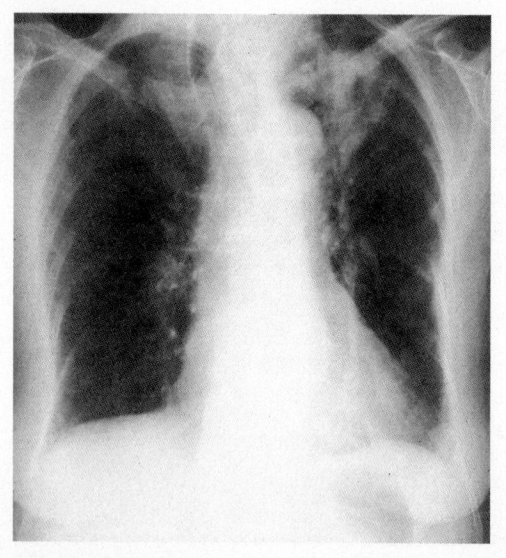

Abb. 19.1. Exazerbierte Lungentuberkulose im li. Ober-/Spitzfeld bei einer 87jährigen Patientin mit fieberhaftem Infekt

Anteil von etwa 30 % an den neu diagnostizierten aktiven Tb-Formen. Dies liegt am hohen Durchseuchungsgrad der Älteren, am Verlust zellulär vermittelter Immunität und an der hohen Exposition in Alten- und Pflegeheimen durch andere Heimbewohner. Die meisten frischen Tb-Erkrankungen im Alter kommen durch eine Reaktivierung alter Tb-Herde zustande. *Die klassische Differentialdiagnose zur Lungentuberkulose stellt das Bronchialkarzinom dar.* Beide Erkrankungen können ähnliche Symptome hervorrufen, z. B. Gewichtsabnahme, Husten, Auswurf, Dyspnoe, Müdigkeit, subferile Temperaturen und Nachtschweiß.

Die diagnostische Abklärung umfaßt einen **Tuberkulintest, Röntgen-Thorax** sowie Untersuchung von **Sputum und Magensaft** auf säurefeste Stäbchen. Die Lungenübersichtsaufnahme in Abb. 19.1 eine exazerbierte Lungentuberkulose.

Die Therapie der unkomplizierten Lungentuberkulose wird initial für 2 Monate mit **Rifampicin, Isoniazid** und **Pyrazinamid** durchgeführt, gefolgt von einer 4monatigen Phase mit Isoniazid und Rifampicin. Aufgrund der hohen Nebenwirkungsrate sollte bei älteren Patienten auf den Einsatz von Streptomycin verzichtet werden. Eine Sputumuntersuchung zur Therapiekontrolle sollte monatlich erfolgen. In über 90 % der Fälle sind nach 3 Monaten keine säurefesten Stäbchen mehr im Sputum nachweisbar.

19.5 Bronchialkarzinom

Das Bronchialkarzinom weist einen Häufigkeitsgipfel um das 60. Lebensjahr auf. Im Frühstadium gibt es keine typischen Symptome. Verdächtig sind Bronchitis, Dyspnoe, larvierte Pneumonien, seit kurzem bestehendes Asthma und therapieresistente Erkältungskrankheiten. Die Diagnose erfolgt röntgenologisch und bronchoskopisch. Die Prognose ist schlecht. Die Mehrzahl der Patienten sind bei Aufnahme ins Krankenhaus bereits nicht mehr heilbar und man muß sich auf eine symptomatische Therapie beschränken (s. auch Kap. 17).

FALLBEISPIEL

Anamnese. Ein 87jähriger Patient wird vom Hausarzt ins Krankenhaus eingewiesen. Die Tochter, die ihren Vater zu Hause versorgt, berichtet, daß er in den letzten Tagen sehr wenig gegessen und getrunken sowie zeitweise verworrenes Zeug geredet habe. Dies sei sehr ungewöhnlich, denn bisher habe ihr Vater regen Anteil am häuslichen Leben genommen und immer großen Appetit verspürt.

Befund. Blutdruck 130/80 mmHg. Puls 74/min, unregelmäßig. Herz auskultatorisch unauffällig. Lunge aufgrund mangelhafter Mitarbeit des Patienten nicht sicher beurteilbar. Abdomen: Bauchdecken weich, Darmgeräusche vorhanden. Periphere Pulse seitengleich. Keine erhöhte Temperatur. Schuppige Haut, stehende Hautfalten und trockene Zunge als Ausdruck einer Exsikkose. Tachypnoe 30/min. Labor: 18 000 Leukozyten mit Linksverschiebung im Differentialblutbild. Kreatinin 2.4 mg%, Harnstoff 85 mg%.
Röntgen-Thorax: Verschattung der rechten basalen Lungenfelder.

Diagnose. Pneumonie rechts. Exsikkose.

Therapie und Verlauf. Nach Anlegen einer Sputum- und Blutkultur Beginn der antibiotischen Behandlung mit einem Breitspektrum-Penicillin. Rehydrierende Therapie. Innerhalb von 2 Wochen vollständige Ausheilung der Pneumonie, der Patient klart geistig wieder völlig auf und kann nach Hause entlassen werden.

20 Gastrointestinale Erkrankungen

(W. Kruse)

20.1 Allgemeines

Mit Ausnahme der chronischen Gastritis Typ B und der perniziösen Anämie, die sehr selten vor dem 50. Lebensjahr auftritt, werden im höheren Lebensalter grundsätzlich keine anderen gastrointestinalen Krankheitsbilder diagnostiziert als bei jüngeren Patienten. Abgesehen von einigen krankheitsspezifischen Besonderheiten kann vor allem *blande oder uncharakteristische Symptomatik* im Alter die (rechtzeitige) Diagnose erschweren. Nicht wenige Betagte kommen erst wegen Komplikationen oder in fortgeschrittenen Stadien eines Malignoms in ärztliche Behandlung (Blutungen, akutes Abdomen, Ileus). Die zunehmende Häufigkeit uncharakteristischer „Verdauungsbeschwerden" bei nichtulzeröser Dyspepsie (NUD) und irritablem Kolon können durch Begleiterkrankungen und Medikamente (Motilitätsstörungen) beeinflußt sein. Peptische Ulzera können im Alter auch bei Komplikationen absolut asymptomatisch verlaufen – bis Hämatemesis auftritt oder Patienten schockig werden!

20.2 Gallensteinleiden

Die Prävalenz des Gallensteinleidens steigt mit dem Alter deutlich an, wobei Patienten nur etwa in $1/3$ oder weniger überhaupt symptomatisch werden. Auch die Symptomatik des Gallensteinleidens ist im Alter sehr oft blande, selbst bei Komplikationen wie gangräneszierender Cholezystitis. Bei rezidivierender Cholezystitis ist die elektive Cholezystektomie im Intervall anzustreben, da die Mortalität bei Notfalloperationen und Vorliegen von Komplikationen im Alter über 70 Jahren drastisch bis über 10 % ansteigt.

Diese Tatsachen unterstreichen die Bedeutung der Anamnese, sorgfältiger körperlicher Untersuchung und Krankenbeobachtung bei „unklaren Bäuchen". Aufgrund der dargestellten diagnostischen Schwierigkeiten ist der Stellenwert *endoskopischer Untersuchungsverfahren* gerade bei alten Patienten hoch (hohe diagnostische Aussage bei großer Sicherheit). Im Gegensatz zu landläufiger Ansicht ist die Akzeptanz endoskopischer Untersuchungen bei Betagten – im Vergleich zu Röntgenuntersuchungen – sehr gut. Bei sorgfältiger Indikationsstellung liegt z. B. die Rate von durch Ösophagogastroduodenoskopie erhobenen positiven Befunden bei über 65jährigen im Bereich von 90 %. In der überwiegenden Zahl der Fälle ergeben sich daraus auch therapeutische Konsequenzen.

20.3 Schluckstörungen

Schluckstörungen sind im Alter häufig; darunter litten 16 % in einer Untersuchung bei über 87jährigen. Organische Ursachen werden mit zunehmendem Alter wahrscheinlicher. Dysphagie im Rahmen nicht primär oropharyngealer oder ösophagealer Erkrankungen wird ebenfalls häufiger, z. B. bei M. Parkinson, Hypothyreose, Neuropathie, Demenz. Die Behandlung von Schluckstörungen bei zerebralen Erkrankungen ist u. a. Bestandteil der Rehabilitation (Logopädie). Die klassischen Symptome Dysphagie, Sodbrennen (wird erstaunlich häufig von Patienten nicht angegeben) und Thoraxschmerz deuten auch im Alter auf Erkrankungen im pharyngoösophagealen Bereich hin. Tabelle 20.1 führt Ursachen für Dysphagie auf.

Beschwerden bei *Refluxösophagitis* (häufig mit Hiatushernie) werden durch Anticholinergika, Nitropräparate und Nifedipin verstärkt. An die Ent-

Tabelle 20.1. Ursachen für Dysphagie

- Oropharyngeale Ursachen
  Lokale Erkrankungen   Neoplasien
                                     Struma

  Erkrankungen des zentralen   zerebrale Ischämien
  Nervensystems   (besonders Hirnstammbeteiligung)
                                     Pseudobulbärparalyse
                                     M. Parkinson
  Neuropathien   (z. B. Diabetes mellitis)
  Hypothyreose

- Ösophageale Ursachen
  Achalasie
  Diffuse Spasmen
  Karzinom
  Peptische Läsionen (Strikturen)
  Medikamentös induzierte Läsionen
     z. B. durch Kaliumchlorid
        Tetrazykline
        Nichtsteroidale Antiphlogistika

wicklung einer *Soorösophagitis* unter langer Antibiotika- oder Kortikoidtherapie ist zu denken. Dabei kann bei vielen Patienten der Soorbefall der Mundschleimhaut fehlen!

20.4 Gastrointestinale Blutungen

Ulcus ventriculi und duodeni. Die Mortalität durch gastrointestinale Blutungen ist bei über 65jährigen Patienten trotz verbesserter Diagnostik und Therapie sehr hoch. Die Mortalität bei 70jährigen Patienten mit blutenden Ulcera ventriculi wird mit bis zu 30 % angegeben. Begleiterkrankungen, kardiopulmonale und renale Risiken tragen dazu maßgeblich bei. *Komplikationen peptischer Ulzera* (Blutung, Perforation, Stenosierung) treten im Alter deutlich häufiger auf. Ebenso ist das Risiko für *Rezidivblutungen* erhöht (ca. $^{1}/_{3}$ der Fälle). Magenulzera haben eine größere Tendenz zu bluten als Duodenalgeschwüre. dies betrifft auch die Neigung zu Rezidivblutungen.

Neben den bekannten Risiken für peptische Ulzera ist im Alter der gehäufte Gebrauch nichtsteroidaler Antiphlogistika zu nennen. Offen ist die Frage, in welchem Ausmaß nichtsteroidale Antiphlogistika, deren Einnahme insgesamt in weniger als 5 % mit Ulzera verknüpft ist, vorbestehende Läsionen verschlimmern oder zu neuen Ulzera führen. In der Praxis müssen auf jeden Fall bei der Verordnung *potentiell ulzerogener Medikamente* anamnestisch bekannte Ulzera in Betracht gezogen werden!

Im Alter sind positive Befunde für *Helicobacter pylorii* häufiger (Prävalenz bis 75 % bei über 65jährigen). Für das Ulcus duodeni wird für H. pylorii die Rolle eines pathogenen Cofaktors angenommen, während die Verhältnisse beim Ulcus ventriculi nicht klar zu sein scheinen. Entsprechende Therapiekonsequenzen sind bisher noch nicht einheitlich.

Ursachen. Tabelle 20.2 listet Ursachen gastrointestinaler Blutungen im Alter entsprechend ihrer Häufigkeit auf.

Die Endoskopie liefert in etwa 90 % der Fälle die Blutungsquelle bei oberer gastrointestinaler Blutung und bietet ggf. bereits therapeutische Möglichkeiten. Die Frage, ob Notfallendoskopien insgesamt die Prognose verbessern, ist offen. Endoskopische Diagnostik trägt jedoch dazu bei, daß Patienten eher rechtzeitig einer notwendigen chirurgischen Intervention zugeführt werden können. Aufgrund der erhöhten Rate an Rezidivblutungen und der Tatsache, daß Betagte wiederholte Blutungen schlechter tolerieren, soll im Einzelfall nicht zu lange mit einem *chirurgischen Konsil* zugewartet werden!

Die konservative Ulkustherapie im Alter unterscheidet sich nicht von der bei jüngeren Personen. Bei Männern zwischen dem 60. und 70. Lebensjahr,

Tabelle 20.2. Häufige Ursachen gastrointestinaler Blutungen im Alter

Oberer Gastrointestinaltrakt (~85%)	Unterer Gastrointestinaltrakt
– Ulcera ventriculi und duodeni – Magenerosionen – Ösophagistis/Ösophagusulzeration – Ösophagusvarizen – Mallory-Weiss-Syndrom – Medikamente – Malignome	– Divertikel – Angiodysplasie – Malignome – Polypen – Hämorrhoidalleiden – Ischämische Kolitis – Koprostase – Ulkus – Chronisch-entzündliche Darmerkrankungen

bei Frauen später, werden häufiger sog. *Riesenulzera des Magens* (>3 cm im Durchmesser) gefunden, die geringere klinische Symptomatik, aber eine höhere Komplikationsrate aufweisen (ca. 60 %). Riesenulzera des Magens benötigen längere Behandlungszeiten, sie sind häufig mit Candida albicans besiedelt, bluten leicht und haben ein erhöhtes Karzinomrisiko. Riesenulzera des Duodenums (>2 cm im Durchmesser) sind sehr selten.

Peranale Blutungen. Bei peranalen, vor allem bei massiven Blutungen, sollte zunächst auch eine Ösophagogastroduodenoskopie durchgeführt werden (in 10–15 % Blutungsquelle im oberen Gastrointestinaltrakt). Eine Hilfe soll die Bestimmung des Verhältnisses von Harnstoff zu Kreatinin im Serum bieten. Patienten mit oberer gastrointestinaler Blutung sollen in 95 % ein Verhältnis >25:1 aufweisen. Die digitale rektale Untersuchung, Proktoskopie, Rektoskopie, Sigmoidoskopie und ggf. weitere Untersuchungen schließen sich an (Koloskopie, Kolonkontrastdarstellung, Angiographie). Bei der Mehrzahl der Patienten sistiert die Blutung zum Zeitpunkt der Untersuchung bereits. Rezidivierende peranale Blutungen oder konstant positiver Test auf okkultes Blut bei negativem Befund in der konventionellen Diagnostik sind besonders verdächtig auf Blutungen aus *Angiodysplasien,* die häufig im Colon ascendens gelegen sind.

20.5 Divertikulitis

Erkrankungsstadien. Die „klassische" Dickdarmerkrankung des Alters ist die Divertikulitis, eine Komplikation der mit dem Alter zunehmenden *Divertikulose,* die bei 60 % der über 80jährigen zu finden ist.

Im Stadium I, der symptomatischen Divertikulose, sind die Beschwerden der Divertikelkrankheit uncharakteristisch: Völlegefühl im Unterbauch, zeitweise Krämpfe, Obstipation mit und ohne Wechsel von Diarrhoe, Beschwerdelinderung nach Stuhlentleerung. Stadium II ist gekennzeichnet durch leichte Divertikulitisschübe mit Schmerzattacken und vorübergehender Resistenz im linken Unterbauch ohne laborchemische Entzündungszeichen. Im Stadium III kommt es zur Peridivertikulitis oder Perikolitis mit gedeckter Perforation. Die freie Perforation kennzeichnet das Stadium IV.

Diagnostik. Die Diagnose Divertikulitis wird klinisch gestellt, wenn Schmerzen auftreten, oft Druckdolenz im linken Unterbauch mit tastbarer derber Walze. Die Anamnese ergibt relativ akut auftretende Stuhlunregelmäßigkeiten. Objektive Zeichen sind neben dem Tastbefund mäßiges Fieber, Leukozytose mit Linksverschiebung und erhöhte BSG. Bei entsprechender Symptomatik und Lokalisation im rechten unteren Quadranten besteht der Verdacht auf eine Appendizitis. Mögliche **Komplikationen** sind Perforation mit Peritonitis, perikolischer Abszeß, Sepsis, Blutung, Fistelbildung, Subileus- und Ileuszustände.

Therapie. Die Behandlung der akuten Divertikulitis besteht in Nahrungskarenz, parenteraler Ernährung und Flüssigkeitszufuhr sowie Gabe von Antibiotika. *Chirurgische Intervention* ist notwendig bei lebensbedrohlichen Komplikationen wie Peritonitis und wenn unter konservativer Therapie nicht innerhalb von 48 Stunden eine Besserung eintritt. Elektive chirurgische Therapie ist zu erwägen bei Stenosierung, Abszeß und kolovesikalen Fisteln.

20.6 Ischämische Kolitis

Bei akuten, auch intermittierenden abdominellen Schmerzen (nach Mahlzeiten), nach Stunden gefolgt von Diarrhoe mit und ohne Blutbeimengungen, stellt sich der Verdacht auf eine intestinale Ischämie bzw. ischämische Kolitis. Besonders häufig (segmental) betroffene Darmabschnitte sind linke Flexur, Colon descendens und das Sigma. Etwa bei der Hälfte der Patienten handelt es sich glücklicherweise um passagere Ereignisse, die folgenlos vorübergehen. Der Verdacht wird erhärtet durch Manifestation der Atherosklerose an anderen Organsystemen (periphere arterielle Verschlußkrankheit, koronare Herzkrankheit, Gefäßgeräusche). Die Patienten bedürfen intensiver Überwachung. Komplikationen (Gangrän, Perforation, Stenose) können die chirurgische Intervention erforderlich machen.

20.7 Chronisch-entzündliche Dickdarmerkrankungen

Die *Colitis ulcerosa* kann in jedem Alter auftreten; sie soll nach dem 60. Lebensjahr wieder etwas häufiger diagnostiziert werden. Bei der Colitis ulcerosa sollen bei älteren Patienten schwerere Verläufe häufiger vorkommen als bei der *Enteritis regionalis (Morbus Crohn)*. Das Rektum ist häufiger als bei jüngeren Patienten allein betroffen. Der Kolonbefall beim M. Crohn ist im Alter etwa doppelt so häufig wie in jüngeren Jahren. Das Leitsymptom der ulzerösen Kolitis sind peranale Blutungen. Mit zunehmender Schwere des Krankheitsbildes kommen Tenesmen, eitrig-schleimige Diarrhoe, Fieber, Tachykardie, Exsikkose, Gewichtsverlust und Anämie hinzu. Das diagnostische und therapeutische Vorgehen unterscheidet sich nicht von dem bei jüngeren Patienten. Zur Korrektur von Elektrolyt- und Flüssigkeitsverlusten sind unterstützende Maßnahmen notwendig, u. U. in fulminanten Fällen auch Bluttransfusionen.

Differentialdiagnostisch sind infektiöse Darmerkrankungen, pseudomembranöse Kolitis infolge von antibiotischer Therapie sowie Proktokolitis nach Bestrahlungstherapie zu bedenken (z. T. Jahre zuvor wegen gynäkologischem Tumor oder Prostatakarzinom).

20.8 Obstipation

Obstipation, d. h. zu wenig, zu harter Stuhl oder zu seltene Entleerungen (< 3/Woche), ist die häufigste Darmentleerungsstörung, über die insbesondere von älteren Frauen geklagt wird. Obstipation bedeutet also entweder Schwierigkeiten bei der Defäkation oder Abnahme der Frequenz. Möglicherweise ist täglicher Stuhlgang vorhanden, obwohl eine Obstipation vorliegt; nicht selten liegt sogar Stuhlinkontinenz als ständiges „Schmieren" vor (s. Kap. 10).

> Obstipation kann sich als Stuhlinkontinenz (und Diarrhoe) äußern!

Für die Bewertung der Symptomatik ist der zeitliche Rahmen, in dem sich Stuhlentleerungsstörungen einstellen oder verändern, besonders wichtig. Danach sollte deshalb sorgfältig gefragt werden.

Faktoren, die eine Obstipation fördern, sind *Immobilität* (auch Immobilisierung im Krankenhaus) und zu *geringe Trinkmenge.* Verstärkt oder ausgelöst werden kann Obstipation durch *Medikamente,* z. B. Analgetika, Kodein, Eisen, aluminiumhaltige Antazida, Calziumantagonisten vom Isoptin-Typ, trizyklische Antidepressiva u. a. Obstipation ist schließlich ein mögliches Symptom bei nicht primären Darmerkrankungen, z. B. bei Hypothyreose und Depression. Bei immobilen Kranken muß evtl. durch regelmäßige Anwendung von Suppositorien oder Klysmen (2-3mal wöchentlich) eine Obstipation mit Überlaufinkontinenz verhindert werden (hohe Rezidivquote).

Bei Patienten mit fäkaler Impaktion kommt es deutlich häufiger zu Harnwegsinfekten. Werden Weizenkleie oder Leinsamen empfohlen, so muß auch unbedingt auf ausreichende Flüssigkeitszufuhr geachtet werden, da Kleie sonst noch eher verstopft.

20.9 Kolorektales Karzinom

Unter den Krebsneuerkrankungen steht das kolorektale Karzinom an 2. Stelle. Die altersspezifische Inzidenz steigt ab dem 5. Lebensjahrzehnt. Risikofaktoren für das kolorektale Karzinom sind in Tabelle 20.3 zusammengefaßt.

Bei Verdacht auf ein Dickdarmneoplasma soll auch im Alter eine endoskopische Abklärung durchgeführt werden, unabhängig davon, ob Tests auf okkultes Blut im Stuhl negativ ausfallen. Endoskopisch können auch Adenome entfernt werden. Adenome können maligne entarten; das Risiko steigt mit zunehmender Größe (bei Größe > 2 cm Risiko bis 40 %). Serologische Tumormarker und Tests auf okkultes Blut im Stuhl sind für die Diagnostik nicht geeignet. Tumormarker haben ihre Bedeutung in der Verlaufskontrolle nach erfolgter Operation.

Die Prinzipien der Tumorchirurgie gelten auch für betagte Patienten. In fortgeschrittenen Stadien können im Einzelfall palliative Eingriffe noch Verbesserungen für den Patienten erbringen.

Tabelle 20.3. Risikofaktoren für Entstehung eines kolorektalen Karzinoms

- Genetisch (z. B.)
  Familiäre gastrointestinale Adenomatose
  Familiäres Krebssyndrom

- Erworben (z. B.)
  Bereits erlebtes Karzinom (kolorektal, Mamma, Genitaltrakt, Prostata)
  Chronische Colitis ulcerosa mit Dysplasie
  M. Crohn?
  Schistosomiasis intestinalis?
  Asbestexposition?
  Juvenile Polyposis?
  Cholezystektomie bei Frauen?
  HIV-Infektion (Analkarzinom)?

FALLBEISPIEL

Anamnese. Der Arzt wird an einem Montagmorgen zu einem 79jährigen Patienten gerufen, der nach rezidivierenden zerebralen Ischämien seit 7 Wochen in der Pflegeabteilung eines Altenheims versorgt wird. Der Patient habe seit dem Freitag 2mal gallig erbrochen. Am Wochenende habe er praktisch kein Essen angerührt. Er sei unruhiger als gewöhnlich. Medikamente: ASS 100 mg 1×1 und Lopirin Cor 2×1.

Befund. Es handelt sich um einen aphasischen Patienten mit rechtseitiger Hemiplegie. Das Abdomen ist leicht gebläht und ohne Druckschmerz. Die Darmgeräusche sind eher spärlich, nicht klingend. Bei der rektalen Untersuchung findet sich verhärteter Stuhl in der Rektumampulle. Es entleert sich etwas dünnflüssiger Stuhl am Ende der Untersuchung.

Verdachtsdiagnose. Obstipation (primär/symptomatisch), „fecal impaction"?

Verlauf. Hohe Einläufe fördern große Mengen Stuhl (z. T. sehr harte Brocken). Am selben Nachmittag wird der Arzt erneut gerufen. Dem Patienten ginge es nicht gut. Der Patient schwitzt leicht und ist tachykard, Puls 110/min, RR 110/85 mm Hg. Bei der Untersuchung ist das Abdomen diffus druckdolent; Darmgeräusche fehlen. Es entleert sich wieder dünnflüssiger Stuhl.

In der Klinik zeigt die Abdomenübersichtsaufnahme ein Pneumoperitoneum (zarte Luftsichel unterhalb des linken Zwerchfells). Noch am selben Abend wird der Patient laparotomiert.

Dabei findet sich ein perforiertes Ulcus ventriculi, das übernäht wird.

21 Erkrankungen der Niere und ableitenden Harnwege

(Th. Nikolaus)

21.1 Nierenfunktion im Alter

Die Niere unterliegt im Alter in ihrer Struktur und Funktion einer Reihe von physiologischen Veränderungen. Die Nierenrinde und die Anzahl der identifizierbaren Glomeruli nimmt ab. Die Filtrationsoberfläche sinkt durch Ausdünnung des Schlingenkonvoluts bei erhaltener glomerulärer Permeabilität. In den distalen Nephronen können sich Divertikel entwickeln bis hin zu – klinisch unbedeutenden – Retentionszysten. Bei weit mehr als der Hälfte aller über 65jährigen lassen sich solche Zysten sonographisch nachweisen. Auch ohne Diabetes mellitus oder Hypertonus findet beim älteren Menschen eine Hyalinisierung der präglomerulären Arteriolen statt. Im juxtaglomerulären Apparat treten vermehrt Querverbindungen zwischen afferenten und efferenten Arteriolen auf; die Folge dieser Shunts ist ein auf die Hälfte verminderter Blutfluß beim 80jährigen, verglichen mit einem jüngeren Erwachsenen. Diese Blutflußminderung beschränkt sich hauptsächlich auf den Kortex der Niere. Die genannten Vorgänge spielen eine wichtige Rolle bei der klinisch bedeutenden *Änderung der glomerulären Filtration* (GFR). Diese ist bis zur Mitte des 4. Lebensjahrzehnts nahezu konstant, um dann kontinuierlich abzusinken. Es kommt zu einer *Verminderung der Konzentrationsfähigkeit* und *verlangsamter Säureelimination.* Die funktionellen Veränderungen müssen bei der Dosierung zahlreicher Medikamente unbedingt berücksichtigt werden (s. Kap. 4 und das Fallbeispiel am Kapitelende). Ein weiterer wichtiger Punkt, der in die Therapieplanung miteinbezogen werden muß, ist das *Absinken der Renin- und Aldosteronspiegel* im Alter mit der Gefahr einer Hyperkaliämie (z. B. bei Gabe von ACE-Hemmern und bestimmten Diuretika).

21.2 Chronische Niereninsuffizienz

Eine chronische Niereninsuffizienz im Alter wird hauptsächlich durch eine *chronische Glomerulonephritis, arterielle Hypertonie* oder *Diabetes mellitus* verursacht. Das klinische Bild ist nicht selten uncharakteristisch. So kann die deutliche Verschlechterung einer vorbestehenden Herzinsuffizienz ein frühes Symptom der progredienten Niereninsuffizienz sein, lange bevor Zeichen einer Urämie auftreten. Wichtig ist der *Ausschluß reversibler Ursachen,* wie z. B. Harnröhrenstriktur, Prostataadenom oder die Gabe nephrotoxischer Medikamente. Die konservative Therapie der chronischen Niereninsuffizienz gleicht der beim jüngeren Erwachsenen. Eine strikte diätetische Eiweiß- und Kochsalzbeschränkung ist allerdings oft unnötig, da viele ältere Patienten ohnehin relativ wenig Protein und Kochsalz zu sich nehmen. Das Alter stellt per se keine Kontraindikation für eine *Dialyse* dar. Die Komplikationsrate der Hämo- oder Peritonealdialyse hängt mehr von den Begleiterkrankungen als vom Lebensalter des Patienten ab.

21.3 Harnwegsinfekt

Prädisponierende Faktoren. Die Inzidenz symptomatischer Harnwegsinfekte bei älteren Menschen wird auf 5–8 % geschätzt. Betroffen sind vor allem Männer aufgrund der zunehmenden Zahl von *Prostatahyperplasien.* Dieses Blasenausflußhindernis führt häufig zu verzögerter Miktion und unvollständiger Blasenentleerung. Neben der *Restharnbildung* wirkt auch ein *Blasenkatheter* prädisponierend für einen Harnwegsinfekt. Spätestens nach 3 Tagen sind nahezu alle transurethralen Blasenkatheter bakteriell kontaminiert!

Bei Frauen ist Restharnbildung selten. Für das Auftreten von Harnwegsinfekten werden die atrophische Vaginalmukosa und die kurze Harnröhre verantwortlich gemacht. Daneben kommen bei beiden Geschlechtern *Steine* als Keimnidus in Betracht. Ein schlecht eingestellter *Diabetes mellitus* mit Glukosurie ist ein idealer Nährboden für das Keimwachstum und führt dementsprechend häufig zu Harnwegsinfektionen.

Diagnostik. Verursacht werden die Harnwegsinfekte durch aerobe, in der Regel gramnegative Keime. 80–90 % der Fälle im häuslichen Bereich werden durch *E. coli* hervorgerufen.

Von einer signifikanten Bakteriurie spricht man bei 10^5 Keimen/ml Mittelstrahlurin. Ein Test hoher Sensitivität und Spezifität stellt der Nitrit-Test dar, der die Konversion von Nitrat zu Nitrit anzeigt. Infektionen mit Pseudomonas, Staphylokokken und Enterokokken werden allerdings nicht erfaßt, da diese Bakterien kein Nitrat reduzieren können. Der Nachweis einer sterilen Leukozyturie sollte gerade im höheren Alter an eine *Tuberkulose* denken lassen! Bei hospitalisierten Patienten und solchen mit rezidivierenden Infekten ist wegen des vermehrten Auftretens von Problemkeimen eine *Urinkultur* anzustreben. Treten trotz antibiotischer Therapie wiederholt Infekte auf, sollte eine erweiterte diagnostische Abklärung zum Ausschluß von anatomischen Anomalien, Tumoren, Steinen oder Strikturen mittels *Ultraschall, i. v.-Pyelogramm* und *Zystoskopie* erfolgen.

Symptome. Patienten mit *Zystitis* klagen über Dysurie, Pollakisurie und imperativen Harndrang. Fieber fehlt in der Regel. Das Auftreten von Flankenschmerzen, allgemeinem Krankheitsgefühl und Fieber ist für die *Pyelonephritis* typisch. Im Urin lassen sich dann Leukozytenzylinder nachweisen.

Therapie. Die Therapie des unkomplizierten Harnwegsinfekts erfolgt für 3 Tage mit Cotrimoxazol (z. B. Eusaprim, Bactrim, Omsat) oder Gyrasehemmern (z. B. Tarivid, Barazan, Ciprobay). Bei einer akuten Pyelonephritis erstreckt sich die Behandlung mit den obengenannten Antibiotika (bzw. anderen Antibiotika gemäß Testung) über 10–14 Tage. Eine asymptomatische Bakteriurie sollte nicht therapiert werden.

Komplikationen. Die schwerste Komplikation eines Harnwegsinfekts stellt die *Urosepsis* mit Fieber, Schüttelfrost und septischem Schock dar, die im höheren Lebensalter eine Mortalität von über 20 % aufweist. Häufig tritt sie nach Manipulation am unteren Harntrakt auf, z. B. nach Zystoskopie oder Einführung eines Blasenkatheters. Es sei deshalb an dieser Stelle nochmals darauf hingewiesen, daß *ein Blasenkatheter nur aus medizinischer und nicht aus pflegerischer Indikation eingeführt werden sollte* (s. Kap. 9)! Die Behandlung erfolgt mit Cefoxitin (Mefoxitin) oder Cefuroxin (Elobact, Zinacef, Zinnat) plus Gentamicin (z. B. Refobacin), ggf. modifiziert gemäß Antibiogramm.

21.4 Prostatahyperplasie

Die Prostatahyperplasie stellt den häufigsten gutartigen Tumor des Mannes dar. 80 % aller Männer über 70 Jahre haben eine vergrößerte Prostata, über 40 % sind symptomatisch. Der endovesikal wachsende Mittellappen führt zu einer Ausflußstörung mit kompensatorischer Hypertrophie des Detrusors (Trabekelblase) und bei Dekompensation des Blasenmuskels zu *Restharnbildung.*

Klinisch zeigt sich eine Abschwächung des Harnstrahls, verzögerter Miktionsbeginn, Überlaufinkontinenz oder totaler Harnverhalt. Der Harnverhalt kann klinisch als Unruhe imponieren, aber auch viele andere Krankheitsbilder imitieren, bis hin zur hypertensiven Krise oder zum akuten Abdomen! Im Stadium der Dekompensation kommen *Harnstauungsnieren* und eine *progrediente Niereninsuffizienz* hinzu.

Zur diagnostischen Abklärung gehören die *rektale Untersuchung, Sono-*

graphie und *Uroflowmessung*. Erscheint eine Operation indiziert, schließt sich eine Zystoskopie und Urographie an. Am meisten profitieren Patienten im Stadium der Dekompensation mit großen Adenomen, Nierenaufstau und rezidivierenden schweren Harnwegsinfekten von einer Operation. Die Mortalität beträgt 1–2 %. Operationsrisiken sind das Auftreten einer Inkontinenz, einer Harnröhrenstriktur und Fortpflanzungsunfähigkeit durch retrograde Ejakulation. Der Eingriff erfolgt in der Mehrzahl der Fälle transurethral, nur bei sehr großen Adenomen transvesikal.

Möglicherweise kann Alfuzosin, ein selektiver Alphablocker, zu einer Beschwerdelinderung mit Verminderung des Restharns und verbessertem Urinfluß beitragen. Der Effekt einer medikamentösen, insbesondere auch hormonellen Therapie konnte bisher jedoch (noch) nicht eindeutig nachgewiesen werden.

21.5 Prostatakarzinom

Über 50 % aller Männer über 70 Jahre haben ein histologisch nachweisbares Prostatakarzinom. Die Mehrheit stirbt allerdings nicht daran! Dies gilt es bei der Behandlungsstrategie zu bedenken. Häufig treten im Anfangsstadium keine klinischen Symptome auf. Erst im weiteren Verlauf werden die Beschwerden der Prostatahyperplasie imitiert.

Ein bei der rektalen Untersuchung palpabler holzharter Bezirk sollte weiter bioptisch abgeklärt werden. Findet sich hierbei ein *hochdifferenziertes Karzinom*, genügen halb- bis ganzjährliche *Verlaufskontrollen,* bei lokalen *undifferenzierten und anaplastischen Karzinomen* sollte eine *radikale Protatektomie* erfolgen.

Eine Therapie des fortgeschrittenen Prostatakarzinoms mit Hormonen und Zytostatika weist eine hohe Rate an Nebenwirkungen und Komplikationen auf. Sie hat sich auch an der Einstellung und Erwartung des Patienten zu orientieren und sollte das Lebensalter der Patienten und vorhandene Begleiterkrankungen berücksichtigen.

FALLBEISPIEL

Anamnese. Ein 85jähriger Patient wird wegen akuter Verwirrtheit in die Notaufnahme der Klinik eingewiesen. Die begleitende Ehefrau berichtet, daß ihr Mann in den letzten Tagen einen grippalen Infekt hatte und nur sehr wenig gegessen und getrunken habe. Die Tabletten, insbesondere die Herzmedikamente (Digitalis, Diuretikum, Betablocker) habe er jedoch regelmäßig eingenommen. Der Patient zeigt in der Notambulanz eine starke Unruhe und Aggressivität. Erst nach beruhigenden Worten der Ehefrau wird eine körperliche Untersuchung möglich.

Befund. Blutdruck 120/80 mm Hg. Puls 35/min, teilweise unregelmäßig. Herz und Lunge sonst ohne pathologischen Befund. Abdomen unauffällig, Exsikkose.
EKG: Sinusbradykardie, 35/min, Linkstyp. AV-Block II, Typ A (Wenckebach), muldenförmige ST-Streckensenkungen. Vereinzelte ventrikuläre Extrasystolen.
Labor: Blutbild unauffällig. Kreatinin 3.0 mg%, Harnstoff 145 mg%. Kalium 6.1 mmol/l, Digitalisspiegel deutlich erhöht.

Diagnose. Digitalisintoxikation durch Verschlechterung der Nierenfunktion bei mangelhafter Flüssigkeitsaufnahme. Die Verwirrtheit des Patienten läßt sich ebenfalls auf die Intoxikation zurückführen.

Therapie und Verlauf. Einführen eines passageren Schrittmachers. Zunächst Digitalispause und nach Überprüfen der Indikation völliges Absetzen des Medikamentes. In den nächsten Tagen allmählicher Frequenzanstieg und Entfernung des Schrittmachers. Der Verwirrtheitszustand bleibt jedoch länger bestehen und tritt auch 6 Wochen nach dem Ereignis zeitweise noch auf.

22 Hämatologische Erkrankungen

(W. Kruse)

22.1 Allgemeines

Die klinische Symptomatik ist auch im höheren Lebensalter in der Regel uncharakteristisch. Folgen hämatologischer Erkrankungen führen jedoch eher zur Verschlechterung bestehender Begleiterkrankungen (Dekompensation einer Herzinsuffizienz, Zunahme von Angina pectoris bei Anämie, Verwirrtheitszuständen, Exazerbation einer chronischen Atemwegserkrankung bei geschwächter Immunabwehr etc.). Neben sorgfältiger Anamnese und körperlicher Untersuchung sind die üblichen hämatologischen Laboruntersuchungen zur Diagnostik und Therapie unverzichtbar.

Veränderungen hämatologischer Laborparameter im Alter. Die Beurteilungskriterien für hämatologische Normalwerte unterscheiden sich prinzipiell nicht von denen bei jüngeren Patienten. Mit fortschreitendem Alter besteht eine Tendenz zum Abfall der Hämoglobinkonzentration, jedoch innerhalb der üblichen Norm, bei Tendenz zu höheren Werten für das mittlere korpuskuläre Volumen (MCV). Leukozytenwerte bis etwa 3000/mm^3 können ohne Krankheitswert auftreten, sollten jedoch kontrolliert werden. Differentialdiagnostisch sind aplastische Anämie, aleukämische Leukämie und medikamenteninduzierte Agranulozytosen zu bedenken.

Erhöhte Blutsenkungsgeschwindigkeit (BSG) um 30–40 mm in der 1. Stunde kann im höheren Alter auch ohne erkennbare pathologische Befunde vorliegen. Im Zweifelsfall sind wiederholte Messungen zur Erfassung von Bewegungen der BSG ratsam. Obwohl es sich bei der BSG um einen unspezifischen Parameter handelt, ist sie ein nützlicher Indikator, bei chronisch kranken Betagten mit unspezifischen Symptomen eine Verschlechterung bestehender Krankheiten oder eine Neuerkrankung anzuzeigen. Sie muß zusammen mit der Anamnese und anderen Befunden gewertet werden.

Diagnostik hämatologischer und maligner Erkrankungen. Bei entsprechendem Verdacht auf eine maligne Erkrankung und zur Stadieneinteilung muß die Diagnostik durch eine Knochenmarksuntersuchung ergänzt werden (am besten Beckenkammpunktion). Weitere, z. T. invasive Staginguntersuchungen sollten grundsätzlich von möglichen Konsequenzen für Therapiestrategien abhängig gemacht werden. Insgesamt gilt für maligne Erkrankungen selbstverständlich auch im Alter, daß eine differenzierte onkologische Therapie nur nach gesicherter histologischer Diagnose durchgeführt werden darf.

Eine kategorische onkologische Nichtbehandlung älterer Patienten ist nicht gerechtfertigt. Sie sollte nur von Erfahrenen (oder wenigstens in Zusammenarbeit) in dafür eingerichteten Kliniken oder Spezialpraxen (ambulante Chemotherapie) durchgeführt werden. Allerdings werden nur unverhältnismäßig wenig alte Patienten – im Verhältnis zur Häufigkeit maligner Erkrankungen im Alter – entsprechend verwiesen.

Therapie maligner Erkrankungen. Die *Indikationsstellung* für eine zytostatische Therapie wird neben der Art der malignen Erkrankung und den Bedürfnissen der Patienten (Therapiewunsch) maßgeblich vom sog. *Leistungs-*

Tabelle 22.1. Beurteilung des Leistungsindex bei onkologischer Therapie

Karnofsky*-Index Definition	%	Kriterien	WHO-Skala
Der Patient hat eine normale Aktivität; keine besondere Pflege erforderlich	100	Normal; keine Klagen, keine Krankheitszeichen nachweisbar	0
	90	Normale Aktivität; geringfügige Befunde oder Symptome der Krankheit	1
	80	Normale Aktivität mit Anstrengung; einzelne Symptome oder Befunde	
Arbeitsunfähig; Leben im häuslichen Milieu möglich; die meisten persönlichen Bedürfnisse können selbst verrichtet werden, gelegentliche Unterstützung erforderlich	70	Der Patient sorgt für sich, ist aber nicht in der Lage, regelmäßig zu arbeiten	2
	60	Gelegentliche Hilfe erforderlich, die meisten Bedürfnisse können selbst erledigt werden	
	50	Beträchtliche Unterstützung und häufige Arztbesuche notwendig	3
Der Patient ist nicht in der Lage, sich selbst zu versorgen; benötigt Betreuung auf einer Pflegestation oder im Krankenhaus; rasche Progression der Erkrankung möglich	40	Regelmäßige besondere Pflege und Unterstützung erforderlich	
	30	Stark geschwächt; Krankenhausaufnahme indiziert, Zustand noch nicht bedrohlich	
	20	Sehr krank, Krankenhauseinweisung und sofortige stützende therapeutische Maßnahmen erforderlich	4
	10	Moribund; letaler Prozeß rasch fortschreitend	
	0	Tod	

* (Cancer 1: 634–656, 1948)

index bestimmt. Üblicherweise wird der Karnofsky-Index oder die WHO-Skala zugrundegelegt (Tabelle 22.1).

Bei Vorliegen eines Index von weniger als 60–50 % wird bei alten Patienten die Indikation zur zytostatischen Therapie nur in Ausnahmefällen gestellt werden. Neben dem Leistungsindex sind vorhandene Begleiterkrankungen und herabgesetzte Organfunktionen (Leber, Niere) von entscheidender Bedeutung für die individualisierte Therapie.

> **Indikationen zur umgehenden palliativen Strahlen- oder Chemotherapie sind obere Einflußstauung bei kleinzelligen Bronchialkarzinomen oder Lymphomen und Querschnittsymptomatik bei Tumorbeteiligung der Wirbelsäule.**

Im folgenden werden einige Aspekte zu hämotologischen Erkrankungen im Alter und ausgewählte Krankheitsbilder angeführt. Für das detaillierte Studium muß auf Standardlehrbücher sowie entsprechende Fachliteratur verwiesen werden.

22.2 Anämien

Der Nachweis eines erniedrigten Hb-Wertes (<12 g/dl) sollte Anlaß für eine Ursachenabklärung sein. Neben den definierten hypo-, normo- und hyperchromen Anämien finden sich bei Betagten nicht selten Mischformen, wobei die führende Komponente (z. B. chronischer Blutverlust) die Laborkonstellation wesentlich bestimmt. In Abhängigkeit von der Geschwindigkeit und dem Ausmaß der Hb-Erniedrigung treten klinische Symptome auf. Bei chronischen Anämien ist es immer wieder erstaunlich, daß alte Patienten – bei reduzierter körperlicher Aktivität – an niedrigste Hb-Werte adaptiert sein können (fehlende Tachykardie und Dyspnoe).

Eisenmangelanämie
Eisenmangelanämien sind die häufigsten Anämien im Alter. Sie sind immer Symptom einer anderen Erkrankung; sehr häufig mit vorwiegend gastrointestinalen oder auch nasalen Blutverlusten. Seltener finden sich urogenitale Blutungsquellen. Als weitere Ursachen müssen Mangelernährung sowie Zustände, die zur Malabsorption führen, in Betracht gezogen werden. Ein erniedrigtes Serumferritin ist für einen Eisenmangel beweisend.

Neben Ausschaltung der zum Eisenverlust führenden Ursachen besteht die Therapie in oraler Gabe 2wertigen Eisens. Übliche Dosierungen liegen zwischen 100–200 mg/Tag als Kapseln, Tabletten, Brausetabletten oder in flüssiger Form (z. B. Ce-Ferro forte, ferro sanol duodenal, Lösferron, Liquifer). Schnell freisetzende Präparate werden bei strenger Nüchterneinnahme besser resorbiert. Die gastrointestinale Verträglichkeit (dosisabhängige unerwünschte Arzneimittelwirkungen: Schmerz, Übelkeit, Erbrechen, Obstipation) wird durch Einnahme zu oder unmittelbar vor den Mahlzeiten verbessert. Flüssige Zubereitungsformen können zu Verfärbungen des Zahnschmelzes führen (entfernbar). Die Einnahme soll nicht zusammen mit Tetrazyklinen, Antazida, Ionenaustauschern und schwarzem Tee erfolgen. Ausreichende Behandlungszeiten sind notwendig (Hb-Anstieg ca. 0,1–0,2 g/dl/Tag, zu Beginn und bei schwererer Anämie ausgeprägter). Ursachen für ausbleibenden Therapieerfolg sind: Fehldiagnosen (andere oder kombinierte Anämieformen), Eisenmalabsorption, andauernde Blutverluste, Non-Compliance, Medikamenteninteraktionen und Präparate mit geringer Bioverfügbarkeit.

Perniziöse Anämie
Die perniziöse Anämie ist die häufigste Ursache einer hyperchromen megaloblastären Anämie. Weitere Ursachen für ein Vitamin-B_{12}-Defizit sind Mangel- oder Fehlernährung, verminderte Resorption nach Gastrektomie und bei Darmerkrankungen. Die Symptomatik seitens der Anämie kann sich erst relativ spät und schleichend entwickeln (Adaptation). Vitamin-B_{12}-Mangel ohne Blutbildveränderungen ist bei Betagten häufig.

Zu Beginn kommt es oft zu Verdauungsbeschwerden, Appetitlosigkeit, auch Diarrhoe, Zungenbrennen sowie neurologisch-psychiatrischen Manifestationen: gestörtes Vibrationsempfinden, Areflexie, Ataxie, Dysästhesien, Muskeltonusverminderungen, aber auch spastische Bilder, Harnblasen- und Darmentleerungsstörungen, Verwirrtheitszustände und psychotische Symptomatik. Diagnostische Laborbefunde sind erniedrigte Vitamin-B_{12}-Konzentration im Serum, Anämie, häufig erniedrigte Granulozyten- und Thrombozytenzahlen, charakteristische Knochenmarksveränderungen und Nachweis von Antikörpern gegen Intrinsic factor.

Die Therapie besteht in lebenslanger parenteraler Substitution mit Cyano- oder Hydroxocobalamin (z. B. Cytobion, B_{12} Depot Siegfried, Aqua-Cytobion), zunächst 500–1000 µg/Tag i. m. für eine Woche, dann wöchentlich 1000 µg für 4 Wochen und anschließend in monatlichen Abständen. Bei u. U. rascher Remission können ausgeprägte *Hypokaliämien* (Kontrollen, ggf. Substitution) und außerdem ein *Eisenmangel* eintreten (Eisensubstitution).

Indikationen für eine parenterale Eisensubstitution sind: schweres Malabsorptionssyndrom, Intoleranz gegen orales Eisen, nicht zu korrigierende Non-Compliance, größere Blutverluste und Verschlechterung chronischentzündlicher Darmerkrankungen durch oral zugeführtes Eisen.

Anämien bei chronischen Erkrankungen
Sekundäre Anämien (meist normo- bis hypochrom und normo- bis mikrozytär) treten bei einer Reihe chronischer Erkrankungen auf („anaemia of chro-

Tabelle 22.2. Häufige Grunderkrankungen mit sekundärer Anämie

- Entzündliche Prozesse
- Malignome
- Niereninsuffizienz
- Endokrinopathien (z. B. Hypothyreose)
- Lebererkrankungen (Hypersplenismus, Alkoholismus)

nic disease", Tabelle 22.2). Diese Anämien sind in der Regel leicht bis mittelschwer ausgeprägt (Hb 9–11 g/dl). Differentialdiagnostisch sind normale bis deutlich erhöhte Ferritinspiegel von Bedeutung.

Insbesondere bei Tumorleiden können verschieden ätiologische Ursachen kombiniert sein (Blutverlust, Verdrängungsmyelopathie, Hämolyse). Eine spezifische Therapie existiert nicht, ggf. sind Erythrozytentransfusionen erforderlich. Die Eisengabe ist nur bei Nachweis eines Eisenmangels indiziert.

Autoimmunhämolytische Anämien
Erworbene, durch Autoantikörper (Wärme- oder Kälteautoantikörper) verursachte hämolytische Anämien (positiver direkter Coombs-Test), treten besonders häufig (sekundär) symptomatisch bei lymphoproliferativen Erkrankungen auf. Weitere wichtige Auslöser sind Medikamente (Tabelle 22.3).

Eine entscheidende therapeutische Maßnahme ist in Verdachtsfällen das Meiden möglicher Ursachen (Absetzen von Medikamenten). Bei leichten Formen kann oft abgewartet werden, bei klinisch relevanten Hämolysen sind

Tabelle 22.3. Hämolytische Anämien durch Medikamente

Typ der Immunreaktion	z. B.
• Autoimmuntyp	– Procainamid – Alpha-Methyldopa – Ibuprofen – L-Dopa u. a.
• Haptentyp	– Cephalosporine – Penicilline – Tetrazykline u. a.
• Immunkomplex-Bildungstyp	– Chinidin – Sulfonamide – Triameteren u. a.

Kortikosteroide indiziert (1–2 mg Prednison/kg/Tag), bei Versagen u. U. immunsuppressive Behandlung.

22.3 Erkrankungen des myeloischen und lymphatischen Systems

Einige „klassische" hämatologische Krankheitsbilder sind Erkrankungen des höheren Lebensalters: *Osteomyelofibrose, Polycythaemia vera, akute myeloische Leukämie, akute lymphatische Leukämie* und die *myelodysplastischen Syndrome.* Bei letzteren handelt es sich um eine Gruppe heterogener Erkrankungen, die nach morphologischen Kriterien klassifiziert werden (FAB-Klassifikation). Häufige klinische Zeichen sind Anämie (refraktär), weniger häufig Infekt, hämorrhagische Diathese und Arthralgien. Die Knochenmarkuntersuchung ist für die Diagnose entscheidend – bei häufig uncharakteristischen Befunden im peripheren Blutbild (Zufallsbefunde).

Die *chronisch lymphatische Leukämie* ist ebenfalls häufiger im höheren Lebensalter (Mehrzahl der Fälle >60 Jahre, Männer:Frauen = 2:1), während der Erkrankungsgipfel der chronisch myeloischen Leukämien im mittleren Alter liegt. Mehr als $^1/_4$ der Patienten sind asymptomatisch, wenn die Diagnose gestellt wird. Die Stadieneinteilung (Grad A, B und C) bestimmt die Behandlungsindikation; Indikationen sind: Symptome durch vergrößerte Lymphknoten, rasches Fortschreiten der Erkrankung, Stadium C mit Anämie und/oder Thrombozytopenie.

Der *Morbus Hodgkin* hat neben einer Erkrankungshäufung etwa um das 30. Lebensjahr einen 2. Gipfel mit deutlicher Zunahme im Alter zwischen 50 und 80 Jahren, vergleichbar der steigenden Inzidenz akuter Leukämien. Die Behandlungsstrategie richtet sich vorwiegend nach dem Erkrankungsstadium, der Histologie und Vorhandensein von B-Symptomatik. Bei älteren Patienten liegen zum Zeitpunkt der Diagnose häufig bereits fortgeschrittene Stadien (III oder IV) vor. Die Häufigkeit der *Non-Hodgkin-Lymphome* steigt ebenfalls im höheren Lebensalter. Prognose und therapeutische Möglichkeiten werden entscheidend bestimmt durch die histopathologischen und immunhistologischen Befunde.

22.4 Monoklonale Gammopathien

Benigne monoklonale Gammopathien. Benigne Gammopathien sollen im Alter über 25 Jahren zu 1 % in der Bevölkerung vorkommen. Sie treten auch bei Neoplasien und entzündlichen Erkrankungen auf (Ausschluß!). Die

Tabelle 22.4. Diagnosekriterien der benignen monoklonalen Gammopathie

- 90% des M-Gradienten vom IgG-Typ
- M-Gradient konstant <2 g/dl
- Fehlen eines humoralen Antikörpermangels
- Fehlen einer deutlichen Bence-Jones-Proteinurie (<50 mg/24 h)
- Fehlen von Osteolysen
- Fehlen eines Myelomverdachts aufgrund der Beckenkammbiopsie

Häufigkeit benigner monoklonaler Gammopathien steigt mit dem Alter; jenseits des 70. Lebensjahrs ist eine Häufigkeit von 3% beschrieben, nach dem 95. Lebensjahr beträgt sie 19%. Es handelt sich um nicht so seltene Zufallsbefunde bei geriatrischen Patienten („monoclonal gammopathy of undetermined significance"). Wesentliche Kriterien einer benignen Gammopathie sind Stabilität des klinischen Verlaufs und des M-Gradienten sowie das Fehlen von Krankheitszeichen. Empfohlen wird, diese Patienten in regelmäßigen Abständen zu kontrollieren, da sie selten (<2%) – u. U. nach langer Latenzzeit (15–20 Jahre) – eine maligne Gammopathie entwickeln können. Die Kriterien der benignen monoklonalen Gammopathie sind in Tabelle 22.4 aufgeführt.

Plasmozytom. Symptome, die den Verdacht auf ein *multiples Myelom* lenken, sind anhaltende, an Intensität zunehmende Schmerzen vor allem im Kreuz-, Rücken- und Thoraxbereich (Rippen), Anämiefolgen (abnehmende körperliche Belastbarkeit, Verwirrtheit), Folgen einer Thrombozytopenie, gehäufte Infekte, Symptome der Hyperkalziämie (Verwirrtheit, Anorexie, Übelkeit, Erbrechen, Exsikkose), Verschlechterung der Nierenfunktion und neurologische Zeichen (z. B. bei Wirbelkörperfrakturen).

Bei begründetem Myelomverdacht und negativer Zytologie oder histologischer Diagnostik sind die Untersuchungen zu wiederholen, da herdförmiger Befall des Knochenmarks vorliegen kann!

Behandlungsziel ist, Patienten möglichst lange in einer stabilen Phase der Erkrankung zu halten und Komplikationen (Niereninsuffizienz) zu verhindern. Frakturgefährdete Skelettabschnitte können bestrahlt werden. Bei stabilem Verlauf ohne klinische Symptomatik und ohne Hinweise für Progression ist beobachtendes, kontrollierendes Vorgehen gerechtfertigt. Durch frühzeitige Behandlung wird die Prognose nicht verbessert. Plasmozytome mit Bence-Jones-Protein sollen jedoch wegen des hohen Risikos der Niereninsuffizienz so früh wie möglich behandelt werden.

23 Muskuloskeletale Erkrankungen

(W. Kruse)

23.1 Allgemeines

Erkrankungen des Bewegungsapparats können vor allem aufgrund von Schmerzen und abhängig vom Schweregrad der Funktionsbeeinträchtigung die Möglichkeiten selbstbestimmter Lebensführung entscheidend einschränken. Auf die herausragende prognostische Bedeutung funktioneller Fähigkeiten und der Mobilität bei geriatrischen Patienten sei noch einmal hingewiesen (s. Kap. 2). Konsequenzen eingeschränkter Beweglichkeit sind zunehmende Hilfsbedürftigkeit (s. ADL, Abb. 3.1). Nur knapp die Hälfte ausführlich untersuchter Patienten (Assessment) im Alter über 75 Jahren, die zur Krankenhausaufnahme kamen, waren überhaupt in der Lage, das Haus zu verlassen!

Schmerzen, vor allem in Rücken und Kreuz, zählen zu den häufigsten Beschwerden, weshalb ärztlicher Rat und Hilfe in Anspruch genommen wird. Im höheren Alter kommt sehr oft die Klage hinzu, daß „das Laufen einfach nicht mehr ginge" – nicht selten verbunden mit uncharakteristischem Krankheitsgefühl oder auch „rheumatischen" Beschwerden.

> **Eingehende Anamnese und sorgfältige Untersuchung sind die Grundlage der umfangreichen Differentialdiagnostik, die durch ein Labor-Basisprogramm und radiologische Untersuchungen unterstützt wird.**

Notwendige Laboruntersuchungen sind BSG, Blutbild, Bestimmung von Kalzium und Phosphat im Serum und ggf. im Urin, alkalischer Phosphatase, von harnpflichtigen Substanzen, ggf. Rheumafaktoren, von 25-Hydroxycholecalciferol und Parathormon im Serum sowie evtl. Hydroxyprolin im Urin. Als Zusatzuntersuchungen werden Röntgenbilder des Skeletts, ggf. Tomographie, CT, Szintigraphie und Beckenkammpunktion herangezogen.

23.2 Osteoporose

Definition. Osteoporose ist definiert als mit Frakturen einhergehende Verminderung von Knochenmasse, -struktur und -funktion. Eine manifeste Osteoporose wird diagnostiziert, wenn mindestens eine Spontanfraktur oder eine Fraktur nach minimalem (inadäquaten) Trauma aufgetreten ist. Der Osteoporose liegt ein Ungleichgewicht von Knochenanbau und Knochenabbau zugrunde. Prinzipiell werden *primäre Osteoporosen* von *sekundären Osteoporosen* unterschieden. Sekundäre Formen können in jedem Alter auftreten. Wichtige Ursachen dafür sind in Tabelle 23.1 aufgeführt.

Pathogenese. Primäre Osteoporosen im höheren Lebensalter, *postmenopausale (Typ I) und senile Osteoporose (Typ II),* können durch sekundäre Formen zusätzlich kompliziert werden. Der letztlich verantwortliche pathogenetische Mechanismus der Osteoporose ist noch nicht geklärt. Der Typ I wird der Zeit nach Beginn der Menopause zugeordnet, der Typ II vorwiegend dem hohen Lebensalter. Untersuchungen mittels biochemischer und densitometrischer Verfahren (z. B. quantitativer Computertomographie) zeigten, daß es postmenopausal zunächst zu einer Phase mit schnellerem Knochendichteverlust kommt, der später verlangsamt und weniger stark ausgeprägt ist. Unterschiedlich ablaufende Phasen sind jedoch individuell möglich.

Symptomatik. Knochenbrüche (Wirbelkörper, distaler Radius, proximaler Femur, Humerus u. a.) bestimmen das *klinische Bild.* Die wichtigsten Symptome sind Abnahme der Körpergröße, Kyphose der Brustwirbelsäule und kompensatorische Hyperlordose der Lendenwirbelsäule, Schmerzen und Bewegungseinschränkungen. Patienten mit ausgeprägter Osteoporose zeigen eine typische Körperhaltung („Witwenbuckel", Spitzbauch) mit Hautfaltenbildung in der Flankenregion und vorsichtigem, vornübergebeugtem

Tabelle 23.1. Ursachen sekundärer Osteoporose

- Endokrin
  M. Cushing, Hyperthyreose, Hypogonadismus
  Hyperparathyreodismus u. a.
- Gastrointestinal
  Mangelernährung, Malabsorption
- Maligne
  Multiples Myelom
  Diffuse Skelettmetastasierung
- Medikamentös
  Langzeitbehandlung mit Kortikosteroiden
- Immobilisation

Gang. Schmerzen resultieren aus Frakturen (nach einiger Zeit spontan rückläufig) und den Formveränderungen des Achsenskeletts (schmerzhafter muskulärer Hartspann durch Fehlbelastungen, Klopf- und Erschütterungsschmerz, ggf. segmentale Schmerzen bei Nervenkompression). Schmerzexazerbationen gehen über in chronische Beschwerdebilder, die auch gekennzeichnet sind durch Schlafstörungen, Niedergeschlagenheit und depressive Stimmung. Zunehmende Hilfsbedürftigkeit bestimmt das Schicksal der Patienten mit der im Prinzip progredienten Erkrankung.

Prophylaxe. Die *Prognose* vieler hochbetagter Patienten mit Schenkelhalsfrakturen ist einerseits belastet durch Komplikationen (z. B. Folgen der Immobilisierung) und zum anderen langfristig durch einen hohen Prozentsatz dauerhaft versorgungsbedürftiger Patienten (ca. 30%). Deshalb ist die Prophylaxe sowohl der Osteoporose als auch der auslösenden Traumaursachen besonders bedeutsam (s. Kap. 11).

Als Bestandteile nutzbringender *Prophylaxe* werden angesehen: körperliche Bewegung (Muskelmasse korreliert mit Knochenmasse), ausreichende Kalziumzufuhr (1200–1500 mg/Tag), Hormonsubstitution bei Frauen mit eingeschränkter Ovarialfunktion bzw. in der Menopause und Quittieren des Rauchens.

Zur *Hormonsubstitution* empfohlen werden: konjugierte Östrogene, 0,6 mg/Tag; Estradiol-Valerat, 2 mg/Tag; mikronisiertes Estradiol-17ß, 2 mg/Tag (in Kombination mit Estradiol). Für die genannten Östrogene liegen Kombinationspräparate mit Gestagenen vor. Die Östrogensubstitution muß für ihre Wirksamkeit ausreichend lange durchgeführt werden (10 Jahre). Dabei sind zu Beginn und später jährlich gynäkologische Kontrolluntersuchungen mit zytologischer Zervixuntersuchung unter Einschluß der Brustuntersuchung vorzunehmen.

Behandlungsansätze. Die *Behandlung der manifesten Osteoporose,* die Gegenstand intensiver Forschung ist, wird in der Praxis polypragmatisch gehandhabt. Offene Fragen betreffen u. a. die Dosierungen eingesetzter Medikamente und die Behandlungsdauer. Es gibt zur Zeit keine Patentrezepte. Zur Verfügung stehen: Kalzium, Kalzitonin, Fluoride, Biphosphonate, Parathormon und Anabolika.

Der Einsatz von Medikamenten über Jahre setzt die einwandfreie Diagnose einer Osteoporose, den Ausschluß anderer Osteopathien und jährliche Kontrollen (Röntgenkontrollen der Wirbelsäule) voraus!

Kalzium. Die Behandlungsbasis beruht auf der Sicherstellung einer ausreichenden *Kalziumzufuhr,* ggf. Substitution mit 1000 mg täglich und höher

(z. B. Calcium Sandoz forte). Der Stellenwert einer adjuvanten Gabe von Vitamin D (z. B. Vigantoletten 1000, Ospur D 3 oder Rocaltrol) ist noch nicht bestimmt (s. S. 178, Osteomalazie). Vor der Gabe von Kalzium und Vitamin D ist in jedem Fall eine Hyperkalzämie auszuschließen. Nierensteinanamnese ist eine Kontraindikation.

Fluoride vermehren die Knochenmasse besonders im Bereich des Achsenskeletts. Unterschiedlich wird der Einfluß auf die Frakturrate (extravertebrale Frakturen) beurteilt. Zur Verfügung stehen Natriumfluorid (z. B. Ossin, Ospur F 25) und Natriummonofluorophosphat mit Kalzium kombiniert (z. B. Tridin). Nebenwirkungen in Form periartikulärer Schmerzen vor allem im Sprunggelenks- und Fußbereich können in 30–40% nach unterschiedlicher Behandlungsdauer auftreten. Dann wird entweder die Dosisreduktion oder eine Behandlungspause von etwa 2–4 Wochen empfohlen. Zur Verbesserung der gastrointestinalen Verträglichkeit (dyspeptische Beschwerden, Übelkeit, Erbrechen) wird die abendliche Einnahme empfohlen. Notwendig sind jährliche Röntgenkontrollen zur Erkennung einer iatrogenen Fluorose und zur Beurteilung, wann die Behandlung beendet wird.

Kalzitonine werden wegen ihrer analgetischen Wirkung überwiegend bei akuten Osteoporoseschüben über einige Wochen eingesetzt (z. B. Calcitonin L, Calsynar, Karil, Cibacalcin); die initiale Dosierung beträgt täglich 100 E s. c., dann Reduktion bis auf 3 mal 50 E/Woche. Zur Langzeittherapie liegen derzeit noch keine konkreten Empfehlungen vor (Abnahme der knochenanabolen Wirkung nach etwa einem Jahr). Untersucht werden die Wirksamkeit unterschiedlicher Applikationsformen (z. B. nasal), niedriger Dosierungen sowie einer Intervallbehandlung (48stündlich). Nebenwirkungen sind Übelkeit und Erbrechen sowie Hitzewallungen bis zum Flush. Bei ausgeprägten Nebenwirkungen werden abendliche Injektionen vor dem Schlafengehen oder Dosisreduktion empfohlen.

Anabolika wirken am Knochen vermutlich antiresorptiv. Es fehlen jedoch ausreichende Daten, um einen möglichen Wert in der Therapie zu bestimmen.

Auf der Nachahmung physiologischer Phasen der Knochenbildung, *A*ktivierung, *D*epression der Osteoklasten, *F*ormationsphase der Osteoblasten und *R*epetition, beruht das Konzept des ***ADFR-Schemas.*** Eingesetzt werden dabei Parathormon als Aktivator und Etindronat (EHDP) als Depressor.

Schmerzbekämpfung. In der Behandlung ist die Ausschaltung von Schmerzen wegen der Gefahr zunehmender Immobilität besonders wichtig (kurzfristig Analgetika, nichtsteroidale Antiphlogistika). Die Gabe von Kalzitonin zur Schmerzbehandlung kann ggf. wiederholt werden. Weitere Bestandteile der Schmerztherapie sind **physikalische Maßnahmen, Krankengymnastik** (isometrische Übungen, Kräftigung der Rumpfmuskulatur) und der Einsatz von Stützmiedern oder Leibbinden. Entlastende Korsette sind nicht geeignet, da sie die Wirbelsäule immobilisieren! Bei der **Aufklärung der Patienten** über ihre Erkrankung sollten Hinweise zum **Erlernen spezieller Bewegungstechniken** nicht fehlen (*Patientenratgeber,* herausgegeben vom Kuratorium Knochengesundheit).

23.3 Andere Knochenerkrankungen im Alter

Weitere Erkrankungen des Knochens, die häufig im höheren Lebensalter diagnostiziert werden, sind **Skelettdestruktionen durch Metastasenbefall** (besonders häufig bei Mamma-, Bronchial- und Prostatakarzinom) oder bei **multiplem Myelom, Osteomalazie** und **Morbus Paget** des Skeletts. Tabelle 23.2 faßt einige differentialdiagnostische Aspekte zusammen. Häufig stellt sich die Differentialdiagnose zwischen fortgeschrittener Osteoporose (Kompressionsfraktur) und metastatischer Destruktion sowie Osteoporose und

Tabelle 23.2. Charakteristika ausgewählter Knochenerkrankungen

	Klinik	Kalzium	Phosphat	alkalische Phosphatase[1]	Parathormon
Osteoporose	– Typisches Erscheinungsbild – Rückenschmerzen – Frakturschmerzen	normal	normal	normal (↑)[2]	normal
Skelettmetastasen	– Tumorzeichen (Grunderkrankung) – (Lokalisierte) Schmerzen, pathologische Fraktur	normal (↑)	normal	(↑)	normal
Osteomalazie	– Diffuse Skelettschmerzen – Muskelschwäche (Grunderkrankung)	↓ (normal)	↓ (normal)	↑	(↑)
Morbus Paget	– Lokaler Schmerz – Überwärmung, Knochenverdickung, -verbiegung	normal	normal	↑↑	normal

[1] Die alkalische Phosphatase kann bei Frakturheilung oder unter Fluoridtherapie erhöht sein.
[2] Frakturheilung, Fluoridtherapie.

Osteomalazie, wobei gerade im Alter Mischbilder vorkommen (Osteoporomalazie).

Osteomalazie
Die Osteomalazie ist eine Knochenmineralisationsstörung mit Akkumulation unverkalkter Knochensubstanz. Eine Osteomalazie unklarer Ursache gibt es nicht, sie ist immer Folge einer Grunderkrankung oder eines Vitamin-D-Mangels. Man unterscheidet 3 ätiologische Hauptgruppen:

- Osteomalazie bei Vitamin-D-Mangel
- Osteomalazie durch Störung des Vitamin-D-Hormonstoffwechsels
- Osteomalazie bei renal-tubulären Funktionsstörungen

Die häufigste Ursache eines Vitamin-D-Mangels im Erwachsenenalter sind Malabsorptions- und Maldigestionssyndrome. Etwa 85 % des gesamten Vitamin D wird durch UV-Bestrahlung gebildet, nur 15 % entstammt der Nahrung. Alte Menschen und behinderte Personen, die sehr selten an die frische Luft kommen, sind besonders für einen Vitamin-D-Mangel gefährdet: Vitamin-D-Serumkonzentrationen korrelieren mit dem Alter und der Jahreszeit. Patienten mit Osteoporose sind häufiger betroffen.

In ausgeprägten Fällen stehen diffuse Skelettschmerzen im Vordergrund, vor allem im Bereich der unteren Extremitäten und Füße. Zusammen mit der häufig auftretenden Muskelschwäche führen Schmerzen zur Immobilität und Adynamie. Laborchemische Befunde sind erniedrigtes Serumkalzium und -phosphat, erhöhte alkalische Phosphatase und eine erniedrigte 25-Hydroxycholecalciferol-Konzentration.

Vitamin D ist für die Behandlung bei Vitamin-D-Mangel die Therapie der Wahl, z. B. Ospur D, Vigantoletten, Vigorsan. Die erforderlichen Dosen hierfür sind variabel und liegen im Bereich von 1000–5000 IU täglich. Regelmäßige Kontrollen zur Vermeidung einer Vitamin-D-Intoxikation und Hyperkalzämie sind notwendig. Kontrollparameter der Therapie sind Abfall der alkalischen Phosphatase und renalen Kalziumausscheidung, nicht die Vitamin-D-Konzentration.

Morbus Paget des Skeletts
Die *Ostitis deformans Paget* ist eine lokalisierte oder asymmetrisch auftretende, primäre Skeletterkrankung. Sie ist histologisch gekennzeichnet durch hochgradig gesteigerten osteoklastischen Knochenabbau. Ätiologisch wird eine Slow-Virus-Infektion angenommen. Ab einem Alter von 55 Jahren steigt die Häufigkeit deutlich an. Befallene Skelettabschnitte sind der Häufigkeit nach Beckenknochen, Femora, Schädel, Tibiae und die lumbale Wirbelsäule. Es kommt zu diffusen Schmerzen. Lokal zeigen sich häufig eine Überwärmung der betroffenen Bezirke, Knochenverbiegungen und ggf. Frakturen. Die Mehrzahl der Patienten ist jedoch asymptomatisch. Labor-

chemisch ist die stark erhöhte alkalische Phosphatase wegweisend; anamnestisch finden sich bei gesteigerter Kalziurie häufig Nierensteine. Die Höhe der alkalischen Phosphatase spiegelt Intensität und Verlauf der Erkrankung wider.

Komplikationen können sich ergeben durch Knochenverdickungen, Hirnnervenkompression, bei Wirbelbefall spinale und radikuläre Kompressionen, in weniger als 1 % Entartung zum Paget-Sarkom.

Das Röntgenbild zeigt relativ typische Veränderungen, die jedoch nicht immer einfach von osteoblastischen Metastasen abzugrenzen sind. In Zweifelsfällen wird zur bioptischen Sicherung geraten. Die Skelettszintigraphie deckt das Ausmaß des Skelettbefalls auf.

Indikationen zur spezifischen Behandlung sollen abhängig gemacht werden vom Beschwerdebild, der Intensität des Knochenbefalls und zu erwartenden Komplikationen. An austauschbaren Alternativen stehen zur Verfügung: Kalzitonin und EHDP (Diphos). Die Kombination von EHDP mit Kalzitonin ist möglich. Nach etwa 6monatiger Behandlung kann eine Pause eingelegt werden.

23.4 Osteoarthrosen

Symptomatik. Osteoarthrosen zählen zu den sog. degenerativen rheumatischen Erkrankungen der synovialen Gelenke. Tendenziell betrifft die primäre Arthrose idiopathischer Genese bevorzugt das höhere Alter, befällt *mehrere* Gelenke und verläuft langsam progredient. Für die sekundäre Arthrose wird eine präarthrotische Deformität gefordert (z. B. nach Trauma oder Coxa vara congenita).

Arthroseschmerz ist gekennzeichnet durch Steifigkeit und Zunahme der Intensität bei Beginn der Bewegung. Nach „Einlaufen" nimmt der Schmerz eher ab, um bei längerer Belastung dann wieder zuzunehmen.

Gonarthrose. Die Gonarthrose ist die häufigste Arthrose der Extremitätengelenke. Sie tritt wesentlich häufiger bei Frauen als bei Männern auf, beginnt im 5. Lebensjahrzehnt und weist geringe Tendenz zur Progression auf. Gonarthrose und Varikosis sind häufig kombiniert (phleboarthrotischer Symptomenkomplex). Lange Immobilisation beschleunigt den Arthroseprozeß und kann auslösend wirken.

Coxarthrose. Die primäre Coxarthrose stellt nur etwa 20 % der Hüftgelenksarthrosen. Zu Beginn werden häufig Kniegelenksbeschwerden angegeben, relativ spät dann Bewegungseinschränkung, fixierte Außenrotationsstellung, Beugekontraktur und Adduktion (hinkendes Gangbild). Besonders schmerzhaft ist das sog. Malum coxae senile, eine rasch destruierende Coxarthrose mit Zerstörung des Hüftkopfs.

Polyarthrose. Im Bereich der Hand betreffen Arthrosen häufig die distalen und proximalen Interphalangealgelenke sowie das Daumensattelgelenk (Rhizarthrose). Das Gesamtbild wird als Polyarthrose zusammengefaßt. Frauen sind 10mal häufiger betroffen als Männer. Späte Stadien dieser hereditären Arthrose sind gekennzeichnet durch Deformierungen (Achsenabweichungen und Subluxationen), die zu funktioneller Beeinträchtigung führen, besonders lästig im Bereich des Daumensattelgelenks.

Omarthrose. Andere Extremitätengelenke sind relativ selten betroffen, mit zunehmendem Alter jedoch häufiger auch das Schultergelenk, es kommt zur Omarthrose. Ursachen sind häufig vorausgegangene Traumen. Bewegungseinschränkung (verminderte Abduktion und Außenrotation) und bewegungsabhängige Schmerzen sind führende Symptome. Degenerative Veränderungen der das Schultergelenk umgebenden Weichteile sind häufiger (Periarthrosis humeroscapularis).

Degenerative Veränderungen der Wirbelsäule. Nach dem 65. Lebensjahr weist fast jeder degenerative Veränderungen der Wirbelsäule auf, ohne daß diese in jedem Fall klinische Bedeutung haben müssen *(Chondrose, Osteochondrose, Unkovertebralarthrose, Spondylose* und *Spondylarthrose).* Degenerative Wirbelsäulenveränderungen sind Auslöser verschiedener Schmerzsyndrome (radikuläre und pseudoradikuläre Syndrome). Stärkste Schmerzen insbesondere mit lokalisiertem Klopfschmerz müssen u. a. auch an eine *Spondylitis* und Spondylodiszitis denken lassen, die durch Tuberkulose, bakterielle oder mykotische Infektionen verursacht sein können. Bei Verdacht ist ein Röntgenbild, ggf. eine Tomographie zu veranlassen. Die Diagnose wird meistens sehr spät gestellt.

In der Therapie der Arthrose hat die Bewegung und krankengymnastische Übungsbehandlung eine herausragende Stellung.

Die *Patientenberatung* ist wichtig; Vermeiden ungünstiger, einseitiger und Dauerbelastungen, häufiges Wechseln von Sitzen und Stehen zum Gehen, ggf. Versuch der Gewichtsreduktion sind anzustreben. Möglichkeiten der physikalischen Therapie sind *Kryotherapie im Stadium der aktivierten Arthrose;* wenn entzündliche Reizzustände fehlen oder abgeklungen sind, findet *Wärme* in jeder Form Anwendung. Die Intensität der Beschwerden bestimmt den Einsatz *nichtsteroidaler Antiphlogistika.* Diese sollen ausreichend dosiert und kurzfristig gegeben werden. Bei der Verordnung sind besonders anamnestische Hinweise auf peptische Ulzera zu beachten und mögliche Interaktionen mit Antikoagulantien, Sulfonylharnstoffen, Antihypertensiva und Diuretika zu berücksichtigen. Die Ansprechbarkeit auf nichtsteroidale Antiphlogistika kann sehr unterschiedlich sein. Bei ausbleibleibender Wirkung wird empfohlen, eher die Substanzklasse zu wechseln als die Dosis beliebig zu erhöhen (dosisabhängige Nebenwirkungen!). Stehen Schmerzen und nicht die entzündliche Komponente im Vordergrund, so sind Analgetika ausreichend, z. B. Paracetamol. Intraartikuläre Kortikoidinjektionen können in manchen Fällen indiziert sein, wenn anders keine Besserung zu erzielen ist (maximal 2–3 mal durch *Erfahrene!*). Die fachgerechte Versorgung mit Hilfsmitteln und rechtzeitige Abklärung operativer Möglichkeiten erfolgt in Zusammenarbeit mit Orthopäden. Die Festlegung des günstigsten Operationszeitpunkts sollte nicht verpaßt werden.

23.5 Chronische Polyarthritis

Die chronische Polyarthritis (rheumatoide Arthritis) ist eine entzündlich-immunologische Systemerkrankung unklarer Ätiologie, die im Alter über 60 Jahren einige Besonderheiten aufweist. Sind im jüngeren und mittleren Alter Frauen etwa 3 mal häufiger als Männer erkrankt, so ist das Geschlechtsverhältnis im höheren Alter nahezu ausgeglichen. Bei Männern steigt mit dem Alter die Erkrankungsinzidenz deutlich an.

Diagnose. Für die Diagnosestellung sind die Kriterien der *A*merican *R*heumatism *A*ssociation von 1987 *(ARA-Kriterien)* zugrundezulegen (Tabelle 23.3). Die Diagnose wird gestellt, wenn mindestens 4 der 7 möglichen Kriterien festgestellt werden (Kriterien 1–4 über wenigstens 6 Wochen Dauer). Dies bedeutet, daß Anamnese und klinischer Befunderhebung entscheidende Bedeutung zukommen! Die Beurteilung von Waaler-Rose-Test, Latexagglutinationstest und auch der Bestimmung antinukleärer Antikörper wird durch falsch positive Testergebnisse im Alter erschwert. Röntgenologisch finden sich oft Mischbilder von Arthrose und Arthritis. Bei Verdacht auf eine chronische Polyarthritis sollte im Bereich der Fingergelenke speziell nach Zystenbildung und Usuren gesucht werden (Lupe!).

Tabelle 23.3. ARA-Kriterien der chronischen Polyarthritis

1. Morgensteifigkeit (mindestens 1 h Dauer)
2. Arthritis in 3 oder mehr Gelenken
3. Arthritis der Hand- oder Fingergelenke
4. Symmetrische Arthritis
5. Rheumaknoten (subkutane Knoten)
6. Nachweis von Rheumafaktoren
7. Radiologische Veränderungen (gelenknahe Osteoporose und/oder Erosionen betroffener Gelenke)

Symptome und Verlauf. Die Erkrankung beginnt oft akut innerhalb weniger Tage, besonders bei Männern mit mono- oder oligoartikulärem Befall eines großen Gelenks (häufig Schultergelenk, aber auch Kniegelenk). Der Verlauf ist häufig gekennzeichnet durch schwere Allgemeinsymptome wie Fieber, Inappetenz, Gewichtsverlust, Adynamie und depressive Stimmung (Differentialdiagnose: Polymyalgia rheumatica, aber: Rheumafaktoren negativ). Eine chronische Polyarthritis kann sich auf eine vorbestehende Polyarthrose (Heberden-Arthrose) aufpropfen *(Pfropfpolyarthritis)*. Dann treten zu den Heberden-Knötchen an den Fingerendgelenken auch Schwellungen der Fingermittel- und Grundgelenke oder auch der Handgelenke.

Der Verlauf ist besonders progredient, je höher das Erkrankungsalter bei Erstmanifestation ist. Die Gefahr zunehmender Immobilität und Hilfsbedürftigkeit ist groß (auftretende Muskelatrophien).

Therapie. In der Therapie nehmen *physikalische Maßnahmen* eine zentrale Stellung ein. Auch im akuten Schub sollen Patienten nicht oder nur kurzfristig ruhiggestellt werden (bei passivem Durchbewegen betroffener Gelenke!). Im Gegensatz zu sonstigen Empfehlungen sollten in der hochakuten, schmerzhaften Phase mit erheblicher Beeinträchtigung des Allgemeinbefindens *Kortikosteroide* nicht zu restriktiv eingesetzt werden, da sie, über wenige Tage gegeben, zu rascher Symptombesserung führen. Die Gesamtdosis ist am Morgen zwischen 6 und 8 Uhr zu geben. *Kälteapplikationen* sind ausgezeichnet schmerzlindernd wirksam (Kontraindikationen: periphere AVK, M. Raynaud, Vaskulitiden und Kälteallergie).

Ebenfalls symptomatisch wirken *nichtsteroidale Antiphlogistika,* die in der niedrigst wirksamen Dosis verordnet werden sollen. Oft ist eine Langzeitbehandlung erforderlich, die gut überwacht werden muß. Wenn mit den genannten Maßnahmen keine Besserung zu erzielen ist, kommen sog. *Basistherapeutika* zur Anwendung: Goldsalze, Sulfasalazin, D-Penicillamin oder Chloroquinderivate, ggf. Immunsuppressiva. *Die Basistherapie erfordert wegen möglicher gravierender Nebenwirkungen engmaschige Überwachung!*

23.6 Polymyalgia rheumatica

Die typische Alterskrankheit der Rheumatologie ist die Polymyalgia rheumatica oder Polymyalgia artereitica (Riesenzellarteriitis), bei der es sich um eine entzündliche vaskulitische Systemerkrankung unklarer Ursache handelt (genetische Disposition?). Das Erkrankungsalter liegt im Mittel um das 70. Lebensjahr. Frauen werden 2–3mal häufiger als Männer betroffen.

Gefäßbefall. Die vaskulitische Verlaufsform kann verschiedene Gefäßabschnitte befallen, z. B. Aorta (Aneurysmabildung möglich), Koronararterien (selten; Angina pectoris) und Zerebralarterien (häufig), und durch Ischämien zu entsprechenden Komplikationen führen (neurologische Ausfälle, Hemiparese). Bei der Hälfte der Patienten wird eine *Arteriitis temporalis* gefunden, bei der jedoch in weniger als 50 % typische klinische Lokalbefunde zu erheben sind: Verdickung und Verhärtung, abgeschwächte Pulsation, Druckschmerz und Rötung der A. temporalis.

Symptomatik. Das Krankheitsbild entwickelt sich innerhalb weniger Tage mit Gliederschmerzen, Arthralgien (Kniegelenksergüsse möglich), erheblichem Krankheitsgefühl und muskulärer Schwäche, besonders proximal im Bereich des Schultergürtels, der Oberarme und der Oberschenkel (erschwertes Aufstehen und Treppensteigen). Es treten jedoch keine Muskelatrophien auf. Weitere uncharakteristische Symptome sind: Inappetenz, Gewichtsverlust, akut eintretende Depression, Müdigkeit und Apathie, subfebrile Temperaturen, Nachtschweiß, seltener Fieber. Mögliche kraniozerebrale Symptome sind Kopfschmerzen, Schwindel, Tinnitus, Sehstörungen, Gedächtnisstörungen und Verwirrtheit. In 40–50 % wird die Arteriitis temporalis durch Befall der A. ophthalmica von Augensymptomen begleitet: Schmerzen, Augenflimmern, Amaurosis fugax, Gesichtsfeldausfälle und Amaurosis (über Nacht!).

Die Symptome der Polymyalgia rheumatica treten besonders in der 2. Nachthälfte auf und sind morgens am stärksten, um sich im Verlauf des Tages dann wieder etwas zu bessern.

Diagnostik. Die *Laborbefunde* zeigen eine deutlich beschleunigte BSG (>40–100 mm in der 1. h; nur mäßig erhöhte BSG schließt die Diagnose jedoch nicht aus!), normochrome Anämie mit mäßig erniedrigtem Serumeisen und normalem oder erhöhtem Ferritin, häufig erhöhte Leberwerte, CPK, LDH normal ebenso wie Rheumafaktoren und Antikernfaktoren. Die ausreichend große *Temporalarterienbiopsie* kann den typischen histologischen Befund der Riesenzellarteriitis erbringen (negativer Befund möglich, segmentaler Befall).

Die zahlreichen möglichen Differentialdiagnosen sind in Tabelle 23.4 aufgeführt. Die Therapie mit Kortikosteroiden kann die Diagnose ex juvantibus erbringen.

Therapie. Bei Verdacht ist umgehend ohne Verzögerung mit der Behandlung zu beginnen, die in der Gabe von *Kortikosteroiden* besteht. Empfehlungen für die initiale Dosierung variieren von 40–60 mg Prednison täglich, 1 mg Prednisolon-Äquivalent pro kg KG bis zu 1000 mg Prednisolon pro Tag. Bei Augen- oder zerebralen Symptomen muß hoch dosiert werden, z. B.

Tabelle 23.4. Differentialdiagnose der Polymyalgia rheumatica

- Karzinome (mit paraneoplastischen Syndromen)
- Multiples Myelom
- Osteomalazie
- Subakute bakterielle Endokarditis
- Chronische Polyarthritis
- Hyperthyreote Myopathie
- Periarteriitis nodosa
- Dermatomyositis
- Myositiden (infektbedingt)

80–120 mg Prednison täglich, ggf. höher. Liegt eine Polymyalgia rheumatica vor, so kommt es innerhalb weniger Tage zur dramatischen Besserung. Die Kortikoiddosis wird entsprechend der klinischen Symptomatik und dem BSG-Verlauf allmählich auf die Erhaltungsdosis im Bereich von 5–10 mg täglich reduziert. Die Erhaltungstherapie ist für 12 Monate konsequent durchzuführen, evtl. länger. Versuche der Dosisreduktion können behutsam, keinesfalls abrupt, vorgenommen werden. Bei Rezidiven (Wiederanstieg der BSG und/oder Symptomatik) ist sofort wieder höher zu dosieren. Üblicherweise muß über 2–3 Jahre behandelt werden. Auch nach 3 Jahren Therapie kommt es noch bei $1/4$ der Patienten zu Rezidiven. Bei Patienten mit gehäuften Rezidiven kann u. U. Cyclophosphamid oder auch Azathioprin zur Anwendung kommen.

Die Dauerbehandlung mit Kortikosteroiden macht eine sorgfältige Überwachung der Patienten notwendig (Nebenwirkungen).

Empfohlen wird bei manifester Osteoporose die Behandlung mit Kalzitonin und die Gabe von Kalzium (1000 mg täglich) während der hochdosierten Behandlungsphase, später ggf. Fluoridbehandlung. Unter adäquater Therapie ist die Prognose günstig. Die Lebenserwartung ist sehr wahrscheinlich nicht verkürzt.

24 Metabolische und endokrinologische Erkrankungen

(W. Kruse)

24.1 Diabetes mellitus

Häufigkeit
Mit einer Inzidenzrate von 3–4% ist der Diabetes mellitus die häufigste Stoffwechselerkrankung überhaupt. Die Mehrzahl aller Diabetiker erkrankt nach dem 40. Lebensjahr. Für den Typ-II-Diabetes besteht ein Verhältnis Männer:Frauen von 1:2. Entsprechend dem raschen Zuwachs der Betagten an der Gesamtbevölkerung steigt auch die Zahl älterer Diabeteskranker. Betroffen sind zwischen 10 und 20% der über 60jährigen.

Ursachen
Zum wichtigsten Manifestationsfaktor, dem Übergewicht, kommt im Alter die relative Abnahme der fettfreien Körpermasse. Des weiteren nimmt im Alter die Glukosetoleranz ab. Als Teilursache wird vor allem eine veränderte Insulinsensitivität diskutiert. Weitere Komponenten sind verringerte körperliche Aktivität und lange bestehende Ernährungsgewohnheiten.

Die Diagnose wird nicht selten zufällig anläßlich einer medizinischen Untersuchung gestellt, da die Erkrankung über Jahre asymptomatisch verlaufen kann (keine Polyurie und Polydypsie, fehlende Glukosurie bei erhöhter Nierenschwelle). Andererseits kann die Erstmanifestation gerade im höheren Alter dramatisch als *hyperosmolare Stoffwechselentgleisung* auftreten. Dabei kann auch eine Ketoazidose vorliegen; ausgeprägte Ketoazidose (diabetisches Koma) ist im Alter jedoch eher selten.

Hyperosmolares Koma
Flüssigkeitsverlust führt zur hypertonen Dehydratation, verschlechterten Nierenfunktion und verminderten Insulinwirkung (Hyperglykämie). Beim hyperosmolaren Koma kommt es kaum zu einem Anstieg der Ketonkörper. Bei ca. $1/3$ der Patienten ist der Diabetes mellitus vorher nicht bekannt.

Symptomatik. Sehr variabel ist die Dauer der Prodromi, 1 Tag bis Wochen. Patienten sind häufig benommen bis somnolent oder verwirrt, exsikkiert, hypoton und tachykard. Mögliche Symptome sind Übelkeit, Erbrechen, Schwindel, neurologische Defizite und uncharakteristische Verhaltensänderungen. Neurologische Symptome wie zerebrale Krämpfe oder Krampfäquivalente, Hemiparesen, Aphasien und positiver Babinski-Reflex können fälschlicherweise zur Diagnose Schlaganfall führen.

Diagnostik. Ein hyperosmolares Koma liegt definitionsgemäß vor, wenn Blutzuckerkonzentrationen bis über 600 mg/dl gemessen werden und die Osmolalität 320 mosm/l überschreitet. Die Osmolalität kann annäherungsweise errechnet werden:

$$2 \times (Na+K) \,[\text{mmol/l}] + \frac{\text{Glukose [mg/dl]}}{18} + \frac{\text{Harnstoff-N [mg/dl]}}{2,8}$$

die Anionenlücke mit folgender Formel:

$$Na + K \,[\text{mmol/l}] - (Cl + HCo_3 \,[\text{mmol/l}])$$

Ist die Anionenlücke größer als 15 mval/l, sollten Keton und Laktat bestimmt werden. Die weitere Diagnostik, z. B. Urinuntersuchung und Röntgen-Thorax, richtet sich nach den Begleiterkrankungen. Verantwortlich für die Stoffwechselentgleisung ist in den meisten Fällen eine Infektion; besonders häufig sind Pneumonie, Harnwegsinfekt und Sepsis.

Therapie. Wichtigste therapeutische Maßnahme ist die Flüssigkeitszufuhr in Form von isotoner Kochsalzlösung. Etwa $^1/_3$–$^1/_2$ des Defizits sollten innerhalb der ersten 12–24 Stunden ausgeglichen werden. Wichtig sind Kontrolle und Substitution des Serumkaliums! Der erhöhte Blutzucker sollte innerhalb der ersten 4–8 Stunden um nicht mehr als 50% abgesenkt werden. In der Regel genügen geringe Dosen Altinsulin, initial 10–20 IE i. v., dann zwischen 2–10 IE/h per Infusion. Die Patienten bedürfen intensiver Überwachung: Bilanzierung der Ein- und Ausfuhr und Monitoring der Kreislauffunktionen (ZVD), Dekubitus- und Thromboseprophylaxe sowie Therapie der Begleiterkrankungen. Da Patienten nicht selten auch (latent) herzinsuffizient sind (KHK) und häufig eine eingeschränkte Nierenfunktion vorliegt, darf die Flüssigkeitszufuhr nicht streng schematisch erfolgen, sondern muß entsprechend der Gesamtsituation angepaßt werden. Die Prognose der hyperosmolaren Stoffwechselentgleisung ist ernst. Die Mortalität liegt bei 15% und höher. Sie steigt mit dem Schweregrad der Hyperosmolarität und dem Alter der Patienten, während die Höhe des Blutzuckerspiegels nicht entscheidend ist.

Prävention. Zur Prävention tragen folgende Maßnahmen bei: Patientenschulung und Aufklärung auch der Angehörigen über die Erkrankung und Symptome, die einer Stoffwechselentgleisung vorausgehen können, Gewährleistung ausreichender Flüssigkeitszufuhr insbesondere bei pflegebedürftigen und behinderten Patienten (vermindertes Durstempfinden!) sowie sorgfältige Hautpflege und umgehende Behandlung von Infektionen beim Diabetiker.

Therapie

Die oben genannten Maßnahmen sind Bestandteil der Betreuung jedes Altersdiabetikers.

> **Therapieziele sind: Vermeidung von Komplikationen (Stoffwechselentgleisung) und diabetesbedingten Symptomen (Infektneigung, Polyurie, Dehydratation) und Aufrechterhaltung der Leistungsfähigkeit.**

Diese Ziele sind erreichbar, wenn die Blutzuckerwerte im Tagesverlauf unterhalb der Nierenschwelle liegen. Als Faustregel kann gelten, daß eine befriedigende Einstellung besteht, wenn Blutzuckerwerte im Verlauf des Tages unterhalb von 180–200 mg/dl liegen, was für viele Patienten auch realisierbar ist.

Wie beim jüngeren Patienten besteht die Therapie in Diät, Bewegung, oralen Antidiabetika und Insulin. Zur Erhöhung der Akzeptanz und damit der Patientencompliance ist – wie für andere chronische Erkrankungen – die Motivation der Patienten entscheidend. Hierfür wiederum ist das Wissen der Patienten essentiell. *Schulungsprogramme,* die sich für Typ-I-Diabetiker bewährt haben, werden zunehmend in das Therapiekonzept für den Altersdiabetiker integriert. Dementsprechend sind praktisch relevante Themen: Zusammenhänge zwischen Stoffwechselentgleisung und Symptomatik, gesunde Ernährung, Insulinwirkung, Hypoglykämie und Fußpflege. Besonderheiten in der Behandlung im Vergleich zum jüngeren Patienten ergeben sich im Hinblick auf die Diät, die oft eingeschränkten Möglichkeiten zur körperlichen Bewegung und das erhöhte Risiko für medikamentös bedingte Hypoglykämien.

Ernährung

Es fällt Betagten erfahrungsgemäß schwer, ihre Ernährungsgewohnheiten grundlegend zu ändern. *Die Behandlung sollte die Lebensqualität nicht verschlechtern, sondern verbessern.* Es ist am sinnvollsten, auf die Übernahme der wichtigsten Prinzipien gesunder Ernährung überhaupt hinzuwirken (abwechslungsreich, ballaststoffreich, regelmäßige Mahlzeiten). Übermäßiger Verbrauch von zuckerhaltigen Lebensmitteln sollte eingeschränkt, körperliche Bewegung im Rahmen der Möglichkeiten muß gefördert werden.

Medikamente

Die *Hypoglykämie* ist das häufigste unerwünschte Ereignis unter medikamentöser Behandlung mit oralen Antidiabetika. Sie ist immer Zeichen der (relativen) Überdosierung oder auch falscher Indikation (Übertherapie).

Passagere Verwirrtheitszustände und neurologische Ausfälle bis hin zur kompletten Halbseitenlähmung können hypoglykämiebedingt sein! Der Wert einer Kombinationsbehandlung mit Sulfonylharnstoffen und Insulin beim sog. Sekundärversagen wird unterschiedlich beurteilt und im anglo-amerikanischen Raum zugunsten der Umstellung auf Insulin eher abgelehnt.

Diabetisches Spätsyndrom
Die Häufigkeit funktioneller Beeinträchtigungen durch das diabetische Spätsyndrom im Alter machen eine sorgfältige Erfassung der Symptome (Assessment) erforderlich. Folgen der *sensorischen Polyneuropathie* zusammen mit *Visuseinschränkungen* prädisponieren für Stürze. Die *autonome Neuropathie* kann die kardiovaskuläre Regulationsfähigkeit beeinträchtigen (Orthostase, Ruhetachykardie), geht einher mit gastrointestinalen Symptomen (Durchfällen, Obstipation, Magenentleerungsstörungen) oder kann urogenitale Symptome verursachen (erektile Impotenz, Blasenatonie). Hinzu kommen häufig Manifestationen der Makroangiopathie *(koronare Herzerkrankung, arterielle Verschlußkrankheit).* Myokardinfarkte verlaufen bei Diabetikern häufig relativ symptomarm oder sogar klinisch stumm.

Diabetischer Fuß
Für die Lebensqualität überhaupt und insbesondere die Mobilität ist der *diabetische Fuß* von herausragender Bedeutung. Hierbei handelt es sich um Läsionen der Haut, des darunterliegenden Gewebes und ggf. der Knochen im Bereich der Füße. Prädisponierende Faktoren sind Neuro- und Angiopathie, auslösend im wesentlichen Druckeinwirkungen sowie Mazerationen und Verletzungen der Haut als Barriere gegen eindringende Infektionen (s. Abb. 24.1).

> **Deshalb ist die Prophylaxe von Hautschäden und Verletzungen extrem wichtig.**

Hierzu gehört die Benutzung adäquaten Schuhwerks (weiches Oberleder, gepolstertes Fußbett, abrollfreundliche Sohle). Tägliche Inspektion der Füße, Reinigung (gründliches Abtrocknen) und Hautpflege (Eincremen) sind Bestandteil der Patientenschulung. Kein Barfußlaufen! Lange Fußbäder sind wegen des Aufweichens der Haut und der Gefahr der Mazeration ungeeignet. Zur Hornhautentfernung sind scharfe Schneidewerkzeuge oder Lösungsmittel verboten.

Manifestationsformen. Drei Hauptformen des diabetischen Fußes werden unterschieden, das *neuropathische Ulkus,* das *ischämisch-gangränöse Ulkus* und die *Mischform,* bei der sowohl Neuropathie als auch Angiopathie ätiologisch beteiligt sind.

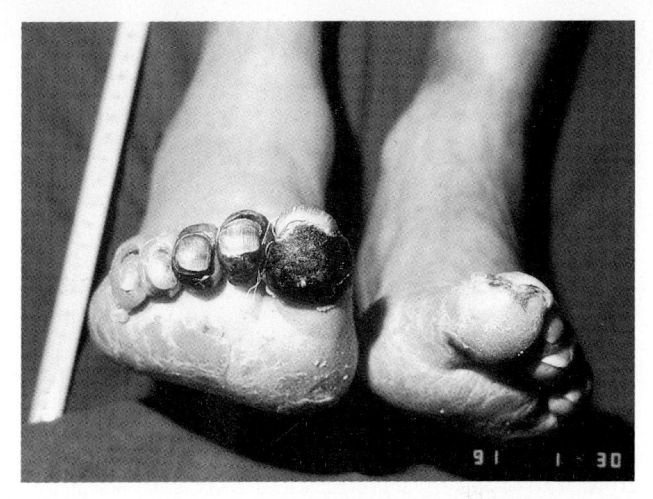

Abb. 24.1. Mumifizierte Gangrän der 1.–3. Zehe bei Diabetes: Druckfolgen zu enger Schuhe

Peripher sensible Manifestationen der diabetischen Neuropathie sind herabgesetzte Schmerz- und Temperaturempfindung sowie gestörte Tiefensensibilität. Hinzu kommen als Symptome gestörter autonomer Innervation: Vasodilatation und Störungen der Schweißsekretion. Ausgehend von Druckstellen (nicht wahrgenommen!) entstehen Läsionen besonders häufig im Bereich von Vorfußsohle (Mal perforans), Zehen, Großzeh- und Kleinzehballen und der Ferse. Das neuropathische Ulkus ist schmerzlos, der Ulkusgrund häufig vital bei tastbaren Fußpulsen.

Dagegen ist das *ischämisch-gangränöse Ulkus* häufig sehr schmerzhaft, hat eine schlechte Heilungstendenz und entsteht ebenfalls an Stellen mechanischer Belastung sowie an lagerungsbedingten Scheuerstellen wie lateraler Fersen- und Fußrand. Schwärzliche nekrotische „Deckel" verbergen häufig bereits tiefgehende Ulzera. Die Fußpulse sind nicht tastbar.

Oft finden sich Mischbilder und in fortgeschrittenen Stadien auch Superinfektionen.

Infektionen. Die häufigsten Erreger bei monobakterieller Infektion sind Staphylokokken und Streptokokken. Besonders bei Mischinfektionen (ischämisch-gangränöse Ulzera) finden sich auch gramnegative Erreger: Proteus, E. coli, Klebsiellen und Pseudomonas (fauler Geruch) sowie Anaerobier, z. B. Bakteroides. Bei Extremverläufen muß auch einmal an die Möglichkeit eines Gasbrands gedacht werden (röntgenologisch Blasen im Gewebe).

Die Diagnose einer Entzündung basiert auf klinischen Symptomen: Induration, Überwärmung, Rötung und ggf. Druckschmerz. Wenn immer möglich, sollte, insbesondere bei chronischen Ulzera, der Erregernachweis durchgeführt werden. Oberflächliche Abstriche erfassen dabei aber nur in etwa 20 % der Fälle auch potentielle Keime bei tiefersitzenden Infektionen. Aussagekräftiger sind Kürettage und Aspirationsbiopsie.

Medikamente. Liegt eine *Superinfektion* vor, muß systematisch mit Antibiotika behandelt werden. Geeignete Antibiotika sind z. B. Cephalexin oder Clindamycin, bei grampositiven Keimen auch Trimethoprim-Sulfamethoxazol oder Ciprofloxacin. Besteht der Verdacht auf Beteiligung von Anaerobiern, kommt zusätzlich Metronidazol zur Anwendung. Bei ausgeprägten Entzündungen ist die parenterale Behandlung erforderlich. Die notwendige Ruhigstellung der Gliedmaße darf nicht zu zusätzlichen Immobilisationsschäden führen. Sie ist aber oft nicht vermeidbar, um auch die Ödemneigung durch entsprechende Lagerung zu behandeln. Abszesse müssen chirurgisch eröffnet und drainiert, nekrotische Gewebe vorsichtig abgetragen werden.

Knochenbeteiligung. Wichtig ist die Erfassung einer *infektiösen Knochenbeteiligung* (besonders bei chronischen Ulzera: Röntgennativaufnahme). Die Röntgenuntersuchung kann jedoch in Frühstadien zu falsch-negativen Befunden führen. Sie sollte deshalb bei klinischem Verdacht nach Ablauf von 2–4 Wochen wiederholt werden. Der Einsatz szintigraphischer Methoden kann hilfreich sein. Hierbei sind jedoch auch falsch-negative oder positive Befunde möglich, wenn eine ausgeprägte Ischämie besteht oder eine Anreicherung in osteopathischem Knochen erfolgt (nicht immer sicher von Osteomyelitis zu unterscheiden). Besteht eine Osteomyelitis, sind längere antibiotische Behandlungszeiten erforderlich, wenigstens 6 Wochen. Die parenterale Therapie kann bei Ansprechen nach etwa 10–14 Tagen auf eine orale Behandlung umgesetzt werden.

Lokale Therapie. Das Ziel *lokaler Behandlungsmaßnahmen* sind saubere Wundverhältnisse, die für die Heilung (Granulationsgewebe) notwendig sind. Trockene Ulzera werden trocken behandelt. *Die lokale Applikation von antibiotikahaltigen Substanzen ist obsolet!* Untersuchungen an menschlichen Fibroblasten zeigen, daß *desinfizierende Lösungen* zytotoxisch wirken. Inwieweit dies in vivo auch immer zutrifft, ist unklar. Wasserstoffperoxid (3 %) beeinträchtigt die Wundheilung im standardisierten Tiermodell nicht. Zur Wundreinigung wird es deshalb von einigen Untersuchern empfohlen, wie auch Fibrolan oder Varidase. Das Abdecken sauberer Ulzerationen erfolgt mit Auflagen, die mit Ringerlösung oder physiologischer Kochsalzlösung getränkt sind. Ebenfalls zur Wundabdeckung geeignet sind z. B. Actisorb oder Epigard Syspur-derm.

Chirurgische Therapie. Ist eine Infektion im diabetischen Fuß mit intensiv durchgeführter konservativer Therapie nicht beherrschbar, muß chirurgisch interveniert werden (Teilresektion, Amputation). Postoperative Aufgaben sind prothetisch-rehabilitative Versorgung und Rezidivprophylaxe. Auch die Rollstuhlversorgung ist u. U. eine Möglichkeit, den Rest an Mobilität zu erhalten. Prophylaxe (ggf. Verordnung orthopädischer Schuhe) und rechtzeitige, konsequente Behandlung des diabetischen Fußes kann Amputationen vermeiden!

24.2 Schilddrüsenerkrankungen

Erkrankungen der Schilddrüse sind Paradebeispiele für diagnostische Schwierigkeiten im Alter, da die klinische Symptomatik fast niemals mit der üblicherweise erlernten Symptomkonstellation übereinstimmt. Deshalb können Schilddrüsenerkrankungen bei Betagten lange Zeit unerkannt bleiben. Das wichtigste ist, bei chronischen Symptomen an die Möglichkeit einer Schilddrüsenstörung überhaupt zu denken bzw. nach ihr zu fahnden. Dazu eignet sich als Screening-Methode die Bestimmung der basalen TSH-Konzentration mit sensitiven Methoden. In Zweifelsfällen kann sich der TRH-Test anschließen. Dabei ist zu bedenken, daß der TSH-Anstieg auf TRH im Alter um etwa $1/3$ niedriger ausfällt.

Hyperthyreose

Im Alter kommt es zu regressiven Veränderungen der Schilddrüse mit knotigen Umformungen und einer Tendenz zur Proliferation autonomer Bezirke. Bei der Hyperthyreose findet sich eine zunehmende Häufung umschriebener oder multifokaler Autonomien. Das vollständige klinische Bild mit den klassischen Symptomen der Hyperthyreose, mit Schwitzen, Wärmeintoleranz, Gewichtsverlust und Nervosität, findet sich nur bei etwa $1/4$ alter Patienten. Häufiger sind oligosymptomatische Verläufe mit kardiovaskulären Symptomen, unerklärlichem Gewichts- und Appetitverlust, gastrointestinalen Symptomen oder psychischen Verhaltensänderungen wie Antriebsarmut (apathische Hyperthyreose), Depression und Verwirrtheit. Nicht selten finden sich Arthralgien, Myopathien und Erhöhung der Leberenzyme. Symptome der Hyperthyreose sind in Tabelle 24.1 aufgeführt; sie sind demnach oft uncharakteristisch und vieldeutig und können leicht auf Begleiterkrankungen oder das Alter an sich zurückgeführt werden.

Durch Jodapplikation (Röntgenkontrastmittel, Sekretolytika, jodhaltige Externa, Augentropfen) kann eine Hyperthyreose induziert werden; die Symptomatik kann sich Wochen nach einer Röntgenkontrastuntersuchung einstellen. Autonome Adenome in blanden Strumen können dekompensie-

Tabelle 24.1. Symptome bei Hyperthyreose im Alter

• Kardial	Rhythmusstörungen, besonders Vorhofflimmern, Angina pectoris, Belastungsdyspnoe, schnelle Erschöpfbarkeit
• Gastrointestinal	Gewichtsverlust, eher Appetitlosigkeit als Appetitsteigerung, Diarrhoe und Obstipation (im Wechsel), eher Obstipation
• Neuropsychiatrisch	Weniger Nervosität, eher Apathie, keine Reflexsteigerung, keine Hyperkinesie, Verwirrtheit

ren; dann liegt eine iatrogen induzierte Hyperthyreose vor. Ihre Behandlung erfordert hohe Dosen Thyreostatika, evtl. zusätzlich Lithium und Kortikoide.

Patienten mit **Morbus Basedow** sprechen in der Regel gut auf Thyreostatika an. Empfohlen wird im Alter jedoch die Radiojodbehandlung als definitive Therapiemaßnahme. Bei autonomen hyperthyreoten Adenomen ist primär immer eine ablative Therapie anzustreben, da bei Absetzen der Thyreostatika Rezidive vorprogrammiert sind.

Hypothyreose
Ebenfalls sehr leicht zu übersehen ist die Hypothyreose im Alter aufgrund sich langsam entwickelnder, uncharakteristischer Symptomatik. Risikopatienten sind solche mit Zustand nach Schilddrüsenoperationen, nach Radiojodtherapie oder Röntgenbestrahlungen der Halsregion und solche mit Schilddrüsenerkrankungen in der Anamnese (Hashimoto-Thyreoiditis, Einnahme von Thyreostatika).

Die Häufigkeit latenter Hypothyreosen im Alter wird mit fast 4 % angegeben. Dies rechtfertigt die großzügige Bestimmung des basalen TSH im geriatrischen Assessment. Die klassischen Symptome der Hypothyreose sind in Tabelle 24.2 angegeben; sie finden sich auch im Alter. *Häufig verbirgt sich jedoch eine Hypothyreose hinter geriatrischen Syndromen:* Verwirrtheit, Appetitlosigkeit, Gewichtsverlust, wiederholte Stürze, eingeschränkte Mobilität und Arthralgien oder Myopathien (CPK-Erhöhungen möglich). Zusätzlich zum Myxödem kann es zu Gelenks- und Perikardergüssen sowie Aszites kommen. Mögliche Laborbefunde bei Hypothyreose sind leichtere Anämie (z. T. makrozytär), Hyponatriämie und Hypoglykämie.

Die Therapie besteht in der Gabe von Schilddrüsenhormon, z. B. L-Thyroxin Henning oder Thevier. Die Substitution ist wegen erhöhter kardialer Empfindlichkeit (Auslösung pektanginöser Beschwerden bis zum Myokardinfarkt) mit niedrigsten Dosen, z. B. 12,5 µg täglich über Wochen zu be-

Tabelle 24.2. Symptome der Hypothyreose

- Müdigkeit
- Antriebslosigkeit
- Depression
- Myalgie
- Obstipation
- Trockene Haut
- Teigige Schwellungen

ginnen. Dosissteigerungen um maximal 25 µg sollen langsam erfolgen. Das TSH kann sehr protrahiert absinken.

24.3 Primärer Hyperparathyreoidismus

Durch die routinemäßige Bestimmung des Serumkalziums hat die Erfassung einer Hyperkalzämie und Diagnosehäufigkeit des primären Hyperparathyreoidismus (pHT) insgesamt zugenommen. Nur etwa 20 % aller Hyperkalzämien sind jedoch durch einen pHT verursacht. Die Inzidenz steigt mit dem Lebensalter an und liegt für über 60jährige Personen bei etwa 1–2 Patienten auf 1000 Personen. Es sind vorwiegend ältere Frauen betroffen; das Geschlechtsverhältnis liegt etwa bei 2:1 zugunsten der Frauen. Insbesondere leichte Hyperkalzämien sind verdächtig auf einen pHT, während schwere Hyperkalzämien meistens malignombedingt sind oder andere, seltene Ursachen haben.

Symptomatik. Die zufällig entdeckte Hyperkalzämie ist in annähernd der Hälfte der Fälle Anlaß für eine weitergehende Diagnostik. Häufigste Leitsymptome sind dann Beschwerden mit renaler Manifestation, z. B. Nephrolithiasis, gefolgt von funktionellen, uncharakteristischen Symptomen: Polyurie, Polydipsie, Übelkeit, Erbrechen, Obstipation und zentralnervösen Symptomen. Manifestationen am Knochen sind seltener, während die Häufigkeit neuromuskulärer Symptome, d. h. Müdigkeit, Muskelschwäche und Parästhesien, mit 50 % angegeben wird. Zentralnervöse Störungen treten beim pHT besonders im höheren Lebensalter auf, vor allem als affektive Störungen, Depressionen und als organisches Psychosyndrom.

Diagnostik. Die Diagnose ist in den meisten Fällen aufgrund der Erhöhung von Kalzium und Parathormon zu stellen. Die Interpretation sollte die

Albuminbindung des Kalziums sowie gravierende ph-Veränderungen berücksichtigen. Bei der Bestimmung des Parathormons ist zu beachten, daß eingeschränkte Nierenfunktion zur Erhöhung der Werte (C-terminaler PTH-Immunoassay) führt. Häufig werden ebenfalls erniedrigtes Serumphosphat und erhöhte alkalische Phosphatase gemessen. Zur Lokalisation des Nebenschilddrüsenadenoms (80% solitär) eignen sich die Sonographie und ggf. das CT.

Therapie. Die Therapie der Wahl ist die Operation (Erfolgsquote ca. 95%), die bei gegebener Narkosefähigkeit immer angestrebt werden sollte. Die Maßnahmen zur konservativen Behandlung der Hyperkalzämie unterscheiden sich nicht von denen bei jüngeren Patienten: Flüssigkeitszufuhr, ggf. Diurese- und Kalziuresesteigerung mit Furosemid sowie kalziumarme Ernährung. Adjuvante Therapiemöglichkeiten sind Calcitonin, Clodronat (Ostac) und Kortikoide.

FALLBEISPIEL

Anamnese. Eine als sehr vital bekannte ehemalige Klavierlehrerin sei seit 2 Tagen nicht ans Telefon gegangen, worauf ihre besorgte Freundin die Wohnungstür durch den Hausmeister öffnen läßt. Die Patientin liegt bewußtlos vor ihrem Bett auf dem Boden. Der alarmierte Notarzt findet die 87jährige Dame komatös, auf Schmerzreize noch reagierend; Urinabgang; der rechte Mundwinkel hängt, Babinski-Reflex rechts fraglich positiv. Mit angelegter Infusion kommt die Patientin in die Klinik; Verdacht auf zerebrale Ischämie.

Befund. Komatöse Patientin, Dekubiti Grad I–II im Bereich der rechten Hüfte und Schulter, Druckstelle am rechten Ellenbogen, schmierig belegtes Ulcus cruris am linken Unterschenkel. Die Temperatur beträgt 38,4 °C, RR 100/75 mm Hg, regelmäßiger Puls 120/min. Laborwerte: Leukozyten 12000, Hb 14,3 G/dl, Blutzucker 786 mg/dl, Kalium 3,8 mval/l; im Urin Glukosurie, Blut einfach positiv, massenhaft Bakterien, Nitrit dreifach positiv.

Diagnose. Hyperosmolares diabetisches Koma, Harnwegsinfekt, Dekubiti nach Liegen auf dem Boden, Ulcus cruris bei chronisch venöser Insuffizienz.

Therapie und Verlauf. Die Patientin wird mit einem zentralvenösen Zugang und einem Blasenkatheter (Flüssigkeitsbilanzierung) versorgt. Nach Gabe von physiologischer Kochsalzlösung, Kaliumchlorid, 12 E Altinsulin i. v. initial und 2 E/h kontinuierlich sinkt der Blutzuckerspiegel innerhalb von 2 Std. auf 540 mg/dl. Unter fortlaufender bilanzierter Infusionsbehandlung, Insulin 1 E/h und Kaliumsubstitution wird innerhalb von 12 Std. eine stabilisierte Kreislauf- und Stoffwechsellage erreicht, Blutzucker zwischen 220 und 280 mg/dl, Kalium um 4 mval/l, RR 130/80 mm Hg, Puls 90/min. Zusätzlich erfolgen antibiotische Therapie, Thromboseprophylaxe, Lagerung nach Plan, Versorgung der Dekubiti (vgl. Kap. 12.4) und des Ulcus cruris.

Es vergehen 4 weitere Tage, bis die alte Dame allmählich wach wird. Sie ist jedoch zunächst erheblich desorientiert. Motorische Ausfälle bestehen nicht; mit Erfolg entfernt sie wiederholt die Infusionsleitung.

Nach 4 Wochen erfolgt die Entlassung; Diabetes-Schulung, Medikation: Glibenclamid 1×1 Tablette, reglm. Besuche durch den Hausarzt, reglm. Fußpflege im Haus der Patientin, weitere Behandlung des Ulcus cruris durch die Sozialstation, Besorgung größerer Einkäufe durch die Freundin, die auch einen Wohnungsschlüssel erhält.

25 Neurologische Erkrankungen

(TH. NIKOLAUS)

25.1 Zerebrale Ischämien

Etwa 80% der Schlaganfälle sind auf einen ischämischen Infarkt, 10% auf eine primäre Hirnblutung und 5% auf eine Subarachnoidalblutung zurückzuführen.

Die Prävalenz in Deutschland beträgt bei den über 65jährigen 5–6/1000 Einwohner mit steigender Tendenz in den höheren Altersklassen. In der Mortalität stehen die zerebrovaskulären Erkrankungen hinter den kardiovaskulären und malignen Erkrankungen an 3. Stelle. Nicht zuletzt aufgrund der langwierigen Rehabilitation und des intensiven Pflegeaufwands nehmen Patienten nach zerebralem Infarkt in der geriatrischen Behandlung eine herausragende Stellung ein.

Die Diagnose Schlaganfall ist rein deskriptiv und richtet sich nach klinischen Kriterien. Unterschiedliche Ätiologien wie zerebrale Ischämien, intrazerebrale Blutungen, Sinusvenenthrombosen und Subarachnoidalblutungen können ähnliche Symptome hervorrufen. Eine sichere Unterscheidung ist in der Regel nur durch bildgebende Verfahren möglich.

Eine wichtige Differentialdiagnose zum Schlaganfall stellt die *Hypoglykämie* dar, die die klinische Symptomatik imitieren kann und bei der diagnostischen Abklärung immer mitbedacht werden muß.

Fokale zerebrale Ischämie

Diagnostik. Die häufig gebräuchliche Einteilung ischämischer Infarkte nach zeitlichen Kriterien (TIA: transitorische ischämische Attacke, Dauer: <24 h; (P)RIND: (prolongiertes) reversibles ischämisches neurologisches Defizit, Dauer: <3 Tage; Infarkt) kann nur retrospektiv erfolgen und läßt keine Aussage über Prognose und Therapie zu. Voraussetzung für eine Einteilung nach pathogenetischen Kriterien ist eine bildgebende Diagnostik mit *Computertomographie* (CT), ggf. ergänzt durch Magnetresonanztomographie (MRT), Angiographie und Dopplersonographie, die jedoch nicht in jeder Klinik zur Verfügung steht. In solchen Fällen hat sich ein pragmatisches Vorgehen bewährt, zumal die unterschiedlichen Behandlungsansätze, die sich aus der Pathogenese ableiten lassen, bei geriatrischen Patienten in der Regel nicht zum Tragen kommen.

Pathogenese. Generell lassen sich durch bildgebende Verfahren makroangiopathische von mikroangiopathischen Infarktmustern unterscheiden. Bei den *makroangiopathischen Veränderungen* können durch thrombotische oder embolische Verschlüsse der distalen großen Hirngefäße *Territorialinfarkte* entstehen. Von extraterritorialen Infarkten spricht man bei akuten Durchblutungsstörungen zwischen zwei Gefäßterritorien (sog. *Grenzzoneninfarkt*) oder bei den langen, nicht kollateralisierten Markarterien (sog. *Endstrominfarkt*). Hervorgerufen werden die beiden letztgenannten Infarkttypen durch hämodynamisch wirksame Stenosen der hirnversorgenden Gefäße, verbunden mit passagerem Abfall des Blutdrucks, Anämie oder rheologischen Veränderungen des Blutes.

Eine zerebrale *Mikroangiopathie* entsteht auf dem Boden eines langjährigen arteriellen Hypertonus. Die kleinen Hirngefäße hyalinisieren und können thrombosieren, was konsekutiv kleine, u. U. asymptomatische *lakunäre Infarkte* zur Folge hat. Eine Sonderform stellt die *subkortikale arteriosklerotische Enzephalopathie (SAE)* mit multiplen lakunären Infarkten im Versorgungsbereich der nicht kollateralisierten, perforierenden Thalamusgefäße dar. Die SAE führt oft zu chronisch progredienten psychoorganischen Veränderungen der Patienten.

Die weitaus häufigste Ursache der zerebralen Ischämie ist die *Arteriosklerose* der hirnversorgenden Arterien. Daneben kommen *kardiale Embolien,* insbesondere bei Herzrhythmusstörungen und vergrößertem linken Vorhof und *arterielle Embolien* bei ulzerierenden Plaques der Karotiden vor. Von geringer Bedeutung in der geriatrischen Medizin sind Dissektionen der Arterien mit oder ohne Trauma und entzündliche Gefäßerkrankungen.

Folgen. Pathophysiologisch führt der Schlaganfall zu einem irreversiblen Zelluntergang, dem infarzierten Bezirk. Umgeben ist dieser Bezirk von einem Hirngewebsbereich, dessen Versorgung mit Sauerstoff und Glukose für den Strukturstoffwechsel noch ausreicht, nicht jedoch für den Funktionsstoffwechsel. Dieser ischämische Bereich wird Penumbra genannt. Die therapeutischen Bemühungen zielen in der Akutphase darauf ab, diese Grenzzone vor dem irreversiblen Zelltod zu retten.

Symptomatik. Die klinische Symptomatik des Schlaganfalls ist vielgestaltig und hängt von Ort und Größe der Läsion ab.

Verschlüssen der **A. carotis interna** gehen häufig transitorische ischämische Attacken (mit Amaurosis fugax) voraus. Das Vollbild ist gekennzeichnet durch:

- Kontralaterale, brachiofaziale Parese und Sensibilitätsstörungen
- Aphasie (falls dominante Hälfte betroffen)
- Evtl. Bewußtseinseintrübung

Am häufigsten von allen Gefäßen ist die *Arteria cerebri media* betroffen. Bei einem Stammverschluß zeigen sich folgende Symptome:

- Kontralaterale, sensomotorische Hemiparese mit brachiofazialer Betonung
- Komplette Aphasie (falls dominante Hälfte betroffen)
- Apraxie (falls nicht dominante Seite betroffen)
- Bewußtseinstrübung und Hirndrucksteigerung sowie Deviation conjugée zur Gegenseite bei großem raumfordernden Infarkt (oder Blutung)

Bei mehr distalen Verschlüssen kann es aber auch nur zu neuropsychologischen Ausfällen ohne Paresen kommen (z. B. Arteria praerolandica: Broca-Aphasie). Patienten mit einer solchen klinischen Symptomatik werden im Akutstadium häufig fehldiagnostiziert (s. Fallbeispiel in diesem Kapitel).

Infarkten im *vertebro-basilären Kreislauf* gehen häufig transitorische ischämische Attacken voraus, die gekennzeichnet sind durch ein buntes klinisches Bild mit wechselnden Symptomen, abhängig vom Ort der Durchblutungsstörung:

- Drehschwindel
- Hemianopsie zur Gegenseite (Arteria cerebri posterior)
- Drop attacks
- Flüchtige Paresen und Sensibilitätsstörungen (Hirnstammarterien)
- Ataxie, Dysarthrie und Dysphagie (Arteria cerebelli).

Grundsätzlich unterschiedlich sind die neuropsychologischen Störungen, je nachdem, welche Hirnhälfte geschädigt wurde. Bei *Rechtshirngeschädigten* tritt eine Raumanalysestörung auf, das Neglektphänomen, bei dem Dinge der kontralateralen Seite nicht beachtet werden, sowie Schwierigkeiten im Erfassen von Gesamtzusammenhängen und Beziehungen (konstruktiven Leistungen). Der *Linkshirngeschädigte* weist eine Störung der sprachabhängigen Fähigkeiten auf. Das Ausmaß der Sprachstörungen ist von Ort und Größe des geschädigten Bezirks abhängig. Bei der globalen Aphasie sind alle Sprachfunktionen schwer beeinträchtigt. Bei der Broca-Aphasie äußern sich die Patienten in einer Art Telegrammstil, bei der Wernicke-Aphasie ist vornehmlich das Sprachverständnis gestört. Patienten mit amnestischer Aphasie leiden hauptsächlich unter Wortfindungsstörungen. Neben Aphasien finden sich sequentielle Störungen im Handlungsablauf (z. B. Apraxien), Schwierigkeiten im Erfassen von Einzelheiten und bei der Entwicklung von Strategien zur Problemlösung.

Therapie. Während der Akutphase des Schlaganfalls kommt der *Blutdruckeinstellung* eine wichtige Bedeutung zu. Der Blutdruck sollte bei Hypertonikern nicht drastisch gesenkt werden, Blutdruckwerte zwischen 160–180 mmHg systolisch und 90–95 mmHg diastolisch sind durchaus tolerabel. *ACE-Hemmer* und *Kalziumantagonisten* stellen die Mittel der 1. Wahl dar.

Große raumfordernde Infarkte mit *Hirnödem* sollten mit *hyperosmolaren Substanzen* (z. B. Glyzerin) behandelt werden. Bei Territorialinfarkten auf dem Boden thrombotischer oder embolischer Verschlüsse sollte im Akutstadium eine *Antikoagulation* mit Heparin durchgeführt werden. Gelingt der Nachweis einer potentiellen Emboliequelle, ist auch bei älteren Patienten eine (zumindest halbjährige) Marcumartherapie zu erwägen. Bei entsprechender Kontraindikation ist die Gabe eines *Thrombozytenaggregationshemmers* (Acetylsalicylsäure, Ticlopidin) empfehlenswert.

Die früher propagierte iso- oder hypovolämische Hämodilution hat sich als wirkungslos erwiesen, bei der hypervolämischen Hämodilution sind die Ergebnisse uneinheitlich. Alle übrigen medikamentösen Therapieversuche (Aminophyllin, Prostacyclin, Kalziumantagonisten, Thrombolyse etc.) haben ebenfalls keine nachgewiesenen Therapieeffekte oder sind noch Gegenstand klinischer Studien. Im experimentellen Stadium befindet sich die Gefäßdilatation als perkutane transluminale Angioplastie (PTCA).

Rehabilitation. So wenig wirkungsvoll sich die medikamentösen Behandlungsversuche bisher gezeigt haben, so wichtig sind rehabilitative Maßnahmen (s. Kap. 5). Zur Funktionsdiagnostik wird ein *Assessment* durchgeführt, das die Grundlage für die Formulierung der Behandlungsziele darstellt. Die Behandlung erfolgt im Team (s. Kap. 3) und beginnt bereits in der Akutphase mit *aktivierender Pflege* und Lagerung nach *Bobath-Prinzipien.* Es ist bei

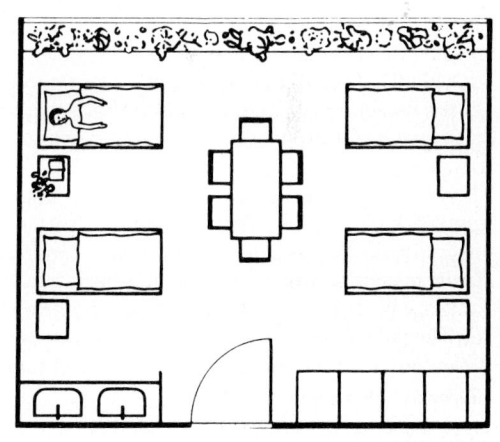

Abb. 25.1. Geeigneter Standort des Betts für Patient mit Hemiplegie rechts. Der Kontakt zu den Mitpatienten erfolgt über die behinderte Seite. (Aus Eggers 1990)

der Stellung des Bettes darauf zu achten, daß der Kontakt zu den Mitpatienten über die behinderte Seite erfolgt (Abb. 25.1). Je nach Funktionsausfalls wird eine **krankengymnastische, ergotherapeutische** und **logopädische Behandlung** durchgeführt. Für die Integration in den häuslichen Bereich kann bei Restbehinderungen eine den Bedürfnissen des Patienten angepaßte **Hilfsmittel-** und **Rollstuhlversorgung** (s. Kap. 3) notwendig sein. Wie Untersuchungen gezeigt haben, können bis $^2/_3$ der älteren Patienten erfolgreich therapiert werden. Wichtige Prädikatoren für den Rehabilitationserfolg sind, einer Untersuchung über Schlaganfallpatienten (Meier-Baumgartner 1991) zufolge, die Pflegestufe, der Allgemeinzustand, die Punktezahl des Barthel-Index (s. Abb. 3.1), das Vorliegen einer Inkontinenz sowie eines psychoorganischen Syndroms.

Intrazerebrale Blutungen

Ursachen und Symptome. Die häufigste Ursache der intrazerebralen Blutung ist der *Hypertonus*. Als primäre Blutungsquellen gelten die durch Lipohyalinose brüchig gewordenen kleinen perforierenden Arterien sowie Mikroaneurysmen, die bei Blutdruckspitzen rupturieren. Die Beschwerden sind anfangs oft uncharakteristisch, fokale Ausfälle können zunächst unbemerkt bleiben. *Ausgeprägter Kopfschmerz, Meningismus* und *Bewußtseinstrübung* bzw. -verlust sind keine Frühsymptome, sondern zeigen sich oft erst im weiteren Verlauf. Die neurologischen Ausfälle richten sich nach der Lokalisation der Blutung.

Diagnostik. Die Diagnose wird *computertomographisch* gestellt. Die Blutung stellt sich im Gegensatz zum ischämischen Infarkt sofort dar. Die Untersuchung liefert zudem Hinweise auf die wahrscheinliche Ursache (Tumorausschluß!). Eine Liquorpunktion ist nicht indiziert, da viele Blutungen keinen Anschluß an die Liquorräume finden, andererseits durch die Punktion sogar eine Hirnstammeinklemmung provoziert werden kann.

Therapie. Die Therapie der intrazerebralen Blutung unterscheidet sich nicht wesentlich von der bei fokaler zerebraler Ischämie. Der Blutdruck sollte auf hochnormale Werte eingestellt werden. *Kalziumantagonisten* und *ACE-Hemmer* sind die Mittel der 1. Wahl. Eine intrazerebrale Blutung stellt keine Kontraindikation für eine *Low-dose-Heparinbehandlung* zur Verhütung von Thromboembolien dar. Nur in ganz seltenen Fällen wird man bei älteren Patienten eine Operation erwägen, z. B. bei raumforderndem Lobär- oder Kleinhirnhämatom.

Verlauf. Bei etwa je $^1/_3$ der Fälle ist entweder mit vollständiger Heilung, Defektheilung oder Tod in der Akutphase zu rechnen. Die oft erstaunliche

Rückbildung der neurologischen Ausfälle beruht auf der R‹
Blutung und der Tatsache, daß die Hämatome eher verdränge‹
ierend wirken. Die Resorption der Hämatome ist wahrscheinl‹
antwortlich für die passagere Verschlechterung des Zustandsbil‹
chen nach dem akuten Ereignis und wird mit einer osmotischen B
Flüssigkeit im Hämatom erklärt.

Subarachnoidalblutung
Die Subarachnoidalblutung als Ursache für einen Schlaganfall ist bei geriatrischen Patienten selten. Hauptursachen sind bei diesen Patienten eine Antikoagulanzienbehandlung und Traumafolgen nach Sturz. Die Symptome mit plötzlich einsetzendem Kopfschmerz, Übelkeit, Erbrechen, Bewußtseinsstörungen und Meningismus sind sehr charakteristisch. Die Sicherung der Diagnose gelingt mit der Liquorpunktion und/oder dem CT.

Ziel der konservativen Therapie ist es, durch Senkung des Blutdrucks ein Blutungsrezidiv zu verhindern, ggf. durch Frischplasma oder Vitamin K den Quick-Wert anzuheben und durch Gabe des Kalziumantagonisten Nimodipin (Nimotop) einen Hirninfarkt (sog. vasospastische Ischämie) zu verhindern. Läßt der Allgemeinzustand des Patienten es zu, sollte bei einem rupturierten Aneurysma oder einer arteriovenösen Fistel eine neurochirurgische Behandlung angestrebt werden, da die Letalität durch ein Blutungsrezidiv hoch ist und innerhalb der ersten 3 Wochen nach Primärblutung bei 40 % liegt.

25.2 Parkinson-Syndrom

Das Parkinson-Syndrom ist durch extrapyramidal-motorische Störungen gekennzeichnet. Führende Symptome sind Akinese, Rigor, Tremor (klassische Trias) sowie vegetative, psychische und psycho-organische Veränderungen. Pathologisch-anatomisch kommt es zu symmetrischer Degeneration der kleinen melaninhaltigen Zellen der Substantia nigra mit nachfolgendem Untergang der Verbindung zum Neostriatum.

Formen und Häufigkeit. Man unterscheidet das *idiopathische Parkinson-Syndrom (Morbus Parkinson),* das mehr als 80 % aller Parkinson-Syndrome ausmacht, von sekundären Formen, bei denen das *medikamenteninduzierte Parkinson-Syndrom* mit knapp 10 % das wichtigste ist. Insbesondere geriatrische Patienten sind von dieser Form häufig betroffen. In einer prospektiven Studie waren 50 % der neu aufgetretenen Parkinson-Syndrome bei älteren Patienten medikamenteninduziert! Als Auslöser kommen reserpinhaltige Antihypertonika, Neuroleptika, Tiaprid oder Flunarizin in Betracht.

...e Prävalenz des Parkinson-Syndroms beträgt 2–3 pro 1000 Einwohner. ...e Altersverteilung zeigt einen deutlichen Gipfel im 8. Lebensjahrzehnt.

Symptomatik. Klinisch ist die *Akinese* gekennzeichnet durch Verlangsamung und Verminderung von Spontan- und Willkürbewegungen. Es kommt zu kleinschrittigem Gang, Start- und Stopstörungen und Hypomimie. Ein häufiges Frühsymptom sind Störungen des Schreibflusses (Mikrographie).

Der *Rigor* wird bedingt durch eine tonische Koinnervation von Agonisten und Antagonisten und führt zu einer wechselnden Tonuserhöhung mit starrer, oft gebeugter Körperhaltung, angewinkelten Armen und gebeugten Knien (Abb. 25.2).

Der – nicht obligate – *Tremor* kommt durch alternierend antagonistische Innervation vorwiegend der distalen Muskulatur der Arme zustande („Pillendrehen").

An *vegetativen Symptomen* treten auf: vermehrter Speichelfluß (bei verminderter Produktion!), Schluckstörungen, vermehrte Talgsekretion mit Salbengesicht, Blasenentleerungs- und Kreislaufregulationsstörungen. Die *psychischen Veränderungen* umfassen depressive Verstimmungen und psychoorganische Störungen mit dementieller Entwicklung.

Medikamente. Es gibt eine Reihe von Medikamenten, die in das gestörte biochemische Gleichgewicht zwischen cholinergen und dopaminergen Mechanismen eingreifen und sich prinzipiell zur Therapie des Parkinson-Syndroms eignen. Es ist jedoch auch hier zu betonen, daß bei hochbetagten Patienten

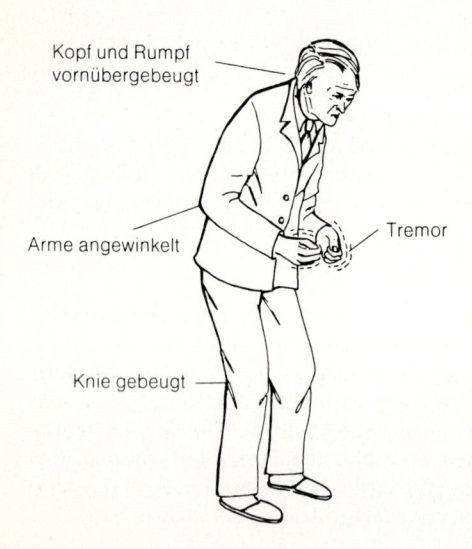

Abb. 25.2. Habitus bei Morbus Parkinson. (Aus Berlit u. Seeger 1991)

die Nebenwirkungen und Kontraindikationen besonders beachtet werden müssen. Der der Erkrankung zugrundeliegende degenerative Prozeß schreitet zudem unbeeinflußt von der medikamentösen Behandlung fort.

L-Dopa. L-Dopa in Verbindung mit einem Decarboxylasehemmer (Madopar, Nacom, Sinemet) ist das *Mittel der Wahl bei Akinese*. Die Medikamentendosis sollte allmählich gesteigert werden. Oft ist der maximale Therapieeffekt erst 3–6 Wochen nach der letzten Steigerung erreicht. Es wird wegen der Nebenwirkungen eine suboptimale Einstellung angestrebt. Abruptes Absetzen sollte wegen der Gefahr akinetischer Krisen vermieden werden. Nach 2–3 Jahren nimmt die Wirkung allmählich ab, es kommt zu Wirkungsschwankungen, Dyskinesien und teilweise Psychosen. Durch die Gabe von Dopaminagonisten (Lisurid, Pergolit, Bromocriptin) lassen sich die späten Nebenwirkungen von L-Dopa mindern und ihr Auftreten hinausschieben.

Dopaminagonisten. In zunehmenden Maß wird Bromocriptin (Pravidel) und andere Dopaminagonisten (Lisurid-Dopergin) auch zur Monotherapie bei beginnendem Parkinson-Syndrom eingesetzt. Die Behandlung sollte möglichst einschleichend mit niedrig zu haltender Langzeitdosierung erfolgen („slow and low"). Der Vorteil der Monotherapie besteht darin, daß auch nach Jahren noch keine plötzlichen Wirkungsverluste und ebenso plötzlichen Wirkungseintritte (sog. On-off-Phasen) festzustellen sind. Allerdings ist nach 2- bis 3jähriger Monotherapie die Parkinson-Symptomatik wieder so deutlich ausgeprägt, daß L-Dopa zusätzlich erforderlich wird.

Monoaminooxidase-B-Hemmer. Durch die gleichzeitige Verabreichung des MAO-B-Hemmers Selegilin (Deprenyl, Movergan), der die Abbaurate von Dopamin vermindert, lassen sich die Spätnebenwirkungen wie Symptomfluktuation und Dyskinesien unter L-Dopa ähnlich wie mit den Dopaminagonisten mildern. Das Mittel sollte jedoch nicht bei Demenz und Verwirrtheitszuständen eingesetzt werden.

Amantadin. Amantadin (PK Merz, Symmetrel) kann bei beginnendem Parkinson-Syndrom als Monotherapie versucht werden und wirkt vorwiegend auf *Rigor und Akinese*. Beim schweren Parkinson-Syndrom ist die Substanz ohne Effekt. Bei alten, zerebral geschädigten Patienten besteht die Gefahr einer deliranten Symptomatik.

Anticholinergika. Bei *vorherrschendem Tremor* und nur geringer Akinese sollte die medikamentöse Therapie mit Anticholinergika (Akineton, Sormodren, Tremarit) beginnen. Grundsätzlich muß insbesondere bei älteren Menschen, einschleichend dosiert werden wegen der Gefahr des Harnverhalts (cave Prostataadenom!), Glaukomanfalls oder der Entwicklung einer Psychose.

Antihistaminika. Antihistaminika wirken zwar geringer auf den Tremor, können aber bei Kontraindikation gegen Anticholinergika ersatzweise verabreicht werden.

Andere. Zur Behandlung des Tremors können *nicht kardioselektive Betablocker* (z. B. Propranolol) oder *Benzodiazepinderivate* (z. B. Clonazepan) hilfreich sein.

Nichtmedikamentöse Behandlung. Große Bedeutung kommt der nichtmedikamentösen Therapie zu. Ziel der *Krankengymnastik* ist eine Minderung der tonischen Innervation zur Mobilisation der Gelenke und das Erlernen verlorener, früher automatisierter Bewegungsmuster zum besseren Einsatz der Zielmotorik. Die *Ergotherapie* ist wichtig zum systematischen Training von Verrichtungen des täglichen Lebens (ADL) und zur Versorgung mit notwendigen Hilfsmitteln (z. B. beim An- und Ausziehen, im Haushalt – s. Kap. 3).

25.3 Hydrocephalus communicans

Kommt es zu einer Atrophie der Arachnoidalzotten, vermindert sich die Resorptionsfläche des Liquors und die Ventrikel vergrößern sich auf Kosten des Hirnvolumens. Erste klinisch faßbare Zeichen sind ein Nachlassen der Merkfähigkeit und Konzentration. Typisch ist ein kleinschrittiger, unsicherer Gang, die Füße scheinen am Boden festzukleben. Eine Läsion des kortikalen Blasenzentrums führt schon im Frühstadium zu einer Harninkontinenz. Die Verdachtsdiagnose wird computertomographisch gesichert. Sofern noch keine irreversiblen Schäden eingetreten sind, kann durch eine Shuntableitung (Ventrikuloaurikulostomie nach Spitz-Holter oder Pudenz-Heyer) in 30–50 % eine oft eindrucksvolle klinische Besserung erzielt werden. Zur Beurteilung eines möglichen Therapieerfolgs kann vor geplanter Operation eine diagnostische Liquorpunktion mit Ablassen einer größeren Menge Liquors erfolgen. Diese sollte zu einer vorübergehenden Besserung der Beschwerdesymptomatik führen.

25.4 Mono- und Polyneuropathien

Polyneuropathie. Die häufigste Ursache der Polyneuropathie im Alter ist der Diabetes mellitus. Weitere wichtige Ursachen sind Alkoholismus, Avitaminosen bei Mangelernährung, Tumoren (Paraneoplasien!). Die Polyneuropathie ist relativ symmetrisch ausgeprägt. Sensible motorische und vegetative Fasern sind oft gleichzeitig betroffen. Die Symptome entwickeln sich langsam und beginnen oft mit sensiblen Störungen der unteren Extremitäten. Zur Diagnostik werden Elektromyographie und Messung der Nervenleitgeschwindigkeit durchgeführt.

Die Behandlung der diabetischen und alkoholischen Polyneuropathie wird in Kap. 17.5 abgehandelt.

Mononeuropathie. Mononeuropathien entstehen in der Regel durch Traumen (z. B. Druckschädigung).

Das *Karpaltunnelsyndrom* wird durch Kompression des Medianusendastes unter dem Ligamentum carpi volare hervorgerufen. Es kommt zu Parästhesien an den ersten 3 Fingern und im weiteren Verlauf zu Atrophien der vom N. medianus versorgten Muskeln. Bringt die konservative Therapie mit Ruhigstellung durch eine dorsale Schiene keinen Erfolg, sollte operativ therapiert werden.

FALLBEISPIEL

Anamnese. Eine 76jährige Patientin wurde mit der Diagnose „akute Verwirrtheit" ins Krankenhaus eingewiesen. Der Ehemann berichtete, daß seine Ehefrau am Tag vor der Einweisung plötzlich nicht mehr in der Lage war, den Morgenkaffee zu kochen. Seither hätte sie bei allen Haushaltsverrichtungen etwas verschüttet oder verloren. Am eigenartigsten sei jedoch, daß sie bei den Mahlzeiten exakt nur die Hälfte des Tellers leergegessen habe und abwesend wirke.

Befund. Die körperliche Untersuchung zeigt eine diskrete, brachiofazial betonte Schwäche links. Der übrige Befund ist unauffällig. Blutdruck 200/130 mmHg, Puls 64/min (regelmäßig). Labor, EKG, Röntgen-Thorax und Echokardiogramm zeigen keine pathologischen Veränderungen. Bei der neuropsychologischen Testung kommt eine konstruktive Apraxie zutage: die Patientin ist nicht in der Lage, sich auf Aufforderung selbständig die Schuhe auszuziehen, die Uhr zu lesen oder auf ein Blatt Papier ein Haus mit Garten zu malen (nur Einzelteile des Hauses, diese jedoch zum Teil ausgeschmückt). Daneben besteht ein Hemineglekt, d. h. die Patientin nimmt nur eine Körperseite wahr und reagiert nicht auf visuelle oder akustische Reize, wenn man sich von der geschädigten Seite her nähert.

Diagnose. Rechtshirnsyndrom bei zerebralem Infarkt (das 2 Wochen später angefertigte CT bestätigt die Diagnose). Arterielle Hypertonie.

Therapie und Verlauf. Einstellung des Hypertonus mit einem Kalziumantagonisten auf hochnormale Werte (systolisch 160–180 mmHg und diastolisch 90–95 mmHg), Thrombozytenaggregationshemmer. Krankengymnastische und intensive ergotherapeutische Behandlung. Darunter innerhalb von 4 Wochen deutliche Besserung der Ausfälle.

26 Psychiatrische Erkrankungen

(P. Oster)

26.1 Allgemeines

Die Gerontopsychiatrie hat sich zu einem eigenen Fachgebiet entwickelt wegen der enormen, auch zahlenmäßig so bedeutsamen Häufigkeit psychiatrischer Erkrankungen im höheren Lebensalter. Dies gilt ebenso für Patienten in Krankenhäusern oder Pflegeheimen wie für die noch in ihrer eigenen Wohnung lebenden Personen. Dabei werden diese Krankheiten häufig nicht erkannt. Besonders für den geriatrisch tätigen Arzt, aber auch für alle anderen medizinischen Berufe sind daher Grundkenntnisse in Psychogeriatrie erforderlich.

Wie in der gesamten Geriatrie ist eine *biopsychosoziale Betrachtungsweise* unerläßlich. Körperliche und seelische Beschwerden bedingen sich oft gegenseitig; im Einzelfall ist schwer zu entscheiden, ob eine seelische Störung die körperliche Krankheit auslöst oder vice versa. Auch das soziale Umfeld ist niemals losgelöst von den psychischen Problemen zu sehen. Diese Faktoren bedingen das außerordentlich individuelle Erscheinungsbild von psychischen Störungen im Alter, noch weiter akzentuiert durch die oft unlösbare Frage, wo die Bandbreite des normalen Alterns aufhört und pathologische Verhaltensweisen anfangen.

Allgemein muß der Arzt jede Verschlechterung der intellektuellen Fähigkeiten oder eine Veränderung des psychischen Gesamtbefindens ernst nehmen und als möglichen Ausdruck einer Krankheit auffassen. Das normale Altern geht nicht, im Gegensatz zu früheren Auffassungen, mit solchen Abbauvorgängen einher. Andererseits ist das Alter eine Lebensphase, in der viele Verluste (Partner, Arbeitsplatz etc.) und auch Krankheiten auftreten, die naturgemäß von psychischen Folgen begleitet sind.

Vor diesem Hintergrund ist eine Einteilung der wichtigsten gerontopsychiatrischen Krankheitsbilder für den Geriater zu sehen. Im klinischen Alltag wird es oft Überschneidungen geben, beispielhaft zu sehen an der häufigen depressiven Komponente zu Beginn einer Demenz oder der Depression, die sich hinter dem Bild einer Pseudodemenz verbirgt. Zwei Grundsätze:

- **Immer differentialdiagnostisch an psychiatrische Erkrankungen denken!**
- **Rechtzeitig den Psychiater als Konsiliarius hinzuziehen!**

26.2 Akuter Verwirrtheitszustand (Delir)

Der akute Verwirrtheitszustand (Delirium, akutes hirnorganisches Psychosyndrom) wird in Kap. 14 abgehandelt; es sei an dieser Stelle die unendliche Vielfalt ätiologischer Faktoren nochmals hervorgehoben, was dieses Krankheitsbild zu einer großen Herausforderung im interdisziplinären Sinn macht. Ein akuter Verwirrtheitszustand kann selbstverständlich auch das Bild einer Demenz komplizieren. Je geringer die Vorschädigung des Gehirns, um so größer ist die Chance zu einer Restitutio ad integrum.

26.3 Demenz

Häufigkeit. Die Demenz (chronischer Verwirrtheitszustand, chronisches hirnorganisches Psychosyndrom) ist das am meisten gefürchtete Krankheitsbild im hohen Lebensalter. Sind mit 65 Jahren nur 2–3% der Bevölkerung betroffen, so steigt der Anteil bei über 80jährigen auf 20% und mehr (Zahlenangaben schwanken je nach diagnostischen Kriterien und Population).

Symptomatik. Am Anfang fällt eine *Einschränkung der Gedächtnisleistung* für neuere Ereignisse auf. In diesem Stadium kann schwer eine Aussage darüber gemacht werden, ob es bei dieser Störung im Sinn einer „gutartigen" senilen Vergeßlichkeit bleibt, zumal das Leistungsniveau von Tag zu Tag beträchtlich schwanken kann. Weitere *Einschränkungen der intellektuellen Leistungsfähigkeit* (Kritikfähigkeit, abstraktes Denken) oder *Orientierungsstörungen* sprechen eher für eine beginnende Demenz. Dabei ist die *„Fassade"* oft erstaunlich gut erhalten. Kommen aber Schwierigkeiten bei der Sprache oder gar apraktische Störungen (Auswirkung: z.B. Probleme beim Essen oder Anziehen) dazu, wird die Frühform einer Demenz immer wahrscheinlicher. Zwischenzeitlich können zahlreiche Varianten abnormer psychischer Verhaltensmuster das Bild prägen (Wahnvorstellungen, emotionale Labilität, Umherwandern, Aggressivität). Im Endstadium kommt es schließlich zum *totalen Verlust der Persönlichkeit* mit **Harn-** und auch *Stuhlinkontinenz.*

Diagnostik (und Differentialdiagnose). Die Diagnose Demenz sollte nicht vor Ablauf von wenigstens 3 Monaten und nur nach Ausschluß aller reversiblen Ursachen gestellt werden. Die Dokumentation des Befunds, z.B. durch einen Mini-mental-Status, ist erforderlich (s. Kap. 3.2). Das Bewußtsein ist bei der Demenz nicht getrübt!

Ganz wichtig und in jedem Fall auszuschließen sind verschiedene *internistische Erkrankungen,* die mit einer Mangelversorgung des Gehirns einhergehen, z. B. Hypoxämie, toxische Schädigungen, Elektrolytverschiebungen, also Herz-, Leber-, Nierenkrankheiten, Vaskulitis etc., und Vitamin-B_{12}- und Folsäuremangelzustände. Auch bestimmte **neurologische Erkrankungen** wie subdurales Hämatom, Hirntumoren, Normaldruckhydrozephalus etc., müssen differentialdiagnostisch erwogen werden. Die **Medikamentenanamnese** bedarf einer gründlichen Überprüfung: die Zahl der Medikamente mit ZNS-Nebenwirkungen ist riesig. Die Situation wird noch durch die Tatsache erschwert, daß viele Psychopharmaka zu Verwirrtheit führen können. So war in einer Untersuchung unserer Klinik eine Besserung der Demenz mit dem Absetzen von Psychopharmaka in Beziehung zu bringen. Es sei aber gleich betont, daß Absetzen von Psychopharmaka auch gefährlich sein kann und evtl. zu lang anhaltenden Rückfällen bei bestimmten chronischen psychiatrischen Erkrankungen führt.

Varianten. Unter dem Sammelbegriff der Demenz verbergen sich die 2 Hauptgruppen der **Alzheimer-Krankheit** (ca. 50%) und die **Multiinfarktdemenz** (ca. 20%), dazu etwa 15% Mischformen dieser beiden Erkrankungen und weitere 15%, die irrtümlich nach der Symptomatologie als Demenzen eingestuft werden.

Bei der **Alzheimer-Krankheit** finden sich **degenerative Prozesse** im Gehirn (Zellverlust, senile Plaques, Amyloid); biochemisch können verschiedene **Neurotransmitterdefekte** festgestellt werden (z. T. ähnlich wie bei M. Parkinson). Eine familiäre Häufung ist bekannt, ebenso chromosomale Ähnlichkeiten mit Mongoloismus. Ätiologisch wird auch die Auslösung durch Infektionen (Slow Virus) oder Metalle (z. B. Aluminium) diskutiert.

Die **Multiinfarktdemenz** ist als eine **Folge kleiner Schlaganfälle** aufzufassen, was sich im Gegensatz zum M. Alzheimer in einem eher schubweisen Verlauf äußert und auch eher zur Besserung nach einem akuten Schub neigt.

Die **Pseudodemenz,** eine **Depression** mit dem klinischen Bild einer Demenz, ist wohl die am häufigsten unerkannte Variante der Demenz (s. Fallbeispiel am Kapitelende). Wenn Depressionen bei Familienangehörigen 1. Grades aufgetreten sind oder der Patient die an ihn gestellten Fragen mit einer gewissen Lustlosigkeit („ich weiß nicht") beantwortet, sollte diese Diagnose ganz besonders erwogen werden. Andererseits kommen depressive Phasen auch im Verlauf einer Demenz vor.

Behandlung. Weitere Formen der Demenz sind bereits oder werden sicher in Zukunft noch beschrieben; entscheidend wird sein, ob therapeutische Konsequenzen oder prognostische Aussagen damit verbunden werden können.

Eine einfache medikamentöse Therapie der Demenz gibt es derzeit nicht. Wenn überhaupt, sind die verfügbaren „Antidemenzmittel" in der Frühphase wirksam, die schwer zu diagnostizieren ist. Trotzdem ist kein Grund zur Resignation, da viele sinnvolle Hilfen gegeben werden können.

Entsprechend den führenden Symptomen können Medikamente eingesetzt werden, z. B. Melperon, Thioridazin bei Unruhezuständen oder Haloperidol, oft schon 0,25 mg wirksam, bei Wahnvorstellungen. Es sollte für eine *vitamin- und abwechslungsreiche Kost* gesorgt werden, da eine Demenz häufig mit Unterernährung einhergeht. Am wichtigsten ist jedoch ein *strukturierter, einfacher und planmäßiger Tagesablauf.* In einem solchen System sich wiederholender Gegebenheiten kann sich der demente Mensch lange zurechtfinden. Unterstützend wirkt dabei ein *Training zur Realitätsorientierung,* wobei – sehr wichtig – das Umfeld auch entsprechend gestaltet sein sollte (Kalender, gut lesbare Uhren, Hinweise auf die Wettersituation, den Aufenthaltsort, Vorstellen der Personen). Dies muß mit dem nötigen Feingefühl geschehen, da trotz der Affektlabilität die Gefühlswelt des dementen Patienten lange erhalten bleiben kann (konstante Bezugspersonen, wichtiger Körperkontakt).

Eine Inkontinenz muß abgeklärt und ggf. behandelt werden. Bleibt trotzdem Inkontinenz bestehen, ist ein *Toilettentraining* angezeigt (z. B. immer nach dem Essen, in regelmäßigen Abständen, modifiziert nach den individuell herausgefundenen Gewohnheiten). Wenn ein Patient beispielsweise immer wieder Unruhezustände hat, die in lautes Schreien münden, und die – bei aufmerksamer Beobachtung – vor dem Wasserlassen auftreten, ist die richtige Behandlungsmaßnahme nicht die Ruhigstellung, sondern das Führen zur Toilette. Auch eine entsprechende Hilfsmittelversorgung kann die Folgen der Inkontinenz wesentlich mildern (s. auch Kap. 9 und 10).

Ein schwieriges Problem ist das *ruhelose Umherwandern* mancher Patienten, eine große Bürde in jedem Pflegeheim oder auch nach Aufnahme ins Krankenhaus. Meist steckt eine Demenz dahinter. Festbinden ist immer falsch, eine medikamentöse Ruhigstellung führt oft zu Verwirrtheit und mangelhafter Flüssigkeits- und Nahrungsaufnahme. *Gruppenaktivitäten,* geplante *Bewegungsübungen,* entsprechende Gestaltung der Umgebung (z. B. *Monitorsysteme* oder bauliche Voraussetzungen wie *Rundlauf*) sind die anzustrebende Lösung. Im Gespräch ist ein *Ablenken* immer besser als kategorische Verbote, was häufig zu vermehrter Aggressivität führt.

Die Versorgung eines dementen älteren Menschen in der Familie ist schwierig. Die Angehörigen bedürfen der besonderen Beratung und Unterstützung; *Selbsthilfegruppen* haben sich bewährt. Auch die externen Hilfsdienste haben eine schwere Aufgabe. Regelmäßige Besprechungen sowie eine entsprechende Koordination der verschiedenen Helfer sind nötig.

26.4 Depression

Die Depression ist die häufigste psychiatrische Erkrankung im Alter. Sie gehört auch zu den am häufigsten unerkannten Störungen, teilweise bedingt durch das außerordentlich bunte Erscheinungsbild von bekümmert bis agitiert, von allgemeinem körperlichen Abbau bis zu multiplen somatischen Beschwerden. Zudem sind die Grenzen zwischen einer normaler Trauerreaktion auf übliche Verluste im Alter zum krankhaften Verhalten fließend.

Symptomatik. Es hat sich bewährt, leichte Formen der Depression von schweren Formen abzugrenzen. Letztere bieten das Vollbild mit einem ausgeprägten morgendlichen Tief, einem insgesamt tief traurigen, hoffnungslosen, entmutigten Zustand voller Schuldgefühle bei einer häufig positiven Familienanamnese. Im Gegensatz dazu muß bei der leichten Depression die Tagesrhythmik nicht gestört sein (abends müder!). *Atypische Formen* der Depression können sich auch unter den Leitsymptomen *Malnutrition, chronischer Schmerz, Verweigerung der Tabletteneinnahme* und vielen anderen verbergen. Besondere Probleme bietet noch die sog. bipolare Depression, wo bedrückte Phasen von manischen Zuständen abgelöst werden.

An dieser Stelle sei auch das im Alter erhöhte *Suizidrisiko* erwähnt, gerade bei (agitierten) depressiven Patienten und nicht selten in der Anfangsphase einer Behandlung. Suizide werden im Alter 3 mal häufiger erfolgreich durchgeführt als in jüngeren Altersgruppen. Es gilt, auf entsprechende verbale Mitteilungen zu achten und sie ernst zu nehmen, wobei besonders alleinstehende ältere Personen (vorwiegend Männer) mit körperlichen Behinderungen als Risikopatienten zu betrachten sind.

Therapie. Die Depression hat eine spontane Tendenz zur Besserung. Ob der Verlauf durch eine medikamentöse Behandlung abgekürzt wird, ist fraglich; jedenfalls wird die Depression leichter erträglich.

Im Alter ist die medikamentöse Therapie wegen der Nebenwirkungen schwierig. Besonders orthostatische Probleme, Gedächtnisstörungen, Tachykardien, Glaukom, Harnverhalt und Stuhlprobleme sind ernsthafte Komplikationen. Es empfiehlt sich deshalb, nur mit wenigen Antidepressiva in zunächst niedriger Dosierung zu arbeiten, um deren Nebenwirkungen besser zu erkennen. Bewährt hat sich ein Antidepressivum mit eher anregender Wirkung (z. B. Clomipramin, cave anticholinerge Nebenwirkung!) und eines mit eher dämpfender Wirkung (z. B. *Maprotilin*). Dazwischen ist *Doxepin* anzusiedeln. Neuere Entwicklungen auf dem Gebiet der Antidepressiva versprechen eine Verminderung der Nebenwirkungen. *MAO-Hemmer* sind für schwierige Verläufe vorbehalten. Psychostimulanzien werden ebenfalls mit Erfolg eingesetzt, bei bipolarer Depression auch vermehrt *Lithium.* Psychotherapeutische Bemühungen und die im angelsächsischen Raum mit Erfolg praktizierte Elektroschocktherapie gehören ebenso wie kompliziertere medikamentöse Behandlungen in die Hand des Spezialisten, wobei die kommende Generation der Psychotherapie sicher eher zugänglich sein wird.

26.5 Manie

Eine Manie tritt im Rahmen einer bipolaren Depression oder auch gesondert auf. Wie so viele andere Erkrankungen im Alter kann sie sich als akuter Verwirrtheitszustand präsentieren, allerdings meist verbunden mit den in der Symptomatik führenden Wahnvorstellungen. Diese können wiederum depressiv gefärbt sein. Auffällig ist häufig noch eine „lästige" Geschwätzigkeit der Patienten. Eine Beruhigungstherapie ist angezeigt, wobei auch eine Kombination mit sedierenden Medikamenten (z. B. *Melperon, Promethazin*) und *Haloperidol* zu erwägen ist. Bei der bipolaren Depression hat, in der Hand des Fachmanns, auch die *Lithiumtherapie* ihren Platz.

26.6 Paranoide Zustände

Mißtrauen und *Wahnvorstellungen* (z. B. Verfolgungswahn) sind allgemeine Symptome psychiatrischer Alterserkrankungen. Prädisponiert sind alte Menschen, die vorwiegend durch *Taubheit* von sensorischen Informationen ausgeschlossen sind bzw. diese falsch einordnen, besonders bei gleichzeitigem körperlichen Erschöpfungszustand oder einem Umgebungswechsel.

Als eigenes Krankheitsbild ist die *Paraphrenie* aufzufassen. Betroffen sind typischerweise alleinstehende ältere Damen, etwas schwerhörig und exzentrisch. Die Erkrankung beginnt oft mit Verdächtigungen vorwiegend der Nachbarn, später kommen Halluzinationen (Stimmen) hinzu, fast immer beschränkt auf die unmittelbare Umgebung. Der Intellekt ist erhalten. *Thioridazin* oder *Haloperidol* 1–3 mg/die helfen, diese paranoiden Empfindungen zu stoppen. Wegen der enormen (extrapyramidalen) Nebenwirkungen, besonders auch der Langzeitpräparate aus der Phenothiazingruppe, sollte eine medikamentöse Behandlung nur in schlimmen Phasen durchgeführt werden. Nebenwirkungen von Depotphenothiazinen sind häufige iatrogen bedingte Aufnahmegründe in stationäre Behandlung.

26.7 Neurosen

Von den Spielarten Ängstlichkeit, Hysterie sowie zwanghafte Gedanken und Handlungen ist bei alten Menschen der *Angstzustand* am bedeutendsten, obwohl er häufig unerkannt bleibt. *Schlafstörungen* im Sinn von schlechtem Einschlafen oder häufigem Aufwachen sind oft ein Hinweis, im Gegensatz zu frühmorgendlichem Aufwachen bei Depressionen. Dabei zentriert sich die Angst meist auf die Furcht vor körperlichen Gebrechen, oder die körperlichen Gebrechen machen Angst. Negative Befunde bei noch so ausführlichen körperlichen Untersuchungen sind nicht beruhigend, sondern verstärken eher die Angst. Im *Pflegeheimbereich* sind meist *psychosoziale Stressoren* für die Angst verantwortlich: Verlust der Unabhängigkeit und Individualität, Gefühl der Hilflosigkeit, Todesfurcht, vielleicht auch inadäquate Behandlung oder Mißachtung durch Pflegepersonen.

Entspannungstechniken helfen (Voraussetzung: erhaltener Intellekt), die sogenannten *„minor" Tranquilizer* setzen die Angstschwelle herab und helfen beim Schlaf (z. B. Oxazepam). Ihre Anwendungsdauer ist wegen Abhängigkeitsgefahr begrenzt.

26.8 Persönlichkeits- und Verhaltenskrankheiten

Dies sind in der Regel keine eigentlichen Krankheiten. Persönlichkeiten, die mit ihren Besonderheiten ein Leben lang unauffällig waren, werden zum Ärgernis, wenn andere Leute sich wegen zunehmender Gebrechlichkeit um sie kümmern müssen und das exzentrische und unhygienische Verhalten nicht hinnehmen wollen. Die Widerspenstigkeit dieser Patienten, von lautem Schreien bis hin zu geplantem Einnässen, erhöht die Spannungen noch mehr. Nach Ausschluß psychiatrischer und anderer medizinisch-geriatrischer Erkrankungen bleibt als sinnvollste Maßnahme, Person und Verhalten zu akzeptieren. Die Hilfe muß oft den Helfern gegeben werden!

Bei den psychiatrischen Erkrankungen im Alter ist es wie in der gesamten Geriatrie oft schwierig, ein isoliertes und genau definiertes Krankheitsbild zu diagnostizieren. Um so mehr muß der Arzt abschätzen, welche Krankheitsanteile den Patienten am meisten beeinträchtigen. Hier kann dann eine ggf. symptomorientierte Therapie ansetzen (gegen Unruhe, depressive Verstimmung, Wahnvorstellungen, Schlafstörungen etc.), immer vor dem Hintergrund der biopsychosozialen Betrachtungsweise. Vorschläge zur Strukturierung des Tagesablaufs sowie Einbeziehung der Angehörigen bzw. der Umgebungspersonen sind häufig hilfreicher als die patientenzentrierte Therapie. Der Gerontopsychiater sollte frühzeitig genug hinzugezogen werden.

FALLBEISPIEL

Anamnese. Eine 74jährige Patientin wird ins Krankenhaus eingewiesen; dem Ehemann war ein über mehrere Wochen gehender Persönlichkeitsabbau aufgefallen mit Gedächtnisverlust, Ruhelosigkeit, Schluckstörungen und Schlafproblemen.

Diagnose und Verlauf. Im Krankenhaus wird die Diagnose M. Alzheimer gestellt. Die Patientin blieb normalerweise in ihrem Zimmer und konnte die Alltagsverrichtungen nicht mehr selbständig ausführen. Sie wurde ins Pflegeheim überwiesen – erst hier wurde die Diagnose Depression vermutet. Nach entsprechender Behandlung konnte die Patientin, zur Überraschung der Familie, wieder in ihre häusliche Umgebung zurückkehren.

27 Dermatologische Erkrankungen

(W. Taud)

Wie kaum ein Gewebe unterliegt die Haut im Lauf des Lebens physiologischen Veränderungen und Belastungen. Die Haut Betagter zeigt häufig sog. Altersveränderungen, die zu einem großen Teil **aktinische Schäden** durch lebenslange Belastung mit ultraviolettem Licht darstellen.

Typische Befunde sind Hyper- und Hypopigmentationen, Teleangiektasien, Purpura „senilis" und aktinische Elastose. Häufig finden sich auch benigne Veränderungen: seborrhoische Keratosen (seborrhoische Warzen, „senile" Warzen), Fibrome, Zysten, Angiome und Varianten von Naevuszellnaevi.

Ohne Anspruch auf Vollständigkeit werden im folgenden einige im Alter wichtige Krankheitsbilder kurz dargestellt.

27.1 Präkanzerosen

Von „Altersveränderungen" abzugrenzen sind die Präkanzerosen. **Aktinische Präkanzerosen** finden sich vorzugsweise bei hellhäutigen, oft blonden oder rothaarigen Menschen mit lichtempfindlicher Haut. Prädilektionsstellen sind sonnenexponierte Areale wie Gesicht, Stirn, Schläfe, Hals, Halsausschnitt, Unterarm und Handrücken. Unter dem Bild von erythematösen, z. T. atrophischen Hautveränderungen finden sich keratotische, oft leicht verletzliche Herde.

Die Veränderung beim **Morbus Bowen** lassen häufig zunächst an eine Psoriasis oder an ein Ekzem denken. Sie sind jedoch meist auf Einzelstellen beschränkt und heilen unter der Therapie nicht ab. Bevorzugte Lokalisationen sind Gesicht, Rumpf oder Hände, jedoch können auch andere Stellen befallen sein.

Die **Erythroplasie Queyrat** findet sich im Bereich der Schleimhäute und Übergangsschleimhäute und ist dem M. Bowen oft ähnlich. Der Übergang in ein invasives Karzinom mit lymphogener Metastasierung ist möglich.

Die **Lentigo maligna** zeigt sich auf aktinisch geschädigter Haut im Gesichts-, Stirn- und Schläfenbereich. Es kommt im Verlauf von Jahren zu graubraunen, teilweise schwärzlichen, unscharfen, unregelmäßig begrenzten lentiginösen Veränderungen (häufig Inhomogenität der Pigmentierung mit zungenförmigen kleinen Ausläufern im Randbereich). Diese Hautveränderung kann in ein Lentigo-maligna-Melanom übergehen.

Leukoplakien finden sich hauptsächlich im Bereich der Mund- und lateralen Wangenschleimhaut, im Lippen- und Zungenbereich sowie an der Schleimhaut des äußeren Genitale. Die Hautveränderungen sind schmerzlos und bilden zunächst flache, scharf begrenzte Veränderungen. Auffällig sind nicht abstreifbare weißliche Beläge.

Beim *Morbus Paget* findet man klinisch einseitig von der Brustwarze ausgehend, zunächst nur diskrete Veränderungen. Diese werden später exsudativ und entzündlich. Auch der extramammäre Paget ist möglich und beginnt oft in perianaler Lokalisation. Histologisch liegt die intraepidermale Form eines echten Karzinoms in den Drüsenausführungsgängen der Brustdrüse oder von apokrinen Schweißdrüsen vor.

27.2 Maligne Tumoren

Das *Basaliom* (Abb. 27.1) ist der häufigste maligne Tumor der Haut des alten Menschen. Die Häufigkeit steigt mit zunehmendem Alter und Dauer der Sonnenexposition. Zwischen dem Haaransatz im Gesichtsbereich und der Verbindungslinie beider Mundwinkel zum unteren Ohransatz finden sich 80 % der Basaliome, außerhalb des Kopfbereichs nur 5 % (Stamm, Extremitäten). Es gibt zahlreiche klinische Varianten. Bei Wachstum entwickeln sich glasige, z. T. hautfarbene Tumoren mit Randwall und Teleangiektasien. Daneben gibt es auch Basaliome mit tiefen Ulzerationen. Auch pigmentierte Varianten sind nicht selten.

Der zweithäufigste Hauttumor ist das *Spinaliom*. Im Bereich der Schleimhäute und Übergangsschleimhäute ist das Spinaliom der häufigste maligne Tumor. Das Spinaliom manifestiert sich als zunächst wenig auffällige, breit aufsitzende, hautfarbene bis graugelbe, teilweise keratotische Veränderung, die im Lauf der Zeit in ein exo- und endophytisches Tumorwachstum übergeht. Neben Lippe und Zunge sind besonders häufig Penis, Vulva und die Anal- und perianale Region betroffen.

Das *maligne Melanom* manifestiert sich beim älteren Patienten häufig in Form des superfiziell spreitenden Melanoms, des nodulären Melanoms oder im höheren Alter auch in Form des Lentigo-maligna-Melanoms. Äußerlich zeigen diese Tumoren unterschiedliche Farbpigmentierungen von tiefbraun bis blauschwarz. Es gibt allerdings auch amelanotische Formen, die diagnostisch große Probleme bereiten. Da die Prognose wesentlich von Tumordicke und Eindringtiefe abhängt, ist nur bei Frühdiagnostik mit einer günstigen Prognose zu rechnen.

Ebenfalls nicht selten sind *kutane Lymphome:* Morbus Hodgkin, Myco-

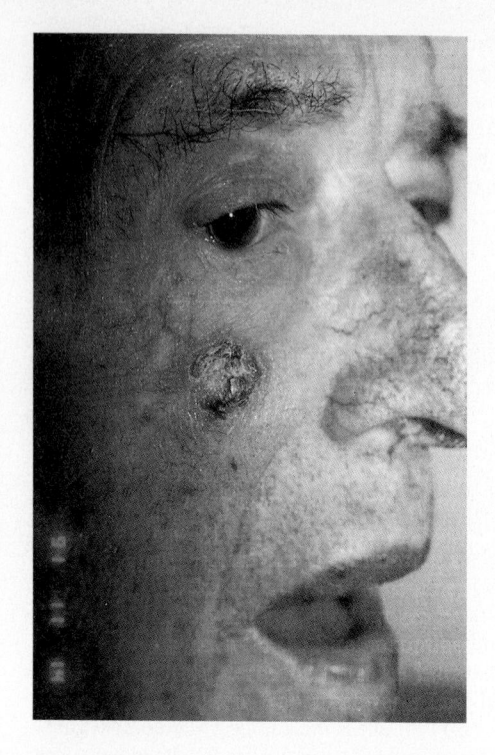

Abb. 27.1. Fortgeschrittenes Basaliom der rechten Wange bei einem 97 jährigen Patienten

sis Fungoides, Sézary-Syndrom als erythrodermatisches Hautbild, B-Zell-Lymphome und Hautmanifestationen bei chronisch lymphatischer Leukämie. Auch Lymphome höheren Malignitätsgrads müssen manchmal differentialdiagnostisch abgegrenzt werden.

27.3 Pruritus

Ein häufiges praktisches Problem ist die diagnostische Abklärung und Behandlung des Pruritus. Mögliche Ursachen sind Arzneimittelnebenwirkungen, Hautreaktionen bei Stoffwechselerkrankungen (Diabetes mellitus, chronischer Leberschädigungen, terminaler Niereninsuffizienz), paraneoplastische Syndrome, symptomatischer Pruritus bei Lymphomen oder bei mangelnder oder falscher Körperpflege. Besonders lästig ist umschriebener Pruritus im Genitalbereich. Differentialdiagnostisch ist ein Lichen sclerosus et atrophicus oder eine Craurosis vulvae abzugrenzen. Bei umschriebenem Pruritus mit ekzematöser Komponente muß an Kontaktallergien gedacht werden (Epikutantestung unter Einschluß von Salbengrundlagen).

Reinigung mit Ölbädern, Pflege mit harnstoffhaltigen Cremes oder juckreizstillendem Zusatz von Thesit werden wohltuend empfunden.

27.4 Ulzera

Entweder als Folge mechanischer Überbelastung (s. Kap. 12) oder chronisch venöser oder arterieller Gefäßerkrankungen sind Ulzera häufig. Bei der Therapie des *Ulcus cruris* kommt es darauf an, die Ödemneigung zu beseitigen (Herzinsuffizienz, Hypoproteinämie, Nierenfunktionsstörung). Die Basistherapie der *Varicosis cruris* besteht in **konsequenter Kompressionsbehandlung.** Es ist häufig zu beobachten, daß venöse Ulzera, auch im Alter, nach Sklerosierungsbehandlung beschleunigt abheilen. Die Kompressionsbehandlung ist ebenfalls wichtig für den Langzeiterfolg nach Hauttransplantationen. Für den Heilungsverlauf ist das Aufdecken von Kontaktallergien und das Meiden bekannter Allergene entscheidend. Neue, synthetische Verbandsstoffe mit Schaumstoffcharakter, speziell absorbierende Folien (z.B. Epigard, Actisorb) verursachen nur selten Kontaktallergien.

28 Augenerkrankungen

(TH. NIKOLAUS)

28.1 Allgemeines

Physiologische Veränderungen im Alter betreffen in erster Linie die Linse. Sie wächst von Geburt an per appositionem. Im Erwachsenenalter nimmt sie an Größe jedoch trotz der Neubildung von Rindenfasern nicht mehr wesentlich zu, weil der Kern wasserärmer und härter wird (Sklerosierung, je mehr Linsenfasern sich bilden). Die Folge davon ist eine ständige Abnahme der Akkomodationsfähigkeit, die im Alter von 60–70 Jahren völlig erloschen ist (*Presbyopie*).

Ältere Patienten klagen häufig darüber, daß sie trotz Brille nicht mehr gut lesen könnten oder in die Ferne verschwommen sehen. Es stellt sich dann manchmal heraus, daß die Patienten ihre Brille schon Jahre bis Jahrzehnte besitzen, aber seither keine Visusuntersuchung und entsprechende Anpassung ihrer Sehhilfe mehr haben vornehmen lassen. Zur Basisuntersuchung eines alten Menschen gehört deshalb eine ***orientierende Untersuchung des Nah- und Fernvisus*** mit der zuletzt verordneten Brille. Manchmal lassen sich solche Sehstörungen durch einfache Anpassung der Brille an die noch vorhandene Sehschärfe beheben.

Ist die Sehschwäche nicht ganz zu korrigieren, bietet der Handel eine Reihe von Lesehilfen an, die von verschiedenen Lupen bis zu Vergrößerungsplatten reichen. Zudem bringen einige Verlage Bücher im Großdruck heraus.

Eine im Alter häufig anzutreffende, harmlose Erscheinung ist die ringförmige Einlagerung von Kalzium und Cholesterin in die Cornea *(Arcus senilis)*. Tritt dieser Ring allerdings im frühen Erwachsenenalter auf (vor 45 Jahren), muß von einer erblichen Fettstoffwechselstörung ausgegangen werden.

28.2 Katarakt

Als Ursachen für die Katarakt im Alter werden Enzymdefekte, Mangelernährung und ultraviolettes Licht diskutiert. Die häufigste Trübung erfolgt von der Rinde her *(Cataracta corticalis)* als Wasserspalten-Speichen-Trübung mit langsamem Fortschreiten und als subkapsuläre hintere Rindentrübung mit schnellem Fortschreiten. Charakteristisch bei allen Formen ist, daß der Patient besser in der Dämmerung als im Hellen sieht. Durch die Weitstellung der Pupille kann er an der Trübung vorbeisehen. Die Diagnose der Katarakt erfolgt im fokalen Licht. Liegt eine starke Visuseinschränkung vor, sollte eine *Extraktion* der getrübten Linse erfolgen. In der Regel wird die Linse *extrakapsulär* extrahiert, d. h. die Entfernung von Kern und Rinde erfolgt unter Erhaltung eines großen Teils des Kapselsacks. Dies hat den Vorteil, eine *intraokkuläre Kunstlinse* implantieren zu können, da gerade alte Menschen mit Kontaktlinsen, die alternativ in Frage kommen, aufgrund von Behinderungen (z. B. Arthrosen, chronischer Polyarthritis, Tremor) nicht sachgemäß umgehen können.

28.3 Glaukom

Die Glaukome sind durch eine schädigende Steigerung des Augeninnendrucks gekennzeichnet (bei Gesunden im Mittel 15–16 mm Hg). Ursache ist in der Regel eine Abflußstörung des Kammerwassers. Man unterscheidet bei den primären Glaukomen zwischem dem *Glaukoma simplex* mit offenem Kammerwinkel und dem sogenannten *Winkelblockglaukom,* das im höheren Lebensalter allerdings seltener vorkommt. Beim Glaukoma simplex fehlen subjektive Beschwerden häufig. Wegen des oft unbemerkten Verlaufs ist diese Erkrankung die häufigste Ursache für Erblindung! Eine augenärztliche Kontrolle mit *Messung des Augeninnendrucks* und ggf. Perimetrie sollte deshalb beim älteren Menschen regelmäßig erfolgen. Ziel der medikamentösen Therapie ist es, den intraokulären Druck unter 20 mm Hg zu senken. Man verwendet dafür direkte Parasympatikomimetika (z. B. Pilocarpin) oder Sympatikolytika (z. B. Metipranolol-Betamann, Timolol-Chibro Timoptol). Auch bei lokaler Anwendung gelten für die Medikamente die gleichen Kontraindikationen wie bei systemischer Therapie.

> **Bei der Medikamentenanamnese ist immer auch nach Augentropfen zu fragen!**

Gelingt mit der medikamentösen Therapie keine ausreichende Drucksenkung (Tensiokontrollen, Gesichtsfeldmessung) kommt eine *Laserung* des Trabekelwerks in Frage. Dabei wird durch Straffung nicht koagulierter Trabekelanteile ein verbesserter Abfluß erreicht. Gelingt auch diese Laserung nicht, muß die Druckregulierung operativ erfolgen, entweder als Verbindung zwischen vorderer und hinterer Kammer *(Iridektomie)* oder als Ableitung des Kammerwassers unter die Bindehaut (z. B. *Goniotrepanation*).

28.4 Diabetische Retinopathie

Die Inzidenz der diabetischen Retinopathie korreliert mit der Dauer der Erkrankung. Bei etwa 80 % der Diabetiker ist nach 30 Jahren die Netzhaut erkrankt. Es entwickeln sich Mikroaneurysmen, Kapillarblutungen und kleine weiße Herde, die besonders in der Nähe des hinteren Pols liegen und Sehstörungen verursachen. Im weiteren Verlauf tritt ein Makulaödem mit entsprechendem Visusverlust auf. Bei etwa 5 % der Patienten geht die Erkrankung in das proliferative Stadium über. Einscheidungen der Gefäße, wundernetzförmige Neubildungen von Gefäßen, Zunahme von Netzhaut- und Glaskörperblutungen, präretinale Bindegewebsstränge mit neugebildeten Gefäßen und Netzhautablösungen sind für die Retinopathia proliferans charakteristisch.

Im *nicht proliferativen Stadium* mit Makulaödem und Kapillarblutungen kann durch gezielte **Laserkoagulation** der Verlust an Sehkraft deutlich reduziert werden. Eine breitflächige Koagulation der Netzhautperipherie kann weitere Schäden verhindern oder zumindest verlangsamen.

Das fortgeschrittene Stadium *(Retinopathia proliferans)* ist einer Therapie nicht mehr zugänglich. Um so wichtiger ist deshalb die **Prävention** durch regelmäßige ophthalmologische Kontrollen und optimale Blutzuckereinstellung.

29 Ohrenkrankheiten

(Th. Nikolaus)

29.1 Allgemeines

Das Hörorgan unterliegt einer Reihe von Alterungsprozessen, die mit einer Minderung des Hörvermögens einhergehen. Im Mittelohr kommt es zu einer Zunahme des Fasermaterials und Versteifung der Knöchelchengelenke mit daraus resultierender **Schalleitungsschwerhörigkeit für tiefe Töne.** Die Haarzellen der Schnecke nehmen ab, im weiteren Verlauf degenerieren die zugehörigen Nervenfasern und Stützzellen. Das Ergebnis ist die typische **Hochtonschwerhörigkeit.** An Gehörnerven kann es zu einer Faserdegeneration, an der Basalmembran der Kochlea zu einer Dickenabnahme bis hin zur Ruptur kommen.

29.2 Presbyakusis

Der Hörverlust durch Presbyakusis trifft etwa die Hälfte aller 75jährigen. Das Ausmaß unterliegt großen interindividuellen Schwankungen. Gewöhnlich sind zuerst die sehr hohen Frequenzen betroffen, die nicht das Sprachverständnis beeinträchtigen. Die ersten klinischen Symptome sind typischerweise **Sprachverständnisstörungen bei Hintergrundlärm,** später auch in Ruhe (Abb. 29.1). Die Patienten verstehen vor allem Menschen mit hoher Stimmlage schlecht. Das **Richtungshören** nimmt ebenfalls ab, häufig ist die Presbyakusis von einem **Tinnitus** begleitet. Schreitet der Hörverlust weiter fort, kann es zu **sozialer Isolation, Depression** und **paranoiden Vorstellungen** des Betreffenden kommen (Fallbeispiel am Kapitelende). Wichtig ist daher, rechtzeitig eine **Otoskopie** sowie ein **Reinton-** und **Sprachaudiogramm** durchzuführen und nach Ausschluß anderer Ursachen für den Hörverlust die Indikation für ein **Hörgerät** zu stellen. Erfolgt die Anpassung zu spät, d. h. haben die Patienten Hintergrundgeräusche „vergessen", wird die prothetische Verstärkung dieser Geräusche als unangenehm empfunden und die Akzeptanz des Gerätes sinkt. Auch bei rechtzeitiger Versorgung ist ein Training am Anfang sehr wichtig, um den Patienten an das Hören mit dem Gerät zu gewöhnen. Gerade das Hören bei Hintergrundlärm ist zunächst

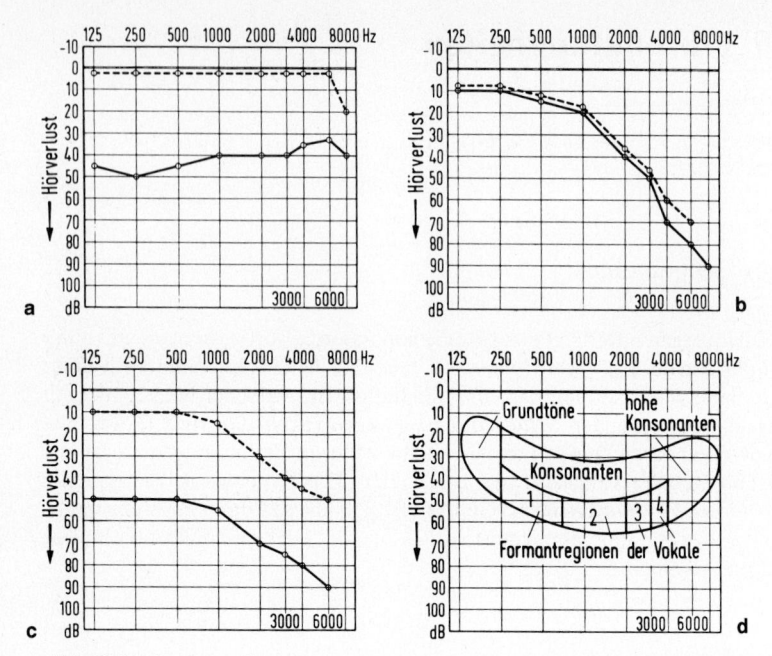

Abb. 29.1 a–d. Tonaudiogramme. **a** Schalleitungsschwerhörigkeit, **b** Schallempfindungsschwerhörigkeit, **c** kombinierte Schalleitungs-Schallempfindungsschwerhörigkeit, **d** Sprachfeld. (Aus Boenninghaus 1990)

schwierig, und viele Apparate landen in dieser Anfangsphase für immer in einer Schublade.

Neben der Hörgeräteversorgung gibt es in minder schweren Fällen die Möglichkeit, Hilfen in der Wohnung einzubauen, so z. B. Verstärker am Telefon oder an der Klingel. Bei modernen Fernseh- oder Radiogeräten kann zudem der Schallpegel über einen Kopfhörer separat reguliert werden.

FALLBEISPIEL

Anamnese. Ein Hausarzt betreut einen 88 jährigen alleinstehenden Patienten, der sich bisher selbst versorgt und regen Anteil am Leben seiner Mitmenschen genommen hat. In den letzten Monaten ist der Patient jedoch zunehmend mürrischer geworden und ließ die Kontakte zu seinen Freunden und Nachbarn langsam einschlafen. Zum Hausarzt sprach der Patient häufiger vom Sterben und daß er kaum noch Freude am Leben habe. Auch seine geliebte Klassikmusik höre er in der letzten Zeit nicht mehr. Die ohnehin recht einsilbige Unterhaltung mit dem Hausarzt gestaltete sich durch die bestehende Schwerhörigkeit zudem sehr schwierig.

Der Hausarzt unternimmt einen Behandlungsversuch mit stimmungsaufhellenden Medikamenten. Der Erfolg ist jedoch nur sehr gering. Immerhin gelingt es ihm, den Patienten zum Besuch eines Hals-Nasen-Ohrenarztes wegen seiner Presbyakusis zu überreden.

Befund. Hochtonschwerhörigkeit im Tonaudiogramm.

Diagnose. Presbyakusis. Davon beeinflußt zunehmende soziale Isolation und Depression.

Therapie und Verlauf. Verodnung eines Hörgerätes und ausführliche Anleitung zum Gebrauch. Nach längerer Eingewöhnungsphase kann der Patient wieder mehr am gesellschaftlichen Leben teilnehmen und sich seinem Hobby, der klassischen Musik widmen. Die depressiven Gemütsstimmungen werden seltener und nehmen an Intensität ab.

30 Anhang (zu Kap. 4): Pharmakokinetische Grundbegriffe

Clearance
Die Clearance (Cl) ist ein Maß für die Fähigkeit eines Organismus oder Organsystems, ein zugeführtes Arzneimittel oder eine Substanz zu eliminieren. Die Clearance kann als gesamte Körperclearance, Cl_{tot}, als renale Clearance, Cl_{ren} oder nichtrenale Clearance, Cl_{nonren} beschrieben werden. In der Regel wird davon ausgegangen, daß die totale Clearance die Summe aus Cl_{ren}+ Cl_{nonren} ist.

Verteilungsvolumen
Das Verteilungsvolumen V_D ist eine Proportionalitätskonstante, die zu einem beliebigen Zeitpunkt die Konzentration eines Stoffs im Körper im Verhältnis zur Konzentration im Plasma angibt.

Eliminationshalbwertszeit
Die Eliminationshalbwertszeit $t_{1/2}$ ist die Zeit, in der die Konzentration einer Substanz im Organismus um die Hälfte abfällt. Sie wird wesentlich von der Clearance und dem Verteilungsvolumen bestimmt.

$$t_{1/2} = \frac{0{,}693 \times V_D}{\text{Clearance}}$$

Demnach verlängert sich $t_{1/2}$ mit Abnahme der Clearance nur, wenn sich das Verteilungsvolumen nicht wesentlich ändert. Umgekehrt verlängert sich $t_{1/2}$ durch eine Zunahme des Verteilungsvolumens ohne eine Verringerung der Clearance.

Plasmakonzentration im Steady state
Die Clearance ist der Parameter, der Konzentrationsverläufe bei fortlaufender Dosierung entscheidend bestimmt. Die Konzentration im steady state C_{ss} ergibt sich aus folgendem Zusammenhang:

$$C_{ss} = \frac{\text{Dosis}}{\text{Dosierungsintervall}} \cdot \frac{1}{\text{Clearance}}$$

Wenn also die Eliminationshalbwertszeit einer Substanz aufgrund verringerter Clearance verlängert ist, dann wird entsprechend C_{ss} ansteigen.

Vorausgesetzt, die Wirkung hängt eng mit der Konzentration zusammen, kann die Wirkung bei einer Einmaldosis durch verlangsamte Elimination verstärkt sein. Bei fortlaufender Dosierung kann die Wirkung ebenfalls verstärkt sein, bedingt durch höhere Steady-state-Konzentrationen. Beruht die Verlängerung der Eliminationshalbwertszeit auf einem vergrößeren Verteilungsvolumen, so sind die Konsequenzen bei Einmalgabe ähnlich. Bei fortlaufender Dosierung ergibt sich jedoch keine Erhöhung der Steady-state-Konzentrationen, da diese nicht vom Verteilungsvolumen abhängen.

31 Literaturverzeichnis

Allgemein

Bücher

Abrams WB, Berkow R (eds) (1990) The Merck manual of geriatrics. MSD research laboratories, Rahway/NY New Jersey
Andres R, Bierman EL, Hazzard WR (1985) Principles of geriatric medicine. Mc Graw-Hill, New York
Brocklehurst JC (ed) (1985) Geriatric medicine and gerontology. Churchill Livingstone, Edinburgh
Hamdy RC (1984) Geriatric medicine. Baillière Tindall, London
Lang E (Hrsg) (1988) Praktische Geriatrie. Enke, Stuttgart
Martin E, Junod JP (Hrsg) (1975) Ein kurzes Lehrbuch der Geriatrie. Huber, Bern
Nikolaus T, Specht-Leible N (1992) Das geriatrische Assessment. MMV Medizin, München
Platt D (ed) (1983) Geriatrics 1–3. Springer, Berlin Heidelberg New York Tokyo
Schrier RW (ed) (1990) Geriatric medicine. Saunders, Philadelphia

Zeitschriften

Age and Ageing. Oxford Univ. Press, Oxford
Aging. Editrice Kurtis, Mailand
Geriatrie Forschung. MMV Medizin, München
Geriatrie Praxis. MMV Medizin, München
Journal of the American Geriatrics Society. Williams & Wilkins, Baltimore USA
Zeitschrift für Geriatrie. Keppler, Heusenstamm
Zeitschrift für Gerontologie. Steinkopff, Darmstadt

1 Demographische Entwicklung

Bundesminister des Inneren (1987) Modellrechnungen zur Bevölkerungsentwicklung in der Bundesrepublik Deutschland. Aktualisierte Form
Bundesminister für Jugend, Familie, Frauen und Gesundheit (1986) Vierter Familienbericht. Die Situation der älteren Menschen in der Familie. Drucksache 10/6145
Lehr U (1987) Von der neuen Kunst des Älterwerdens. In: Das neue Alter – Wie wollen wir morgen älter werden. Aktion Gemeinsinn e. V. (Hrsg.). Bonn 10–33
Schlierf G, Kruse W, Oster P (1990) Epidemiologie von Erkrankungen und Behinderungen Hochbetagter. Z Gerontol 23: 108–111

Welz R et al. (1989); zitiert nach: Häfner H in: Ergebniszusammenfassung der Expertenanhörung zur geriatrischen Versorgung am 7.7. 1989 durch das Ministerium für Arbeit, Gesundheit, Familie und Sozialordnung Baden-Württemberg

2 Altern und Krankheit im Alter

De Beauvoir S (1986) Das Alter. Rowohlt, Reinbek bei Hamburg
Gribbin B, Pickering TG, Sleight P, Peto R (1971) Effect of age and high blood pressure on baroreflex sensitivity in man. Circ Res 29: 424–431
Kruse W, Oster P, Schlierf G (1983) Vorsicht bei der Verordnung nichtsteroidaler Antphlogistika für geriatrische Patienten. Dtsch Med Wschr 108: 1080–1081
Lehr U (1984) Psychologie des Alterns, 5. Auflage. Quelle & Meyer, Heidelberg
Meier-Baumgartner HP (1988) Rekonvaleszenz im höheren Lebensalter. In: Lang E (Hrsg) Praktische Geriatrie, Stuttgart, S 96–98
Muir Gray JA (ed) (1985) Prevention of disease in the elderly. Churchill Livingstone, Edinburg London Melbourne New York
Narain P, Rubenstein LZ, Wieland GD et al. (1988) Predictors of immediate and 6-month outcomes in hospitalized elderley patients. J Am Geriatr Soc 36: 775–783
Phillips PA, Rolls DJ, Ledingham JGG et al. (1984) Reduced thirst after water deprivation in healthy elderly men. N Engl J Med 311: 753–759
Rodeheffer RJ, Gerstenblith G, Becker LC et al. (1984) Exercise cardiac output is maintained with advancing age in healthy human subjects: cardiac dilatation and increased stroke volume compensate for a diminished heart rate. Circulation 69: 203–213
Rowe JW, Andres R, Tobin J et al. (1976) The effect of age on creatinine clearance in men: a cross-sectional and longitudinal study. J Gerontol 31: 155–163
Stähelin HB (1991) Besonderheiten der Geriatrie. In: Zöllner N (Hrsg) Innere Medizin Springer, Berlin Heidelberg New York Tokyo, S 657–668
Stout RW, Crawford V (1988) Active-life expectancy and terminal dependency: trends in long-term geriatric care over 33 years. Lancet 1: 281–283

3 Der geriatrische Patient

Applegate W, Blass J, Williams T (1991) Instruments for the functional assessment of older patients. N Engl J Med 322: 1207–1214
Böhm E (1985) Krankenpflege – Brücke in den Alltag. Erfahrungen mit der Übergangspflege. Werkschriften zur Sozial-Psychiatrie Bd 39, Psychiatrie Edition, Rehburg-Loccum
Folstein M, Folstein S, Mc Hugh P (1975) „Mine-mental state": A practical method for grading the cognitive state of patients for the clinician. J Psychiatr Res 12: 189–198
Katz S, Ford A, Moskowitz R, Jackson B, Jaffe M (1963) Studies of Illness in the Aged. The Index of ADL: A standardized Measure of Biological and Psychosocial Funktion. JAMA 185: 914–919

Kliemke C (1988) Krankenwohnung – Kurzzeitpflege. Eine Begriffserklärung. Dt Krpfl Zschr 8: 581–590
Lawton M, Brody E (1969) Assessment of older people: Self-maintaining and instrumental activies of daily living. Gerontologist 9: 179–186
Mahoney F, Barthel D (1965) Functional evaluation: The Barthel Index. Md State Med J 14: 61–65
Menk A, Mundschin K, Gilgen R, Six P (1989) Geriatriepflege im Umbruch: Ansätze zum Umdenken und Neuorientierung. Hospitalis 820–825
Nikolaus T (1992) Das geriatrische Assessment. Bisherige Erkenntnisse und zukünftige Forschung. Ger Forschg (im Druck)
Nikolaus T, Specht N, Kruse W, Oster P, Schlierf G (1992) Frühe Rehospitalisierung hochbetagter Patienten. Ursachen und Prävention. Dtsch Med Wschr 117: 403–407
Six P (1988) Medizinische Beurteilung des älteren Menschen. Med Generalis Helvetica 4: 20–27
Stähelin H (1991) Besonderheiten der Geriatrie. In: Zöllner N (Hrsg) Innere Medizin. Springer, Berlin Heidelberg New York Tokyo, S 657–668
Williams M, Hadler N, Earp J (1982) Manuel ability as a marker of dependency in geriatric women. J chron Dis 35: 115–122
Yesavage J, Brink T, Rose T, Lum O, Huang V, Adey M, Von Otto L (1983) Development and validation of a geriatric depression screening scale: a preliminary report. J psychiatr Res 17: 37–49

4 Medikamentöse Therapie im Alter

Cockroft DW, Gault MH (1976) Prediction of Creatinine clearance from serum creatinine. Nephron 16: 31–41
Drusano GL, Munie HL, Hoopes JM et al. (1988) Commonly used methods of estimating creatinine clearance are inadequate for elderly debilitated nursing home patients. J Am Geriatr Soc 36: 437–441
Estler C-J (1987) Arzneimittel im Alter. Wissenschaftliche Verlagsgesellschaft, Stuttgart
Gladtke E, v. Hattingberg HM (Hrsg) (1977) Pharmakokinetik, 2. Aufl. Springer Berlin Heidelberg New York
Hoigné R, Lawson DH, Weber E (1990) Risk factors for adverse drug reactions – epidemiological approaches. Eur J Clin Pharmacol 39: 321–325
Kruse W, Mander T, Merkel M et al. (1983) Unerwünschte Arzneimittel-Wirkungen bei geriatrischen Patienten. Häufigkeit, Ursachen und Möglichkeiten zur Verhinderung. Dtsch Ärztbl 80: 27–34
Kruse W, Köhler J, Oster P, Schlierf G (1987) Vermeidbare Risiken in der medikamentösen Behandlung hochbetagter Patienten. Dtsch Med Wschr 112: 1486–1491
Kruse W, Köhler J, Oster P, Schlierf G (1988) Potentielle Medikamentenwechselwirkungen in der Behandlung multimorbider Hochbetagter. Z Gerontol 21: 164–168
Kruse W (1990) Medikamentencompliance – keine Frage des Alters. Ger Praxis 3: 49–52
Kruse W, Rampmaier J, Frauenrath-Volkers C et al. (1991) Drug prescribing patterns

in old age – A study of the impact of hospitalization on drug prescriptions and follow-up survey in patients 75 years and older. Eur J Clin Pharmacol 41: 441–447
Kruse W (1992) Patient compliance with drug treatment – new perspectives on an old problem. Clin Investig 70: 163–166
Montamat SC, Cusack BJ, Vestal RE (1989) Management of drug therapy in the elderly. N Engl J Med 321: 303–309
Nolan L, O'Malley K (1988) Prescribing for the elderly. Part I: Sensitivity of the elderly to adverse drug reactions. Part II: Prescribing patterns: differences due to age. J Am Geriatr Soc 36: 142–149, 245–254
Platt D (Hrsg) (1988) Pharmakotherapie und Alter. Springer, Berlin Heidelberg New York Tokyo
Swift C (ed) (1987) Clinical pharmacology in the elderly. Marcel Dekker, New York Basel
Vestal RE (ed) (1984) Drug treatment in the elderly. ADIS Health Science, Sidney/Auckland/Bristol/Boston/Hong Kong/Tokyo
Weber E (Hrsg) (1988) Taschenbuch der unerwünschten Arzneiwirkungen. 2. Aufl. Fischer, Stuttgart

5 Geriatrische Rehabilitation

Andrews K (1987) Rehabilitation of the older adult. Edward Arnold, London
Bobath B (1983) Die Hemiplegie Erwachsener, 3. Aufl. Thieme, Stuttgart
Davies PM (1986) Hemiplegie, Rehabilitation und Prävention. Springer Berlin Heidelberg New York Tokyo
Görres S, Meier-Baumgartner HP (1988) Dokumentation und Forschung in der klinischen Rehabilitation geriatrischer Patienten. Z Gerontol 21: 346–351
Meier-Baumgartner HP (1991) Die Rehabilitation des über 60jährigen Schlaganfallpatienten. Ther Umsch 48: 301–306
Ostermann K, Illinger H, Karl F et al. (1985) Schlaganfall. Hilfs- und Pflegebedürftigkeit der Patienten und ihre sozialen Auswirkungen. Münch Med Wschr 127: 313–315
Rustemeyer J (1988) Organisation und Durchführung der klinischen Rehabilitation am Spezialkrankenhaus. Z Gerontol 21: 309–315

6 Ethische Gesichtspunkte bei Diagnostik und Therapie im Alter

Campbell-Taylor I, Fisher RH (1987) The clinical case against tube feeding in palliative care of the elderly. J Am Geriatr Soc 35: 1100–1104
McConnell LT, Lynn J, Moreno DJ (1990) Ethical issues. Merck Manual of Geriatrics: 1155–1162
Meyers RM, Grodin MA (1991) Decisionmaking regarding the initiation of tube feedings in the severely demented elderly: a review. J Am Geriatr Soc 39: 526–531

Post SG (1990) Severely demented elderly people: a case against senicide. J Am Geriatr Soc 38: 714–718

7 Wichtige rechtliche Bestimmungen

Klie T (1991) Die ärztliche Verordnung von häuslicher Krankenpflege. Ger Praxis 3: 68–73
Klie T (1991) Einstieg in die Pflege – Mehrarbeit für Hausärzte. Ger Praxis 7: 44–48
Wesche O (1990) Das neue Betreuungsrecht. Rpfleger 11: 441–445

8 Erfolgreiches, gesundes Altern

Abrams WB, Berkow R (ed) The Merck Manual of Geriatrics 1990
Kennie DC (1986) Health maintenance of the elderly. Clin Ger Med 53–83
Lauritzen C, Minne HW (1990) Osteoporose – Wenn Knochen schwinden. Thieme Verlag Stuttgart
Schlierf G, Kruse W, Oster P (1988) Bedeutung der Prävention für Gesundheit im Alter. MMG 13: 151–156

9 Harninkontinenz

Burgio KL et al. (1985) Urinary incontinence in the elderly. Bladder-sphincter biofeedback and toileting skills training. Ann Int Med 104: 507–515
Consensus Conference (1989) Urinary Incontinence in adults. JAMA 261: 2685–2690
Foster MC, Upsdell SM, O'Reilly PH (1990) Urological myths. Br Med J 301: 1421–1423
Füsgen I (1990) Inkontinenz: Zeitschr. f. Geriatr. Beilage: Documenta Geriatrica I: 5–57
Hadley EC (1986) Bladder training and related therapies for urinary incontinence in older people. JAMA 256: 372–379
Hu T et al. (1989) A clinical trial of a behavioral therapie to reduce urinary incontinence in nursing homes. JAMA 261: 2656–2662
Resnick NM, Yalla SV (1985) Management of urinary incontinence in the elderly. N Engl J Med 313: 800–805
Resnick NM (1987) Detrusor hyperactivity with impaired contractile function. JAMA 257: 3076–3081
Schwenzer T, Beck L (1986) Postmenopause und Harninkontinenz. Gynäkologe 19: 227–234
Thews G, Vaupel P (1990) Vegetative Physiologie, 2. Aufl. Springer Berlin Heidelberg New York Tokyo

Walsh JB, Mills GL (1981) Measurement of urinary loss in elderly incontinent patients. Lancet 1: 1130–1131

Williams ME et al. (1982) Urinary incontinence in the elderly. Ann Int Med 97: 895–907

10 Stuhlinkontinenz

Berti-Riboli E et al. (1988) Biofeedback conditioning for fecal incontinence. Arch Phys Med Rehabil 69: 29–31

Campbell AJ et al. (1985) Incontinence in the elderly: prevalence and prognosis: Age-Ageing 14: 65–70

Felt-Bersma RJ et al. (1990) Anorectal function investigations in incontinent and continent patients. Differences and discrimininatory value. Dis Colon Rectum 33: 479–486

Kuhlbusch R, Erckenbrecht JF (1987) Analsphinkterfunktion und rekto-anale Kontinenz. Leber-Magen-Darm 17: 143–149

Poos RJ et al. (1986) Influence of age and sex on anal sphincters: manometric evaluation of anorectal continence. Eur Surg Res 18: 343–348

11 Stürze

Blake AJ, Morgan K, Bendall MJ et al. (1988) Falls by elderly people at home: prevalence and associated factors. Age Ageing 17: 365–372

Bopp I, Six P (1991) Beurteilung der Gangstörungen in der Geriatrie. Ther Umsch 48: 293–300

Evans JG, Prudham D, Wandless I (1979) A prospective study of fractured proximal femur: factors predisposing to survival. Age Ageing 8: 246–250

Five D, Barancik JI, Chatterjee BF (1984) Northeastern Ohio trauma study: II. Injury rates by age, sex and cause. Am J Publ Health 74: 473–478

Kruse W, Reinhardt-Eckstein J (1991) Ikterus nach Sturz. Dtsch Med Wschr 116: 1772–1773

Macdonald JB (1985) The role of drugs in falls in the elderly. Clin Geriatr Med 1: 621–632

Ray WA, Griffin MR, Schaffner W et al. (1987) Psychoptropic drug use and the risk of hip fracture. N Engl J Med 316: 363–369

Robbins AS, Rubenstein LZ, Josephson KR et al. (1989) Predictors of falls among elderly people. Results of two population-based studies. Arch Intern Med 149: 1628–1633

Ryynänen O-P, Kivelä S-L, Honkanen R (1991) Times, places and mechanisms of falls among the elderly. Z Gerontol 24: 154–161

Svensson M-L, Rundgren A, Larsson M et al. (1991) Accidents in the institutionalized elderly: A risk analysis. Aging 3: 181–192

Tinetti ME, Williams TF, Mayewski R (1986) Fall risk index for elderly patients based on number of chronic disabilities. Am J Med 80: 429–434

Wild D, Isaacs B, Nayak VSL (1980) How dangerous are falls in old people at home? Br Med J 282: 266–268

12 Immobilität

Allman RM (1989) Pressure ulcers among the elderly. N Engl J Med 320: 850–853
Berlowitz DR, Wilking SV (1989) Risk factors for pressure sores. A comparison of cross-sectional and cohort-derived data. JAGS 37: 1043–1050
Lindblad B, Sternby NH, Bergquist D (1991) Incidence of venous thromboembolism verified by necropsy over 30 years. Br Med J 302: 709–711
Odenthal HJ, Wiechmann HW, Josephs W, Lenga P (1991) Diagnostik und Behandlung der akuten Lungenembolie. Ger Praxis 4: 33–40
Seiler WO, Stähelin HB (1991) Dekubitalulzera in der Geriatrie – Pathogenese, Prophylaxe und Therapie. Therap Umschau 5: 329–340
Stähelin HB (1991) Besonderheiten der Geriatrie. In: Zöllner N (Hrsg) Innere Medizin. Springer Berlin Heidelberg New York Tokyo, S 657–668
Stiekema JCJ, Wijnanand HP, Dinther THG et al. (1989) Safety and pharmakokinetics of the low molecular weight heparinoid Org 10172 administered to healthy elderly volunteers. Br J Clin Pharmacol 27: 39–48
Weiler PG, Franzi C, Kecsekes D (1990) Pressure sores in nursing home patients. Aging 2: 267–275

13 Mangelernährung und Störungen im Salz- und Wasserhaushalt

Levinsky NG (1989) Flüssigkeit und Elektrolyte. In: Harrison (Hrsg) Prinzipien der Inneren Medizin. Schwabe, Basel S 238–151
Lye MDW (1985) The milieu interieur and aging. In: Brocklehurst JC (Hrsg) Geriatric Medicine and Gerontology. Churchill Livingstone, Edinburgh, pp 201–229
Timiras ML (1988) The kidney, the lower urinary tract, and body fluids. In: Timiras PS (Hrsg) Physiological basis of aging and geriatrics. Macmillan, New York, pp 315–333
Volkert D, Frauenrath C, Kruse W, Oster P, Schlierf G (1991) Mangelernährung im Alter – Resultate der Bethanien-Ernährungsstudie. Ther Umschau 48: 312–315

14 Akute Verwirrtheitszustände

Caird FJ, Scott PJW (1986) Drug-induced diseases in the elderly. A critical survey of the literature. Elsevier, Amsterdam New York Oxford
Cooper B, Sosna U (1983) Psychische Erkrankung in der Altenbevölkerung: eine epidemiologische Feldstudie in Mannheim. Nervenarzt 54: 239–249

Evans JG (1986) Physical factors in mental health in the elderly: gerontological and internal medical aspects. In: Häfner H, Moschel G, Sartorius N (eds) Mental health in the elderly. A review of the present state of research. Springer, Berlin Heidelberg New York Tokyo, pp 46–53

Kruse W, Erhard T, Oster P, Schlierf G (1989) Verwirrtheit im Alter. Kasuistik einer 77jährigen Patientin mit primärem Hyperparathyreoidismus. Z Geriatrie 2: 444–447

Liston EH (1982) Delirium in the aged. Psychiatr Clin North Am 5: 49–66

Seymour DG, Henschke PJ, Cape RDT et al. (1980) Acute confusional states and dementia in the elderly: the role of dehydration/volume depletion, pyhsical illness and age. Age Ageing 9: 137–141

15 Iatrogene Störungen

Becker PM, McVey LJ, Saltz CC et al. (1987) Hospital-aquired complications in a randomized controlled clinical trial of a geriatric consultation team. JAMA 257: 2313–2317

Brennan TA, Leape LL, Laird NM et al. (1991) Incidence of adverse events and negligence in hospitalized patients. N Engl J Med 324: 370–376

Kennie DC (1983) Good health care for the aged. JAMA 249: 770–773

Lakshmanan MC, Hershey CO, Breslau D (1986) Hospital admissions caused by iatrogenic disease. Arch Intern Med 146: 1931–1934

Leape LL, Brennan TA, Laird N et al. (1991) The nature of adverse events in hospitalized patients. N Engl J Med 324: 377–384

Patterson C (1986) Iatrogenic disease in late life. Clin Geriatr Med 2: 121–136

Reichel W (1965) Complications in the care of five hundred elderly hospitalized patients. J Am Geriatr Soc 13: 973–981

Steel K, Gertman PM, Crescenzi C, Anderson J (1981) Iatrogenic illness on a general medical service at a university hospital. N Engl J Med 304: 638–642

16 Schlafstörungen

Ancoli-Israel S (1989) Epidemiology of sleep disorders. Clin Geriatr Med 5: 347–362

Greenblatt DJ, Harmatz JS, Shapiro L et al. (1991) Sensitivity to triazolam in the elderly. N Engl J Med 324: 1691–1698

Greenblatt DJ, Harmatz JS, Shader RI (1991) Clinical pharmacokinetics of anxiolytics and hypnotics in the elderly. Therapeutic Considerations (Part I and II). Clin Pharmacokinet 21: 165–177, 262–273

Habte-Gabr E, Wallace RB, Colsher PL et al. (1991) Sleep patterns in rural elders: Demographic, health, and psychobehavioral correlates. J Clin Epidemiol 44: 5–13

Kruse W (1990) Problems and pitfalls in the use of benzodiazepines in the elderly. Drug Safety 5: 328–344

Larson EB, Kukall WA, Buchner D et al. (1987) Adverse drug reactions associated with global cognitive impairment in elderly persons. Ann Int Med 107: 169–173
Meier PJ, Ziegler WH, Neftel K (1988) Benzodiazepine – Praxis und Probleme ihrer Anwendung. Schweiz med Wschr 118: 381–392
Morgan K, Dallosso H, Ebrahim S, Fentem PH (1988) Characteristics of subjective insomnia in the elderly living at home. Age Aging 17: 1–7
Morgan K (1990) Hypnotics in the elderly. What cause for concern? Drugs 40: 688–696
Poser W, Poser S (1986) Abusus und Abhängigkeit von Benzodiazepinen. Internist 27: 738–745
Prinz PN, Vitiello MV, Raskind MA, Thorpy MJ (1990) Geriatrics: Sleep disorders and aging. N Engl J Med 323: 520–526
Swift CG, Swift MR, Hamley J et al. (1984) Side-effect ‚tolerance' in elderly long-term recipients of benzodiazepine hypnotics. Age Ageing 13: 335–343

17 Chronischer Schmerz

Baar HA (1987) Schmerzbehandlung in Praxis und Klinik. Springer, Berlin Heidelberg New York Tokyo
Ferrell BA (1991) Pain management in elderly people. JAGS 39: 64–73
Gordon RS (1979) Pain in the elderly. JAMA 241: 2191–2192
Gupka MA (1986) Is chronic pain a variant of depressive illness? A critical review. Can J Psychiatry 31: 241–248
Jungck D (1990) Behandlung von Zoster-Schmerzen. Schmerztherapeutisches Kolloquium 6: 8–9
Kübler-Ross E (1987) Interviews mit Sterbenden. Gütersloher Taschenbücher, Mohn, Gütersloh
Kwentus JA et al. (1985) Current concepts of geriatric pain and its treatment. Geriatrics 40: 48–54
Ministerium für Arbeit, Gesundheit Familie und Frauen (1991) Schmerztherapie bei Tumorpatienten. Gesundheitspolitik 13
Wall RT (1990) Use of analgetics in the elderly. Clin Geriatr Med 6: 345–364

18 Kardiovaskuläre Erkrankungen

Applegate WB (1989) Hypertension in elderly patients. Ann Intern Med 110: 901–915
Brady ST, Davis CA, Kussmaul WG et al. (1989) Percutaneous aortic balloon valvuloplasty in octogenarians: Morbidity and mortality. Ann Intern Med 110: 761–766
Braunwald E (1991) ACE-Inhibitors. A cornerstone of the treatment of heart failure. N Engl J Med 325: 351–353
Edmunds LH, Stephenson LW, Edie RN, Ratcliff MB (1988) Openheart surgery in octogenarians. N Engl J Med 319: 131–136
Fleg JL (1986) Alterations in cardiovascular structure and function with advancing age. Am J Cardiol 57: 33C–44C
Gersh BJ, Kronmal RA, Schaff HV et al. (1985) Comparision of coronary artery bypass

surgery and medical therapy in patients 65 years of age or older. N Engl J Med 313: 217–224
Kannel WB (1989) Epidemiological aspects of heart failure. Cardiol Clin 7: 1–9
Nikolaus T (1991) Hypertonie im Alter – wissenschaftlicher Stand der medikamentösen Intervention. Ger Forschg 1: 4–14
Wenger NK, O'Rourke RA, Marcus FI (1988) The care of elderly patients with cardiovascular disease. Ann Intern Med 109: 425–428

19 Pulmonale Erkrankungen

Davidson PT (1985) Tuberculosis. New views of an old disease. N Engl J Med 312: 1514–1515
Holzer E, Bergstermann KH (1991) Bakterielle Infektionen. In: Zöllner (Hrsg) Innere Medizin. Springer Berlin Heidelberg New York Tokyo, S 515–544
Niederman MS, Fein AM (1986) Pneumonia in the elderly. Clin Geriatr Med 2: 241–268
Ross WM (1976) How to deal with bronchogenic carcinoma in the elderly. Geriatrics 31: 107–110
Roussos C, Macklem PT (1982) The respiratory muscles. N Engl J Med 307: 786–797
Ulmer WT (1991) Adäquate Therapie obstruktiver Lungenerkrankungen. Ger Praxis 3: 61–64

20 Gastrointestinale Erkrankungen

Alessi CA, Henderson CT (1988) Constipation and fecal impaction in the long-term care patient. Clin Ger Med 4: 571–588
Braun L (1986) Prognose des Kolorektalen Karzinoms bei über 80 jährigen. Dtsch Med Wschr 111: 1869–1873
Burlefinger R, Ottenjahn R (1991) Das kolorektale Karzinom – Diagnose, Früherkennung und Staging. Internist 32: 321–329
Carson JL, Strom BL, Soper KA et al. (1987) The association of nonsteroidal antiinflammatory drugs with upper gastrointestinal tract bleeding. Arch Intern Med 147: 85–88
Cooper BT, Neumann CS (1986) Upper gastrointestinal endoscopy in patients aged 80 years or more. Age Ageing 15: 343–349
Jacubeit T, Auwärter A, Czechanowski B et al. (1986) Medikamentenindizierte Durchfälle. Beobachtungen aus einer medizinischen Universitätsklinik. Med Klin 81: 632–637
Kruse W, Oster P, Schlierf G (1992) Untersuchungen zur endoskopischen Diagnostik des oberen Gastrointestinaltraktes in der Geriatrie. Ger Forschg 2: 77–83
McCarthy DM (1991) Acid peptic disease in the elderly. Clin Ger Med 7: 231–254
Shamburek RD, Farrar JT (1990) Disorders of the digestive system in the elderly. N Engl J Med 322: 438–442

Snook JA, Holdstock GE, Bamforth J (1986) Value of a single biochemical ratio in distinguishing upper an lower sites of gastrointestinal hemmorrhage. Lancet 1: 1064–1065

21 Erkrankungen der Niere und ableitenden Harnwege

Boscia JA, Abrutyn E, Kaye D (1987) Asymptomatic bacteriuria in elderly persons: Treat or do not treat? Ann Intern Med 106: 764–765
Boscia JA, Abrutyn E, Levinson ME et al. (1989) Pyuria and asymptomatic bacteriuria in elderly ambulatory women. Ann Intern Med 110: 404–405
Lipsky BA (1989) Urinary tract infections in men. Epidemiology, pathophysiolgoy, diagnosis and treatment. Ann Intern Med 110: 138–150
Lynch TH, Waymont B, Beacock CJM et al. (1991) Follow up after transurethral resection of prostate: Who needs it? Br Med J 302: 27
Madersbacher H, Stöhrer M (1991) Chronische Harnwegsinfektion. Ger Praxis 6: 8–10
Mulholland SG (1990) Urinary tract infection. Clin Geriatr Med 6: 43–53
Nordenstam GR, Brandberg CA, Oden AS et al. (1986) Bacteriuria and mortality in an elderly population. N Engl J Med 314: 1152–1156

22 Hämatologische Erkrankungen

Bartl R (1986) Der leise Beginn der multiplen Myeloms. Internist 27: 192–200
Begemann H (1982) Praktische Hämatologie, 8. Aufl. Thieme, Stuttgart
Fateh-Moghadam A, Wilmanns W (1989) Multiples Myelom (Plasmozytom). In: Krück F, Kaufmann W, Bünte H, Gladtke E, Tölle R (Hrsg) Therapie-Handbuch, 3. Aufl. Urban & Schwarzenberg, München Wien Baltimore, S 903–911
Fentiman IS, Tirelli U, Monfardini S et al. (1990) Cancer in the elderly: Why so badly treated? Lancet 1: 1020–1022
Freedman ML, Weintraub NT (1990) Hematologic disorders. In: Abrams WB, Berlow R (Eds) The Merck Manual of Geriatrics, Merck, Rahway NJ, pp 643–684
Herrmann R, Drings P (1990) Hämatologische Erkrankungen. In: Schettler G, Greten H (Hrsg) Innere Medizin. Thieme, Stuttgart, S 70–153
NN (1988) Therapie des Eisenmangels. Arzneimittelbrief 22: 17–21
Sauer H (1991) Zytostatikatherapie beim alten Menschen. Internist 32: 479–485
Tinetti ME, Schmidt A, Baum J (1986) Use of the erythrocyte sedimentation rate in chronically ill, elderly patients with a decline in health status. Am J Med 80: 844–848
Wetle T (1987) Age as a risk factor for inadequate treatment. JAMA 258: 516
Wilmanns W, Binsack T, Sauer H (1985) Zytostatische Polychemotherapie im höheren Lebensalter. Dtsch Med Wschr 110: 1959–1962

23 Muskuloskeletale Erkrankungen

Anderson R, Malmvall B-E, Bengtsson B-Å (1986) Long-term survival in giant cell arteritis including temporal arteritis and polymyalgia rheumatica. Acta Med Scand 220: 361–364

Arnett FC, Edworthy SM, Block DA et al. (1988) The American Rheumatism Association 1987 revised criteria for the classification of rheumatoid arthritis. Arthritis Rheum 31: 315–318

Bengtsson B-Å, Malmvall B-E (1981) The epidemiology of giant cell arteritis including temporal arteritis and polymyalgia rheumatica. Arthritis Rheum 24: 899–904

Benöhr HC (1983) Polymyalgia rheumatica. Internist 24: 273–275

Hettenkofer H-J (Hrsg) (1984) Rheumatologie. Thieme, Stuttgart New York

Kruse H-P (1985) Behandlung mit Vit. D, D-Hormonen und synthetischen Analogen. Dtsch Med Wschr 110: 66–70

Kruse H-P (1991) Osteomalazie. Internist 32: 90–99

Kuratorium Knochengesundheit e V (Hrsg): Osteoporose. Ein Patientenratgeber, Sandoz AG Nürnberg

Law MR, Wald NJ, Meade TW (1991) Strategies for prevention of osteoporosis and hip fractures. Br Med J 303: 453–459

Minne HW (1991) Klinik und röntgenologische Verlaufskontrolle der Osteoporose. Internist 32: 70–75

Ringe JD (1991) Therapie der Osteoporose mit Fluoriden und Kalzitoninen. Internist 32: 80–89

Ziegler R (1985 und 1990) Morbus Paget des Skelettes. Internist 26: 502–510 und 31: 763–768

Ziegler R (1990) Was ist gesichert in der Therapie der Osteoporose? Internist 32: 680–688

24 Metabolische und endokrinologische Erkrankungen

Berger M, Jörgens V (1986) Praxis der Insulintherapie, 2. Aufl. Springer Berlin Heidelberg New York Tokyo

Broughton DL, James OWF, Alberti KGMM, Taylor R (1991) Peripheral and hepatic insulin sensitivity in healthy elderly human subjects. Eur J Clin Invest 21: 13–21

Edmonds M (1986) The diabetic foot: pathophysiology and treatment. Clin Endocrinol Metab 15: 889–916

Heath DA, Wright AD, Barnes AD, Dorricott NJ (1980) Surgical treatment of primary hyperparathyreoidism in the elderly. Br Med J 1: 1406–1408

Heath H, Hodgson SF, Kennedy MA (1980) Primary hyperparathyreoidism. Incidence, morbidity, and economic impact in the community. N Engl J Med 302: 189–193

Kruse W, Erhard TH, Oster P, Schlierf G (1989) Verwirrtheit im Alter. Kasuistik einer 77jährigen Patientin mit primärem Hyperparathyreoidismus. Z Geriatr 2: 444–447

Lipsky BA, Pecoraro RE, Ahroni JH (1990) Foot ulceration and infections in elderly diabetics. Clin Geriatr Med 6: 747–769

Raue F, Jacubeit T, Minne H, Herfarth C, Ziegler R (1989) Primärer Hyperparathyreoidismus – Änderungen eines Krankheitsbildes. Med Klin 84: 178–182

25 Neurologische Erkrankungen

Agid Y, Clough C (1991) Parkinson's disease: Pathophysiology and management. Lancet 1: 1321–1327
Back T, von Kummer R (1989) Blutverdünnung bei zerebraler Ischämie. Dtsch Med Wschr 114: 350–356
Berlit P, Seeger W (1991) Neurologie. Springer, Berlin Heidelberg New York Tokyo
Eggers O (1990) Ergotherapie bei Hemiplegie. Springer, Berlin Heidelberg New York Tokyo
Huber M (1988) Morbus Parkinson. Klinik und Therapie. Dtsch Med Wschr 113: 992–998
Italian Acute Stroke Study Group (1988) Haemodilution in acute stroke. Results of the Italian haemodilution trial. Lancet 1: 318–320
Jörg J (1991) Parkinsontherapie im höheren Lebensalter. Ger Praxis 6: 32–34
Marsden CD (1990) Parkinsons's disease. Lancet 1: 948–952
Meier-Baumgartner HP (1991) Die Rehabilitation des über 60 jährigen Schlaganfallpatienten. Ther-Umschau 48: 301–306
Rieke K, Spranger M, Hacke W (1991) Der ischämische Schlaganfall. Internist 32: 15–24
Scandinavian Stroke Study Group (1987) Multicenter trial of haemodilution in acute ischemic stroke. Results in the total patient population. Stroke 18: 691
Winter R, Aschoff A (1991) Spontane intrazerebrale Hämatome. Dt Ärztebl 11C: 485–491

26 Psychiatrische Erkrankungen

Grossberg GT, Hassan R, Szwabo PA et al. (1990) Psychiatric problems in the nursing home. JAGS 38: 907–917
Krebs-Roubicek E, Pöldinger W (1991) Therapie mit Psychopharmaka im Alter. Internist 32: 467–471
Pitt B (1982) Psychogeriatrics, 2nd edn. Churchill Livingstone, Edinburgh
Potter WZ, Rudorfer MV, Manji H (1991) The pharmacologic treatment of depression. N Engl J Med 325: 633–642
Williamson J, Smith RG, Burley LE (1987) Primary care of the elderly. Churchill Livingstone, Bristol

27 Dermatologische Erkrankungen

Bork K (1985) Kutane Nebenwirkungen von Arzneimitteln. Schattauer, Stuttgart
Braun-Falco O, Plewig G, Wolff HH (1984) Dermatologie und Venerologie, 3. Aufl. Springer, Berlin Heidelberg New York Tokyo
Gatti ST und Serri F (1991) Pruritus in der Praxis. Deutscher Ärzteverlag
Marks R (1990) Hauterkrankungen beim älteren Menschen. Deutscher Ärzteverlag, Köln
Orfanos CE, Garbe C (1990) Das maligne Melanom der Haut. Zuckschwerdt, München Bern Wien San Francisco
Steigleder GK (1986) Therapie der Hautkrankheiten, 3. Aufl. Thieme, Stuttgart
Stüttgen G und Käfer R (1987) Bildtafeln zur vergleichenden Dermatologie. Gustav Fischer, Stuttgart

28/29 Augen- und Ohrenerkrankungen

Berlinger WB, Potter JF (1988) Visual impairment as a predictor of cognitive decline. JAGS 36: 577
Boenninghaus HG (1990) Hals-Nasen-Ohrenheilkunde, 8. Aufl. Springer, Berlin Heidelberg New York Tokyo
Bruce D, Gray C (1991) Beyond the cataract: Visual and functional disability in elderly people: Age and Ageing 20: 389–391
Draeger J, Guthoff R (1991) Moderne Katarakt-Chirurgie. Dt Ärztebl 88: B79–B82
Herbst KG, Humphrey C (1980) Hearing impairment and mental state in the elderly living at home. Br Med J 281: 903–905
Küppers P (1991) Schwerhörigkeit im Alter. Ger Praxis 1: 38–40
Lichtenstein MJ, Bess FH, Logan SA (1988) Validation of screening tools for identifying hearing-impaired elderly in primary care. JAMA 259: 2875–2878

32 Sachverzeichnis

A
Adaptationsfähigkeit 10, 37
ADL s. Aktivitäten des tägl. Lebens
Akinese 202
Aktivitäten des tägl. Lebens 16, 17, 18, 200
Alleinlebende 57
Altenheim 31
AltenpflegerInnen 22
Altershypothesen 7
– extrinsische Faktoren 8
– intrinsische Faktoren 8
– Kohorteneffekte 8
– selektives Überleben 8
Alzheimer Krankheit s. M. Alzheimer
Anämie
– autoimmunhämolytische 170
– Eisenmangel 168
– perniziöse 169
– sekundäre 169
Anamnese 15
Angehörige 31
Angiodysplasie 156
Aortenstenose 144
Aphasie 26, 198
Apraxie 198
Armutsgrenze 4
Arrythmien s. Herzrhythmusstörungen
Arteriitis temporalis s. Polymyalgia rheumatica
Arzneimittel 33–41
– Arzneimittelelimination 35
– Arzneimittelinteraktionen 39
– Arzneimitteltransport 34
– Arzneimittelverteilung 34
– Arzneimittelwirkung, unerwünschte 38–39
– Non-Compliance 41
– Resorption 34
– Verschreibung 40
Ärztinnen/Ärzte 22
Assessment, geriatrisches 9, 15–20, 57, 58, 199
Augeninnendruck 219

B
Barbiturate 126
Basaliom 215
Beckenbodengymnastik 72, 76
Beeinträchtigung, funktionelle 9
Behandlungsstrukturen 15
Beinvenenthrombose, tiefe 91
Belastungs-EKG 56, 142
Benzodiazepine 124, 212
– Entzugssymptome 124
Betablockade 37
Betreuer 51
Betreuungsrecht 51
– Unterbringung, zwangsweise 51
Biofeedbacktechniken 72, 76
Blasenkatheter s. Urinableitungssysteme
Blutsenkungsgeschwindigkeit 166
Blutung, intrazerebrale 200
Blutungen, gastrointestinale 156
Bobath-Konzept 23, 44, 199
Bronchialkarzinom 151
Bronchitis, chronische 148

C
Chinin 124
Cholecystolithiasis s. Gallensteinleiden
Clomethiazol 126
Colitis ulcerosa 158

D
Dauerkatheter s. Urinableitungssysteme
Dehydratation 12, 49, 102–105

Dekubitus 92–96
- Druckentlastung 94
- Lokalinfektionen/Sepsis 94
- Nekroseabtragung 94
- Prädilektionsstellen 93
- Risikofaktoren 93

Delir s. Verwirrtheitszustand
Demenz 121, 206, 207–209
Depression 39, 121, 206, 210–211, 221
Depressionstest 16
Diabetes mellitus 162, 185–191, 216
- Diabetischer Fuß 188
- Hyperosmolares Koma 185
- Hypoglykämie 187, 196
- Osteomyelitis 190
- Schulungsprogramm 187
- Spätsyndrom 188, 219, 220

Divertikulitis 156
Divertikulose 156
Drang-Inkontinenz s. Urge-Inkontinenz
DRAPE s. Arzneimittel
Drop attacks 80, 198
Durstempfinden 102
Dysarthrie 27, 198
Dysphagie 154, 198

E

Echokardiographie 142, 144, 145
Endoskopie 153
Entmündigung 46
Entscheidungsfähigkeit 47
ErgotherapeutInnen 23, 29, 200, 204
Ernährung, künstliche 48
ErnährungsberaterInnen 27
Exsikkose s. Dehydratation

F

Fachklinik, geriatrische 28
Farb-Doppler 142, 144

G

Gallensteinleiden 153
Gammopathien, monoklonale 171
- benigne 171
- Plasmozytom 172, 177

Gastrostomie, perkutane,
- endoskopische 99–101

Gedächtnisleistung 207

Gelenkerkrankungen, degenerative 128, 179–181
Gerontologie 7
Gerontopsychiatrie 206
Geschäftsfähigkeit 47
Gesundheit 15
Glaukom 219

H

Harninkontinenz 39, 63–67, 207
Harnwegsinfekt 162
Hemiparese 44, 198
Hemiplegie s. Hemiparese
Herzinfarkt 141
Herzinsuffizienz 145
Herzrhythmusstörungen 145
Hilfsmittel 23–26
Hilfsmittelversorgung 200
Homöostasesysteme 7, 37
- Blutdruckregulation 11
- Kapazitätsreserven 11

Hörgerät 221
Hydrocephalus communicans 204
Hyperkaliämie 12, 106
Hyperparathyreoidismus, primärer 193
Hypersomnie 123
Hyperthyreose 35, 191
Hypertonie, arterielle 143, 198
Hypnotikum 123
Hypoglykämie s. Diabetes mellitus
Hypokaliämie 106, 169
Hypotension, orthostatische 80, 144
Hypothyreose 192

I

IADL s. Aktivitäten des tägl. Lebens
Iatrogen s. Störungen, iatrogene
Immobilität 89
- Komplikationen 90
- Ursachen 89

Inkontinenz, funktionelle 73
Ischämie, zerebrale fokale
- Attacke, transitorische ischämische (TIA) 196
- Endstrominfarkt 197
- Enzephalopathie, subkortikale arteriosklerotische (SAE) 197, 208
- Grenzzoneninfarkt 197

- Lakunärer Infarkt 197
- PRIND 196
- Territorialinfarkt 197

K

Karpaltunnelsyndrom 205
Karzinom, kolorektales 159
Karzinomschmerzen 132
Katarakt 218
Kaustörungen 27
Kolitis, ischämische 157
Kommunikation 115
Kontinenzkarte 67
Koronare Herzkrankheit 141
Körperzusammensetzung 35
KrankengymnastInnen 23, 29, 177, 200, 204
Krankenpflege, häusliche 53
- Sicherungspflege 53
- Vermeidungspflege 53
Krankenschwestern/-pfleger 21, 29
Krankenwohnung 30
Kreatininclearance 36
Kurzzeitpflege 31

L

L-Dopa 36, 203
Laborscreening 16, 20
Laserung 219, 220
Lebenserwartung 3
Leistungsindex/Karnofsky-Index 167
Lentigo maligna 214
Leukämie, chronisch lymphatische 171
Leukozyten 166
Linkshirnschädigung 198
LogopädInnen 26, 154, 200
Lungenembolie 91
- Blutgasanalyse 92
- Perfusions-/Ventilationsszintigraphie 92, 148
- Pulmonalisangiographie 92
Lungenemphysem 148

M

Magensonde 99
Malnutrition 49, 98, 207, 210
- Risikofaktoren 99

Mangelernährung s. Malnutrition
Manie 211
Manualtest 16
Mehrfachverordnungen 33
Melanom 215
Miktion 63
Miktionsreflex 65
Miktionsstörung 63
Mini-mental-Test 16, 19
Morbus Alzheimer 208
Morbus Bowen 214
Morbus Crohn 158
Morbus Hodgkin 171, 215
Morbus Paget (Haut) 215
Morbus Paget (Skelett) 178
Motilitätsstörung 81, 204
- Gangbild 81
Motilitätstest 16, 82–86
Multiinfarktdemenz 208
  s. a. Ischämie, zerebrale fokale
Multimorbidität 6, 33, 113, 120
Myelom, multiples s. Gammopathien
Myoklonie 123

N

Neuroleptika 126
Neurosen 212
Nierenfunktion 11, 161
- glomeruläre Filtrationsrate 161
Niereninsuffizienz 13, 161, 172
- akute 13
- chronische 161
Non-Hodgkin-Lymphome 171

O

Obstipation 39, 76, 158
Orientierungsstörungen 207
Osteoarthrosen s. Gelenkerkrankungen
Osteomalazie 178
Osteoporose
- Kalziumzufuhr 55
- Körperliche Inaktivität 55
- Prophylaxe 55, 175
- Therapie 175
- Ursachen 174
Overflow-Inkontinenz 71

P

Paraphrenie 211
Parkinson-Syndrom 120, 201
– idiopathisches 201
– medikamentöses 39, 201
Patiententestament 47
Patientenverfügung s. -testament
PEG s. Gastrostomie
Perfusions-/Ventilationsszintigraphie s. Lungenembolie
Perkutane transluminale Angioplastie 142
  s. a. Verschlußkrankheit, arterielle
Pflege
– aktivierende 21, 199
– prophylaktische 21
Pflegeheim 31
Phantomschmerz 131
Pharmakokinetik 33, 225
Phlebothrombose 90
Pneumonie 149
Polyarthritis, chronische 181
– ARA-Kriterien 181
– Pfropfpolyarthritis 182
Polymorbidität s. Multimorbidität
Polymyalgia rheumatica 182
– Differentialdiagnose 184
Polyneuropathie 131, 204
– alkoholische 131
– diabetische 131
Polypragmasie 114
Postzosterneuralgie 130
Prävention 54–58, 115
– primäre 54
– sekundäre 57
Presbyakusis 221
Presbyopie 218
PRIND s. Ischämie, zerebrale fokale
Prostatahyperplasie 163
Prostatakarzinom 164
Pruritus 216
Pseudodemenz 208
Pseudohypertonie 143
– Osler-Manöver 143
PsychologInnen 22
PuTENS s. Schmerztherapie
Pyelogramm, intravenöses 66

R

Rechtshirnschädigung 198
Rehabilitation, geriatrische 42, 199
– Indikationen 44
– Rehabilitationspotential 43
Rekonvaleszenz 11
Resorption 34
Restharn 66, 71, 162
Restless legs 123
Retinopathia diabetica 220
Rigor 202

S

Schäden, aktinische 214
– Präkanzerosen 214
Schalleitungsschwerhörigkeit 221
Schlaf-Apnoe-Syndrom 122
Schlaf-Wach-Rhythmus 121
Schlafstörung 119, 212
– chronische 119
– Kurzdauernde 119
Schlafverhalten 117
– Schlafgewohnheiten 118
– Schlafhygiene 118
– Schlaflatenz 117
Schluckstörungen 27
Schmerz 128, 173, 210
– Pathophysiologie 129
Schmerztherapie 132
– Lokal- und Leitungsanästhesie (TLA) 135
– medikamentöse 133
– physikalische Therapie 136
– Stimulationstherapie (TENS, PuTENS) 136
Schwerpflegebedürftige 6
Schwerpflegebedürftigkeitsrichtlinien 52
– Geldleistung 52
– Sachleistung 52
Schwindel 80, 198
SeelsorgerInnen 22
Selbsthilfefähigkeit 15, 42
Selbsthilfegruppen 209
Selbsthilfetraining 23
Sick-Sinus-Syndrom 146
Sondenernährung 49

Sondenkost 101
- Komplikationen 102
SozialarbeiterInnen 22, 29
Sozialhilfeempfänger 4
Spinaliom 215
Sprachaudiogramm 221
Sputumdiagnostik 148, 149, 151
Sterben 46, 132
Störungen, iatrogene 113
Streßinkontinenz 72
Stuhlinkontinenz 75
Stumpfschmerz 131
Sturzabklärung 39, 78–80
Subarachnoidalblutung 201
Suizidrisiko 210
Synkope 80

T
Tagesklinik 29
Taubheit 211
Team, therapeutisches 15, 20
TENS s. Schmerztherapie
Therapiekonferenz 30
Therapieziele 40
TIA s. Ischämie, zerebrale fokale
Tinnitus 221
TLA s. Schmerztherapie
Toilettentraining 64, 209
Tonaudiogramm 222
Tremor 202
Trigeminusneuralgie 130
Tuberkulose 150, 162

U
Übergangsbetreuung 29
Überlauf-Inkontinenz s. Overflowinkontinenz
Ulcus cruris 217
Ulcus duodeni 155
Ulcus ventriculi 155
Ultraschall 66, 163
Untersuchung, körperliche 15
Urge-Inkontinenz 68
Urinableitungssysteme 68–71, 162, 163
- Indikation 68
Urinkultur 162
Uroflowmessung 66, 164
Urosepsis 163

V
Verschlußkrankheit, arterielle 146
- Intervallmuskeltraining 146
- Perkutane transluminale Angioplastie (PTCA) 147
Verwirrtheitszustand 107, 207
- Ursachen 108–110
Vitamin D 178
Vormundschaft 51

W
Wahnvorstellungen 211
Wasserüberladung 12
Wohnen, betreutes 30

Z
Zystoskopie 66, 71

N. Zöllner, Universität München (Hrsg.)

Innere Medizin

Mitherausgeber: U. Gresser und R. Hehlmann

1991. XVIII, 795 S. 349 vorw. farb. Abb. 280 Tab.
69 Fallbeispiele. Brosch. DM 78,- ISBN 3-540-53050-9

Haben Sie sich auch schon gefragt, warum so viele Lehrbücher der Inneren Medizin teuer sind und mehr als 1000 Seiten haben?
„Der Zöllner" beweist: das muß nicht so sein!

Bei diesem Lehrbuch haben 45 renommierte Autoren dafür gesorgt, daß der Inhalt den gesamten Prüfungsstoff abdeckt und dem aktuellen Wissensstand entspricht. Dennoch ist das Buch so handlich, daß jeder Student es leicht von A bis Z durcharbeiten kann. Und das wird er mit Vergnügen tun, denn das einheitliche didaktische Konzept mit Zusammenfassungen, Merksätzen und zahlreichen anschaulichen Abbildungen macht das Lernen kinderleicht. In einen Elfenbeinturm braucht sich dabei niemand zurückzuziehen – 70 Fallbeispiele schaffen Klinikatmosphäre.

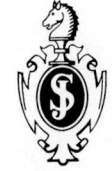

Springer-Lehrbuch

P. Berlit, Universität Heidelberg, Mannheim
W. Seeger, Universität Freiburg

Neurologie

Ein Bilderlehrbuch

1991. VIII, 403 S. 306 Abb. Brosch. DM 34,–
ISBN 3-540-53193-9

Dieses Bilderlehrbuch ermöglicht eine ganz neue Art des Lernens: Die zahlreichen Abbildungen sind nicht Ergänzung, sondern integraler Bestandteil des Textes. So werden die wichtigsten neurologischen Krankheiten knapp und anschaulich beschrieben, die Leitsymptome zeichnerisch dargestellt. Die hervorragenden anatomisch-pathologischen Zeichnungen von W. Seeger visualisieren die komplexen Zusammenhänge zwischen Ursachen und resultierenden Störungen.
So erschließt sich die Neurologie dem Studenten mühelos. Doch auch dem jungen Arzt in der Weiterbildung werden die Illustrationen eine willkommene Orientierungshilfe sein.

*Preisänderungen
vorbehalten*

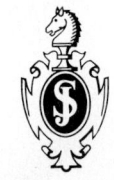

Springer-Lehrbuch

R. Klußmann, Universität München

Psychosomatische Medizin

Eine Übersicht

2., neubearb. u. erw. Aufl. 1992. XX, 492 S. 103 Abb.
49 Tab. Brosch. DM 58,- ISBN 3-540-53893-3

Ein Lehrbuch, das eine rasche Orientierung und themenzentriertes Arbeiten ermöglicht. In einprägsamer, klar strukturierter Form mit vielen Tabellen und Schemata werden die zentralen Begriffe, Theorien und Konzepte der Psychosomatik definiert.
Die übersichtliche tabellarische Darstellung vermittelt dem Leser klare Hilfen für die Diagnostik und Therapie psychosomatischer Erkrankungen.
Zahlreiche Fallbeispiele sorgen für Anschaulichkeit und schaffen den Bezug
zur Praxis.

*Preisänderungen
vorbehalten.*

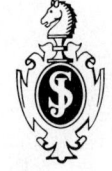

Springer-Lehrbuch

K. Poeck, RWTH Aachen

Neurologie

8., überarb. u. erw. Aufl. 1992. XVIII, 547 S.
207 z. Tl. farb. Abb. 20 Tab. Brosch. DM 58,–
ISBN 3-540-53810-0

Die 8. Auflage dieses Standardwerks besticht durch
ein ebenso ansprechendes wie didaktisch ausgefeiltes Layout. Der flüssig und verständlich geschriebene Text des bekannten Autors macht auch
komplexe Zusammenhänge transparent.
Die zahlreichen Abbildungen, die Kapitelzusammenfassungen und die Hervorhebungen wichtiger
Inhalte als Merksätze erleichtern das Lernen und
ermöglichen eine schnelle Orientierung.
Wer über den Tellerrand der MC-Prüfung hinausblicken und sich ein fundiertes Basiswissen
der Neurologie aneignen möchte,
ist mit diesem Lehrbuch
gut beraten.

Preisänderungen
vorbehalten.

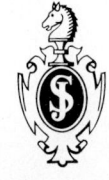

Springer-Lehrbuch

Notizen

Notizen

Notizen

Notizen

Notizen

Notizen